25 से अधिक विशेषज्ञ-डॉक्टरों की सलाह एवं सहयोग पर आधारित

न्यू लेडीज़ हेल्थ गाइड

(New Ladies Health Guide)

आशारानी व्होरा
अरुण सागर 'आनन्द'

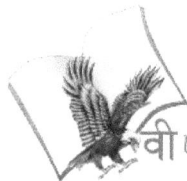
वी एण्ड एस पब्लिशर्स

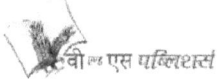

प्रकाशक

वी एण्ड एस पब्लिशर्स

F-2/16, अंसारी रोड, दरियागंज, नयी दिल्ली-110002
☎ 23240026, 23240027 • *फैक्स:* 011-23240028
E-mail: info@vspublishers.com • *Website:* www.vspublishers.com

शाखा: हैदराबाद

5-1-707/1, ब्रिज भवन (सेन्ट्रल बैंक ऑफ इण्डिया लेन के पास)
बैंक स्ट्रीट, कोटी, हैदराबाद-500 095
☎ 040-24737290
E-mail: vspublishershyd@gmail.com

Follow us on:

All books available at **www.vspublishers.com**

मुद्रक: परम ऑफसेटर्स, ओखला, नयी दिल्ली-110020

प्रकाशकीय

वर्तमान युग में अनेक प्रकार की खोजों का युग तो है ही, किन्तु नित नये आविष्कारों, समाज व कामकाज का बढ़ता दायरा, अनेक बीमारियों की जड़ भी है। आज वह समय नहीं कि नारी घर में रहकर अकेलें घर—गृहस्थी का सारा कार्य करे और पुरुष घर के बाहर आफिस या फील्ड में काम करके गृहस्थी की गाड़ी चलाये। बदलते युग और समय की माँग के अनुसार नारियाँ भी कामकाजी हो चली हैं। वे भी आफिस में पुरुषों से कन्धा मिलाकर गृहस्थी की गाड़ी चलाती हैं। ऐसे में गृहस्थी के बोझ से (जो कि अनिवार्य है) बाहर का भोजन, काम की चिन्ता, बिगड़ता स्वास्थ्य उन्हें अनेक रोगों की ओर ढकेल देते हैं।

ऐसी स्थिति में नारी क्या करे? वह किस प्रकार अपनी जीवन—पद्धति को सुधारे या अपनाये यह एक प्रश्न है। विद्वान् लेखक ने आजकल होने वाली अनेक बीमारियों का उल्लेख करते हुए, उनके बारे में सामान्य जानकारी देते हुए, उनको दूर करने, स्वस्थ व निरोग रहने के उपाय सुझाये हैं। इन बीमारियों में लिथोट्रिसी, हिस्टीरिया, मिरगी, ब्रेन—स्ट्रोक, मेनोपॉज, अस्थमा, पेट की बीमारियाँ, मधुमेह, गुरदों की बीमारियाँ आदि प्रमुख हैं। इन अनेक बीमारियों का परिचय और उनके निदान का मार्ग लेखक ने बताया है।

इसके अतिरिक्त स्त्रियों के सौन्दर्य—उपचार के बारे में लेखक ने अनेक अध्यायों में विचार किया है, जिससे स्त्रियाँ अपने सौन्दर्य व स्वास्थ्य के प्रति जागरूक हो सकती हैं।

यह पुस्तक स्त्री व पुरुष रोगों के लिए भी लाभदायक है, किन्तु विशेष रूप से स्त्रियों के लिए अत्यन्त उपयोगी व लाभदायक है। आशा है, इस पुस्तक का पाठकों द्वारा स्वागत होगा और वे इसे अपनायेंगे।

—प्रकाशक

आज की नारी : छू लिया आसमाँ

नारी की महत्त्वाकांक्षा ने जब उड़ान भरी, तो उसने अपने हर सपने को सच करने की क़ाबिलीयत दुनिया को दिखाकर यह साबित कर दिया कि वह भी योग्यता में पुरुषों से कम नहीं है। कैरियर के प्रति वह इतनी सचेत हो गयी कि सफलता की सीढ़ियाँ चढ़ते-चढ़ते वह उस मुक़ाम पर पहुँच गयी, जहाँ परिवार को समय दे पाना उसके लिए मुश्किल होने लगा। आधुनिक जीवनशैली की आवश्यकताओं की पूर्ति करने के लिए चूँकि नारी का काम करना ज़रूरी हो गया, इसलिए पुरुष भी उसे सहयोग देने के लिए आगे आया और 'डबल इनकम, नो किड्स' की धारणा ज़ोर पकड़ने लगी।

अपने निज की चाह व भौतिक सुख-साधनों में जुटी नारी चाहे कितनी भी आगे क्यों न निकल जाये, पर कभी-कभी उसे यह एहसास अवश्य होने लगता है कि मातृत्व-सुख से बढ़कर न तो कोई सुखद अनुभूति होती है, न ही सफलता। यही वजह है कि शुरू-शुरू में कैरियर के कारण माँ बनने की खुशी से वंचित रहने वाली नारियाँ भी आज 30-35 वर्ष की आयु पार करके भी गर्भधारण करने को तैयार हो जाती हैं। देर से ही सही, किन्तु ज़्यादा उम्र हो जाने के बावजूद वे प्रेगनेंसी (गर्भावस्था) में होने वाली दिक्कतों का सहर्ष सामना करने को तैयार हो जाती हैं। उस समय न तो कैरियर की बुलन्दियाँ उन्हें रोक पाती हैं, न ही कोई और चाह।

कुदरत से मिला अनमोल उपहार

कुदरत से मिला माँ बनने का अनमोल उपहार नारी के लिए सबसे बेहतरीन उपहार है। वह इसके हर पल का न सिर्फ़ आनन्द उठाती है, बल्कि उसे इस खूबसूरत एहसास को अनुभूत करने का गर्व भी होता है। मातृत्व का प्रत्येक पहलू औरत को पूर्णता का एहसास दिलाता है। माँ बनते ही अचानक वह उदर-शिशु के साथ सोने-जागने, बात करने व साँस लेने लगती है।

माँ बनना एक ऐसा भावनात्मक अनुभव है, जिसे किसी भी नारी के लिए शब्दों में व्यक्त करना असम्भव होता है। बच्चे के जन्म के साथ उसे जो खुशी मिलती है, वह उसे बड़ी-से-बड़ी कामयाबी हासिल करके भी नहीं मिल पाती है। नारी की ज़िन्दगी बच्चे के जन्म के साथ ही पूरी तरह बदल जाती है।

जब अपने ही शरीर का एक अंश गोद में आकर अपने नन्हे-नन्हे हाथों से अपनी माँ को छूता है और जब माँ उस फूल से कोमल जादुई करिश्मे को अपने सीने से लगाती है, तो उसे महसूस होता है कि उसे ज़िन्दगी की वह हर खुशी मिल गयी है, जिसकी उसने कभी कल्पना भी न की थी।

वास्तव में, शिशु का जन्म जीवन में होने वाली ऐसी जादुई वास्तविकता है, जो औरत की ज़िन्दगी की प्राथमिकताएँ, सोच व सपनों को ही बदल देती है। एक शिशु को जन्म देने के बाद औरत की दुनिया उस पर ही आकर सिमट जाती है।

माँ बनना अगर एक नैसर्गिक प्रक्रिया है, तो एक सुखद एहसास भी है। यह कुदरत की एक बहुत ही अनोखी प्रक्रिया है, जिसमें सहयोग तो स्त्री-पुरुष दोनों का होता है, पर प्रसवपीड़ा और जन्म देने का सुख सिर्फ़ नारी के ही हिस्से में आता है। जब एक नारी अपने रक्त-माँस से सींचकर, अपनी कोख में एक अंश को 9 महीने रखकर उसे जन्म देती है, तो उसके लिए यह सबसे गर्व की बात होती है, उसकी सबसे बड़ी उपलब्धि होती है।

दुनिया सिमट जाती है

अपने बच्चे की किलकारी, मुस्कराहट व खिले हुए मासूम चेहरे को देखकर नारी प्रसवपीड़ा को किसी बीती रात के सपने की तरह भूल जाती है। उसे सीने से लगाकर जब वह दूध पिलाती है, तो गर्भधारण करने से लेकर जन्म के बीच तक झेली गयी तमाम शारीरिक व मानसिक पीड़ाएँ कहीं लुप्त हो जाती हैं।

कहा जाता है कि शिशु के जन्म के समय एक तरह से नारी का दोबारा जन्म ही होता है, लेकिन शिशु के गोद में आते ही वह अपनी तकलीफ़ भूलकर उसे पालने-पोसने में जी-जान से जुट जाती है।

नारी चाहे पढ़ी-लिखी हो या अनपढ़, ग़रीब हो या अमीर, किसी उच्चपद पर आसीन हो या आम गृहिणी, माँ बनने के सुख से वंचित नहीं रहना चाहती है और इसलिए परिस्थिति चाहे जैसी हो, वह इस अनुभूति को महसूस करना ही चाहती है। यही एकमात्र ऐसी भावना है, जो एक तरफ़ तो नारी को बड़ी से बड़ी चुनौतियों का सामना करने की हिम्मत देती है, तो दूसरी ओर इसके लिए वह अपनी बड़ी-से-बड़ी खुशी या चाह को भी दाँव पर लगा सकती है। ऐसा न होता तो कैरियर के ऊँचे मुक़ाम पर पहुँची नारियाँ माँ बनने के बाद सब कुछ सिर्फ़ माँ ही की भूमिका नहीं निभा रही होतीं। नारी अपने बच्चे से ज़्यादा अपनी महत्त्वाकांक्षाओं को भी माँ बनते ही सीमित कर देती है, क्योंकि उसकी नज़रों में माँ बनना ही सर्वोत्तम उपलब्धि है।

माँ बनना ही असली पहचान

आज की प्रोफ़ेशनल महिला, जो हर तरह से सक्षम है और अन्तरिक्ष तक पहुँच चुकी है, पर्वतों की ऊँची-ऊँची चोटियों पर सफलता के परचम लहरा चुकी है, पायलट, नेता, डाक्टर, इंजीनियर व सेना आदि क्षेत्रों में हैं, उसके लिए भी माँ बनना सर्वोत्तम उपलब्धि है। फ़ैशन व ग्लैमर जगत से जुड़ी नारियाँ, जिन्हें हर समय अपनी फिगर के लिए कांशस (सावधान) रहना पड़ता है, वे भी बेशक उस चकाचौंध भरी दुनिया के सामने किसी सेक्स सिम्बल या ग्लैमरस ऑब्जेक्ट (दिखावटी चीज़) से ज़्यादा कुछ न हो, पर उसके पीछे वे एक ऐसी माँ भी होती हैं, जो बच्चे की ख़ातिर कुछ भी तैयार करने को तत्पर रहती हैं। नारी चाहे किसी भी क्षेत्र में कामयाब क्यों न हो जाये, पर माँ बनना ही उसकी असली पहचान होती है। माँ होने पर ही उसे समाज और परिवार से इज़्ज़त मिलती है।

आज जब नारी एक तरफ़ विवाह-बन्धन से दूर भाग रही हैं या परिस्थितिवश ऐसा क़दम नहीं उठा पातीं, तब भी एक अकेली नारी अपनी मातृत्व की चाह पूरी करने को आतुर है। सिंगर मदर (अकेली माँ) की अवधारणा का हमारे देश में ज़ोर पकड़ने का कारण यही है कि हर नारी, चाहे वह साधारण स्त्री हो या सिलेब्रिटी (प्रसिद्ध), माँ बनने के सुख से वंचित नहीं रहना चाहती है। फिर इसके लिए जो नारियाँ शारीरिक रूप से फ़िट न होने या अन्य किसी कमी के चलते स्वयं माँ नहीं बन पातीं, वे 'सेरोगेट मदर' का सहारा लेती है। 'सेरोगेट मदर' बनने का चलन इसी वज़ह से बहुत बढ़ रहा

है, क्योंकि इससे एक नारी दूसरी नारी को वह खुशी देती है, जिसे वह अपनी कोख़ में नहीं पाल सकती। भारतीय सरकार का 'पद्मश्री' जैसा उच्चतम सम्मान पाने के वक़्त अभिनेत्री माधुरी दीक्षित ने कहा था कि उन्हें अभिनय छोड़ने का कोई अफ़सोस नहीं है, क्योंकि उनके दोनों बच्चे उनके लिए सबसे बड़े अवार्ड हैं और उन्होंने ही उन्हें खूबसूरत होने का एहसास दिलाया है

अच्छी सेहत के लिए ज़रूरी

माँ बनना एक नारी के लिए सर्वोत्तम उपलब्धि और सम्पूर्ण होने का एहसास तो है ही, साथ ही पति-पत्नी के रिश्ते में बच्चा एक पुल की तरह भी काम करता है। उसके ज़रिये माता-पिता को और क़रीब आने का अवसर मिलता है। लेकिन यह भी सच है कि माँ बनने के लिए किसी भी नारी के लिए स्वस्थ रहना अनिवार्य है। माँ बनने से वह कई तरह की बीमारियों से भी बच जाती है और मानसिक तौर पर प्रसन्न भी रहती है। जो नारियाँ माँ नहीं बन पातीं, वे सदा अपने अन्दर एक ख़ालीपन, एक अधूरापन महसूस करती हैं, फिर चाहे वे किसी कम्पनी की सीईओ या मशहूर हस्ती ही क्यों न हों।

अविवाहित नारी के यौनांगों का प्राकृतिक ढंग से इस्तेमाल न होने और गर्भाशय का प्रयोग न होने की वजह से उन्हें कैंसर होने की सम्भावना रहती है। जन्म न देने की प्रक्रिया से न गुज़र पाने की अवस्था में उनके शारीरिक विकास में भी बाधा पड़ती है। स्तनपान कराना अगर एक तरफ़ नारी के लिए सबसे सुखद पल होता है, तो दूसरी ओर शिशु के स्वास्थ्य के साथ-साथ उसकी अपनी सेहत के लिए भी बहुत फ़ायदेमन्द होता है। जन्म देने के एकदम बाद बच्चे के स्तनपान के कारण 'ऑक्सीटोसिन' बार-बार निकलता है, जिसकी वजह से 'यूटरस' में संकुचन होता है। यह माँ को डिलीवरी के बाद होने वाले हैमरेज (खून बहना) से बचाता है। यही नहीं, लेक्टेशन एमेनेरिया मैथेड भविष्य में प्रेगनेंसी को रोकने का सबसे कारगर तरीक़ा है। माँ बनने से हारमोन का स्तर बढ़ता रहता है, जो शरीर को सुरक्षित रखता है। माँ बनने से ऐड्रेमेट्रोसिस नामक बीमारी से भी बचाव होता है

सबसे बड़ी प्राथमिकता

माँ की भूमिका निभाने से बेहतर और चुनौतीपूर्ण कोई और कार्य हो ही नहीं सकता है। माँ बनना एकमात्र ऐसा अनुभव है, जिसमें एक नारी को कई तरह के शारीरिक, मानसिक व भावनात्मक पड़ावों से गुज़रना पड़ता है, लेकिन एक शिशु को इस दुनिया में लाने से बढ़कर खुशी, उपलब्धि व सफलता उसके के लिए कोई हो ही नहीं सकती है और यह एकमात्र ऐसी प्राथमिकता है, जो समय के साथ बदलती नहीं, बल्कि और सुदृढ़ होती जाती है। माँ होने की पहचान के साथ ही दुनिया पहले जैसी नहीं रहती।

माँ बनना एक नारी की ज़िन्दगी में होने वाला ऐसा व्यापक बदलाव होता है, जिससे उसकी पूरी दुनिया ही निखर उठती है। बच्चे को जन्म देने से पहले वह एक नारी होती है, पर जब वह बच्चे को जन्म देती है या उसे गोद लेती है तो वह माँ बन जाती है। मन:स्थिति और सम्बन्धों की नयी परिभाषाएँ वह गढ़ने लगती है। मातृत्व के दायित्व को निभाने में उसे जो सुख मिलता है, वह उसकी सफलता के तमाम शिखरों से भी कहीं ज़्यादा ऊँचा होता है

ज़रूरी है फिटनेस

कामकाजी महिला व पुरुष का सारा समय घर व ऑफिस की व्यस्तता में ही ख़र्च हो जाता है। हाउसवाइफ

(गृहिणियाँ) सुबह से शाम तक परिवार की सेवा व घर के काम में ही लगी रह जाती हैं। यदि बात करें विद्यार्थियों की, ख़ासकर कॉलेज के विद्यार्थियों की, तो उनकी भी दिनचर्या कुछ व्यस्त ही होती है। सुबह उठकर, खा-पीकर कॉलेज जाना, क्लास अटेण्ड करना, दोस्तों के साथ मस्ती करना, फ़िल्म देखना, घर आना, टीवी देखना, दोस्तों से चैट करना, खाना खाना और फिर सो जाना। ऐसी ही दिनचर्या होती है कॉलेज जाने वाले विद्यार्थियों की। व्यस्तता के बीच फिटनेस पर ध्यान देने का समय किसके पास है।

अब आप ज़रा एक नज़र डालिए मिस्टर आनन्द जी पर! इनका तो पेट बाहर आने लगा है। इसके साथ-साथ आप मिसेज वर्मा को भी एक नज़र देखिए। ये दो लोगों की सीट पर अकेले बैठती हैं और अगर वह सोफ़े पर बैठें, तो बाक़ियों को उठना पड़ता है। यह सब तो इनके साथ होना ही था, क्योंकि इन्होंने अपने जीवन में कभी फिटनेस को ज़रूरी मन्त्र जो नहीं समझा।

इनके जान-पहचान वालों ने जब इन्हें इनके मोटापे के लिए टोका, तो इन्होंने अपना फ़िटनेस का प्रोग्राम बना लिया, लेकिन सवाल यह उठता है कि यह फ़िटनेस के प्रोग्राम की घण्टी बजायी कब जाये? ऐसी बात तो हम आपको बताते हैं कि आपको फ़िटनेस की शुरुआत कब करनी चाहिए।।

कब करें शुरुआत?

शरीर को फ़िट रखने के लिए नियमित रूप से सुबह व शाम के समय या फिर कम से कम एक समय एक्सरसाइज़ करना ज़रूरी है। इसके लिए आपको किसी शारीरिक परेशानी की दस्तक का इन्तज़ार करने की ज़रूरत नहीं है। एक्सरसाइज़ से शरीर को फ़ायदा ही होता है।

आज की भाग-दौड़ भरी ज़िन्दगी में ऐसे कई लोग हैं, जो इसके लिए समय न निकाल पायें। ऐसे लोग चाहें तो सप्ताह में तीन दिन जिम जा सकते हैं।

सुबह के समय सिर्फ़ 15 मिनट का व्यायाम ही शुरुआत में काफ़ी है। जब आपको आदत हो जाये, तो धीरे-धीरे समय को बढ़ाकर आधा घण्टा कर सकते हैं। अपनी व्यस्त ज़िन्दगी से महज़ आधा घण्टा निकालकर भी अगर कोई व्यायाम करे, तो ऐसा करना व्यायाम बिलकुल ही न करने से तो बेहतर है।

देखा गया है कि कई लोग अपनी दिनचर्या में होने वाली मेहनत को ही एक्सरसाइज़ का पर्याय मान लेते हैं। जैसे घरेलू महिलाएँ घर का सारा दिन करने वाले काम को, कामकाजी लोग दिन भर ऑफ़िस के काम के लिए होने वाली दौड़धूप को काफ़ी मान लेते हैं।

डाक्टरों की राय में दिनचर्या को एक्सरसाइज़ का पर्याय मान लेना ग़लत है। सुबह के समय व्यायाम करना सर्वोत्तम है। डाक्टर यह भी कहते हैं कि ऐसा कोई मानदण्ड नहीं है, जो यह निर्धारित करे आपको कब व्यायाम करना है। जो लोग व्यायाम नहीं करते हैं, वे जब किसी शारीरिक परेशानी के कारण डाक्टर के पास जाते हैं, तो डाक्टर भी उन्हें एक्सरसाइज़ करने की सलाह देते हैं, पर यह ज़रूरी नहीं कि एक्सरसाइज़ करने के लिए आप डाक्टर की सलाह का इन्तज़ार करें। अगर आपने अब तक एक्सरसाइज़ करना शुरू नहीं किया है, तो अब कर दें।

कुछ ऐसे भी लोग हैं, जो बढ़ती उम्र या किसी शारीरिक परेशानी के कारण चाहते हुए भी एक्सरसाइज़ नहीं कर पाते, पर मोटापे से छुटकारा पाना चाहते हैं। ऐसे तमाम लोगों के लिए सही उपाय है, फ़िटनेस केन्द्र जैसे कि वीएलसीसी, पर्सनल प्वाइण्ट आदि। फ़िटनेस केन्द्र आपके शरीर के अनुसार आपका फ़िटनेस प्रोग्राम बनाते हैं व विभिन्न मशीनों की सहायता से शरीर के फैट को घटाकर काया को सही आकार देने में मदद करते हैं।

खानपान पर नियन्त्रण ज़रूरी

फ़िटनेस प्रोग्राम आपने शुरू कर दिया, पर इसके साथ-साथ आपको अपने खाने की आदतों को भी नियन्त्रित करने की ज़रूरत है ख़ासकर गृहिणियों को। आप अपने बच्चों के व पति की थाली का बचा हुआ खाना खाने या (थोड़ा बना हुआ) सारा खाना खत्म करने की आदत को छोड़ दें। साथ ही कामकाजी लोगों को अपना भोजन नियमित समय पर लेने की आदत डालनी चाहिए। भोजन कभी न छोड़ें।

जिस तरह एक गाड़ी को चलाने के लिए सभी पुरज़े सही होने के साथ-साथ उसमें पेट्रोल या डीजल भी डालना पड़ता है, उसी प्रकार इस शरीर को स्वस्थ रखने के लिए एक्सरसाइज़ करने के साथ-साथ सही मात्रा व सही समय पर भोजन भी ज़रूरी है।

समय–समय पर इलाज

अपने शरीर को चुस्त-दुरुस्त रखने के लिए नियमित एक्सरसाइज़ करना ज़रूरी है, यह तो आप समझ ही गये होंगे, पर आपको डाक्टर से हेल्थ चेकअप कराना भी ज़रूरी है।

कुछ ध्यान देने योग्य बातें

➤ फ़िटनेस प्रोग्राम को शुरू करने के लिए किसी डाक्टरी सलाह या शारीरिक परेशानी का इन्तज़ार करने की ज़रूरत नहीं।

➤ एक्सरसाइज़ के साथ अपने भोजन को भी नियन्त्रित व नियमित करें।

➤ भोजन में दालें, हरी सब्जियाँ, जूस आदि लें।

➤ फास्ट-फूड को बाय-बाय करें।

➤ दिनभर की दिनचर्या एक्सरसाइज़ नहीं होती।

➤ चिन्तामुक्त व खुश रहें।

➤ डाइटिंग करनी है, तो डाइटीशियन की सलाह ज़रूर लें।

विषय-सूची

भाग – 1
देह-सम्बन्धी

शरीर की रचना

स्त्री–पुरुष में सबसे बड़ा भेद प्रजनन अंगों (Reproductive Organs) का है। कुदरत से मिले इन्हीं ख़ास अंगों की वजह से ही एक नारी माँ बन पाती है। लेकिन समय–समय पर ये विशेष अंग ही उसे तकलीफ़ देते हैं, जिनके प्रति उसे जागरूक रहना पड़ता है।

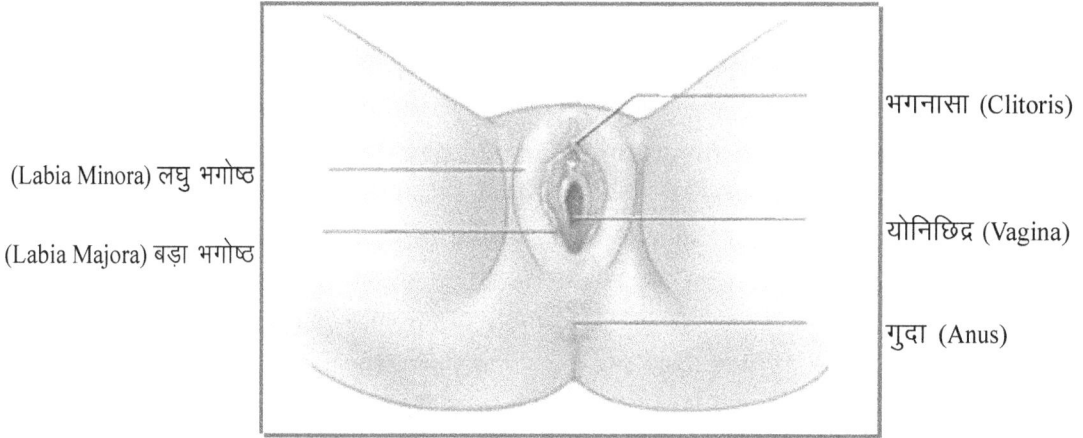

हर स्त्री के लिए यह अत्यन्त ज़रूरी है कि वह अपने बाहरी व भीतरी अंगों की जानकारी रखे, क्योंकि उसके भीतर दुनिया का सबसे अनोखा रचना–संसार छुपा हुआ है। स्त्री के साथ–साथ पुरुष को भी इन बातों की जानकारी होनी चाहिए, ताकि वह अपनी जीवनसंगिनी के तन–मन की भाषा पढ़ सके।

प्रत्येक स्त्री की जननेन्द्रिय (Genital) दो भागों में विभक्त होती है। एक भाग वह जो बाहर से दिखायी देता है और दूसरा भाग वह जो शरीर के अन्दर होता है तथा जो बाहर से दिखायी नहीं देता। बाहर वाले भाग में भग (योनि), भगोष्ठ और भगनासा होते हैं, तो अन्दर वाले भाग में योनिमार्ग, गर्भाशय (Uterus) और डिम्ब ग्रन्थियाँ (Ovary) होती हैं।

जिस स्थान पर पुरुष का शिश्न (Penis) होता है, उसी स्थान पर स्त्रियों की भग यानी 'योनि' होती है। भग के बीचों–बीच एक लम्बी–सी दरार होती है, जो भग को दो भागों में विभक्त कर देती है। चर्बी की तह के कारण ये दोनों भाग उभरे, गुदगुदे और सन्तरे की फाँक जैसे होते हैं। इन्हें 'भगोष्ठ'

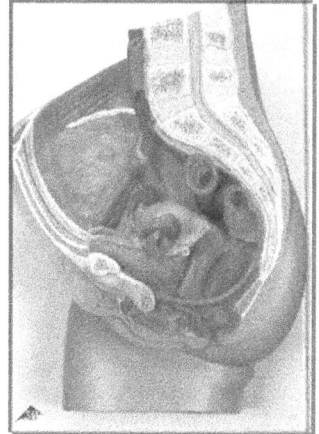

कहते हैं। सम्भव है, प्रकृति ने भगोष्ठ का निर्माण भीतर के कोमल अंगों की रक्षा के लिए ही किया हो।

ऐसा जान पड़ता है जैसे ये रक्षा–द्वार के दो प्रहरी हों। कुँवारी लड़कियों के ये भगोष्ठ अधिकतर आपस में सटे हुए होते हैं, किन्तु सम्भोगरत रहने वाली अथवा विवाहित स्त्री के भगोष्ठ कुछ ढीले व खुले होते हैं।

इन भगोष्ठों के अन्दर, नीचे की ओर छोटे से कोमल दो भगोष्ठ और भी होते हैं। बाहरी भगोष्ठ की त्वचा बाक़ी शरीर जैसी ही होती है तथा इसका रंग भी शरीर की त्वचा जैसा होता है। भीतर के कोमल और छोटे भगोष्ठ पतली झिल्ली से बने होते हैं, जिनका रंग हल्का गुलाबी होता है। बाहरी भगोष्ठों को हटाकर देखने पर ही भीतर के भगोष्ठ दिखायी देते हैं।

यदि किसी स्त्री को चित्त करके उसे पीठ के बल लिटा जाये और उसके पैरों को अच्छी तरह से खोला जाये, तो योनि में ऊपर की ओर हाथी के कान की शक्ल का एक छोटा–सा अंग दिखायी देगा। इसके पास ही योनि में एक छोटी–सी ग्रन्थि होती है, जो कुछ उभरी होती है। इसी को 'भगनासा' कहते हैं।

भगनासा का, स्त्री की योनि में वही महत्त्वपूर्ण स्थान है, जो पुरुष के शिश्न में 'सुपारी' (Glans Penis) का है। मैथुन (Intercourse) के समय यह स्त्री को आनन्द की प्राप्ति कराता है। यदि इसे हाथ से सहलाया जाये, तो पुरुष शिश्न के समान इसमें तनाव आ जाता है। प्रेम–क्रीड़ा के समय यदि पुरुष यह देख ले कि यह अंग कड़ा हो गया है, तो उसे समझ लेना चाहिए कि स्त्री समर्पण करने को तैयार है।

'भग' से शुरू होकर गर्भाशय के मुख तक चली जाने वाली एक नलिका होती है, उसे 'योनिमार्ग' कहा जाता है। मैथुन के समय इसी मार्ग से पुरुष का शिश्न योनि में प्रवेश करता है और प्रसव के समय इसी भाग से शिशु बाहर आता है। इसकी पेशियों में फैलने व सिकुड़ने की अद्‌भुत क्षमता होती है।

मासिक–धर्म (Mensuration) के समय इसी मार्ग से रक्त निकलता है। योनिमार्ग की दीवारों से एक प्रकार का चिकना अम्लरस (Menstrual Fluid) निकलता रहता है, जिसका कार्य योनिमार्ग की सुरक्षा करना होता है। इसी अम्लरस के स्राव के कारण बाहरी रोग के कीटाणु संक्रमण नहीं कर पाते हैं।

'गर्भाशय' स्त्री के जननेन्द्रिय में वह प्रमुख अंग है, जिसमें नवनिर्मित शिशु का विकास होता है। गर्भाशय भीतर से खोखला होता है तथा आकार बहुत कुछ नाशपाती से मेल खाता है।

सम्भोग क्रिया

स्त्री–शरीर के अन्दर यह कई बन्धनों के सहारे लटका होता है। गर्भाशय–मुख का सिकुड़ा हुआ भाग 'ग्रीवा' (Cervix) कहलाता है और यही ग्रीवा, योनिमार्ग के अन्तिम द्वार में फँसी रहती है। मैथुन–क्रिया में पुरुष का लिंग (Penis) भी गर्भाशय–मुख से टकराता है।

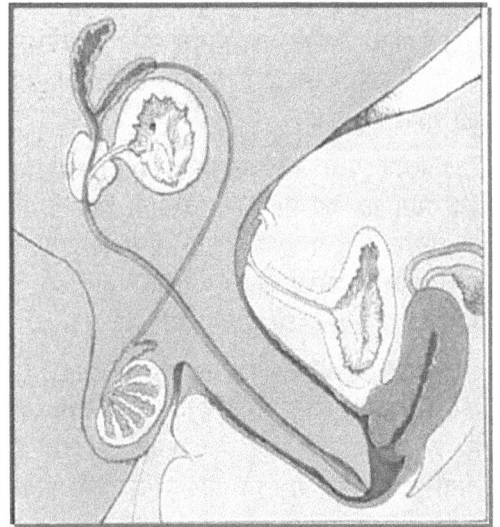

गर्भाशय का निर्माण लचीले तन्तुओं से होता है। गर्भाशय की पेशियों में भी फैलने व सिकुड़ने की अद्‌भुत क्षमता होती है। साधारण अवस्था में गर्भाशय की चौड़ाई तीन इंच के लगभग होती है, लेकिन गर्भधारण के दौरान यह फैलकर इक्कीस इंच तक की भी हो जाती है।

स्त्री के गर्भाशय के दोनों तरफ़, गर्भाशय के सिरों से एक–एक नली निकलती है, जिन्हें डिम्बवाही–नलिकाएँ

(Fallopian Tubes) कहते हैं। इन्हीं नलिकाओं के द्वारा स्त्री की डिम्ब–ग्रन्थियों से डिम्ब निकलकर तथा धीरे–धीरे लुढ़ककर इन्हीं नलिकाओं के द्वारा गर्भाशय में पहुँचता है, किन्तु डिम्ब (Ovum) और शुक्रकीट (Sperm) का मिलन–स्थान गर्भाशय नहीं होता, बल्कि उनका मिलन इन्हीं नलिकाओं में होता है। जब डिम्ब निकलता है, तो इन नलियों के दो–तिहाई भाग को पार करके नली में ठहर जाता है तथा वहीं पर वह शुक्रकीट के आने का इन्तज़ार करता है। यदि इन दोनों का मिलाप हो जाता है, तो समझ लेना चाहिए कि गर्भाधान सम्पन्न हो गया है।

जिस प्रकार पुरुष के अण्डकोषों में शुक्रकीटों का निर्माण होता है, उसी प्रकार स्त्री की डिम्बग्रन्थियाँ शरीर के अन्दर रहकर डिम्ब (अण्डे) का निर्माण करती हैं। वे स्त्री के गर्भाशय के दोनों ओर लगभग तीन–तीन इंच की दूरी पर होती हैं, अतः इन्हें भी डिम्ब–उत्पादक केन्द्र की संज्ञा दी जाती है।

पुरुष के अण्डकोषों में लाखों की संख्या में शुक्रकीट बनते हैं, वहीं स्त्री की डिम्बग्रन्थि में महीने में केवल एक ही डिम्ब तैयार होता है, जो बारी–बारी से दोनों तरफ़ से दोनों तरफ़ की डिम्बनलिका द्वारा आगे बढ़ता है। एक महीने एक नली के द्वारा और दूसरे महीने दूसरी नली के द्वारा आगे बढ़ता है। इन ग्रन्थियों में कुछ ऐसे स्राव भी निकलते हैं, जो मासिक–धर्म व अन्य अंगों पर अपना भारी प्रभाव डालते हैं।

स्तन एवं योनिच्छद

स्तन

स्त्रियों के स्तन भी आमतौर पर 'जननेन्द्रिय अंग' ही कहलाते हैं। वैसे तो इन स्तनों का उपयोग शिशुओं को दूध पिलाने के लिए होता है, किन्तु आंशिक रूप से स्तनों का स्त्री की यौनेन्द्रियों से गहरा सम्बन्ध होता है। इनकी वृद्धि व विकास एवं पुष्टता व सुडौलता स्त्री–हारमोन द्वारा ही होती है।

बचपन में लड़के और लड़की के स्तनों में कोई ख़ास फ़र्क़ नहीं दिखायी देता, किन्तु जैसे–जैसे आयु बढ़ती जाती है, लड़की के स्तन उभरने व बढ़ने शुरू हो जाते हैं और लड़की के युवावस्था में क़दम रखते ही वह पूरी तरह से विकसित हो जाते हैं।

स्त्रियों के स्तन जहाँ उनके सौन्दर्य व शरीर–सौष्ठव को बढ़ाने में सहायक होते हैं, वहीं उनमें कुछ संवेदनशील नाड़ियाँ भी होती हैं, जो सम्भोग–क्रिया (Intercourse) के दौरान पुरुष द्वारा स्त्रियों के स्तनों को स्पर्श कर उन्हें कामोत्तेजित करती हैं। स्तनों के चूचुक (Nipples) व उनके आसपास का भाग काफ़ी संवेदनशील होता है।

भिन्न–भिन्न स्त्रियों के स्तनों का आकार भी भिन्न–भिन्न होता है। आमतौर पर स्त्री के दोनों स्तनों का आकार एक जैसा नहीं होता है, क्योंकि कभी–कभी किसी स्त्री की दायीं ओर का स्तन बायीं ओर के स्तन से कुछ अधिक पुष्ट होता है। इसका कारण यह भी हो सकता है कि वे अधिकतर कामकाज़ दायें हाथ से ही करती हैं। दायीं ओर के कन्धे से जुड़ी पेशियाँ अधिक क्रियाशील रहने के कारण उसका प्रभाव भी दायीं ओर के स्तन पर अधिक पड़ता है।

आरम्भ में युवतियों के स्तन कुछ कठोरता लिये होते हैं, लेकिन गर्भधारण के बाद वे कोमल और मुलायम हो जाते हैं। मासिक–धर्म के समय में स्तनों में कुछ पीड़ा–सी अनुभव होती है। गर्भ रह जाने की स्थिति में कभी–कभी स्तनों का आकार बहुत अधिक बढ़ जाता है, लेकिन प्रसव के बाद जब बच्चा दूध पीने लगता है, तो यह आकार भी धीरे–धीरे संकुचित होने लगता है। यदि इस समय में स्तनों की उचित देखभाल न की जाये, तो वे थुलथुले और बेडौल हो जाते हैं।

योनिच्छद

'योनिच्छद' (Hymen) अर्थात कौमार्य झिल्ली (या परदा) कुँवारी लड़कियों के कौमार्य (Virginity) का प्रतीक माना जाता है। यह परदा पूरी तरह से योनिद्वार को नहीं ढकता, बल्कि ऊपर की तरफ़ आधे चाँद की शक्ल में थोड़ा ख़ाली रहता है।

बाहर से भगोष्ठ चौड़े करके देखने पर यह ख़ाली भाग भी एक छिद्र के समान दिखायी देता है, लेकिन कभी–कभी यह परदा किसी–किसी लड़की में पूरे योनिद्वार को ही ढके रहता है। सिर्फ़ किसी जगह पर नन्हा–सा छिद्र रहता है, जिसके द्वारा मासिक–धर्म का स्राव इस छिद्र के द्वारा बाहर आता है। जिनकी योनिद्वार की झिल्ली (परदे) में कोई छिद्र नहीं होता, तब ऐसी दशा में चिकित्सक द्वारा छोटा–सा ऑपरेशन करके छिद्र बनाया जाता है, जिससे मासिक–स्राव बाहर आ सके।

कुँवारी लड़कियों में कुमारीच्छद (योनिच्छद, कौमार्य या परदा) की रचना कई प्रकार की होती है। हर एक लड़की की कौमार्य झिल्ली या परदे की मोटाई या पतलापन एक जैसी नहीं होती। किसी लड़की के परदे बहुत नाजुक और कोमल होते हैं और किसी के परदे मोटे और काफ़ी सख़्त एवं मज़बूत होते हैं।

कभी–कभी लड़की के खेलकूद से, मासिक–धर्म के समय गिर जाने अथवा मासिक–धर्म के समय रखे जाने वाले नैपकिन या मोटे कपड़े की गद्दी के दबाव से ही यह परदा स्वयं ही फट जाता है। उस सूरत में पति को यह नहीं समझना चाहिए कि उसे कुँवारी पत्नी नहीं मिली है। कुछ मोटे और सख़्त परदे, जो पुरुष के शिश्न की चोट से नहीं फटते, उन्हें चीरा लगवाकर हटवाया जाता है। इसलिए कौमार्य झिल्ली या परदे के रहने या न रहने से यह सिद्ध नहीं होता कि उक्त लड़की कुँवारी नहीं है। इस तरह की मानसिकता से पुरुषों अथवा पतियों को बचना चाहिए।

मासिक-स्राव अथवा मासिक-धर्म

मासिक–स्राव (मासिक–धर्म) अथवा ऋतु–स्राव स्त्रियों की युवावस्था का एक मुख्य लक्षण है। इसके शुरू होने का कोई निश्चित समय नहीं होता। यह अनायास ही शुरू होता है। उस समय नासमझ लड़कियाँ बुरी तरह से घबरा जाती हैं। ऐसे में माताओं को उन्हें इसके बारे में पूरी तरह से जानकारी देनी चाहिए।

जब पहली बार मासिक–स्राव होता है, तब उसे 'रजोदर्शन' (Puberty) के नाम से जाना जाता है। इस समय किसी लड़की में जितने भी परिवर्तन होने होते हैं, यह उनमें सबसे महत्त्वपूर्ण होता है। यह हर महीने नियमित रूप से होता है, जो प्रायः तीन–चार दिन रहकर बन्द हो जाता है। कभी–कभी यह पाँच–छः दिन तक भी होता है।

हर स्त्री के गुप्त अंगों में दो छिद्र होते हैं, एक ऊपर और दूसरा नीचे। नीचे का छिद्र ऊपर वाले छिद्र से ज़रा बड़ा होता है। इसी मार्ग से या छिद्र से हर महीने रक्त–स्राव होता है। सम्भोग–क्रिया एवं प्रसव–क्रिया का यही एक मार्ग है।

मासिक–स्राव होने पर जलवायु एवं आसपास के वातावरण का भी काफ़ी प्रभाव पड़ता है तथा यह आहार, संगत और स्वास्थ्य पर भी निर्भर करता है। ऐसे वातावरण में जहाँ लड़कियाँ किसी भी प्रकार का परिश्रम नहीं करतीं और आरामप्रिय होती हैं, उन्हें अन्य लड़कियों की अपेक्षा शीघ्र मासिक–स्राव होता है।

हर महीने जो रक्त–स्राव होता है, वह गर्भाशय से 'श्लेष्मिक कला' जो एक झिल्ली होती है, के ज़रिये रिस–रिसकर बाहर आता है। मासिक–स्राव में जो रक्त आता है, वह शुद्ध रक्त से कुछ अलग होता है।

गर्भ ठहरने पर यह अपने–आप बन्द हो जाता है। इसका मतलब यह होता है कि हर महीने यह रक्त गर्भाशय में पड़ा कुछ समय तक फलित डिम्ब की अपने पास आने की प्रतीक्षा करता और जब ऐसा नहीं होता, तो यह निराश होकर मासिक–स्राव के रूप में गर्भाशय से बाहर आ जाता है। यह शुद्ध रक्त होता है, किन्तु गर्भाशय में पड़ा–पड़ा यह सड़ जाता है और उसी सड़ी हुई अवस्था में गर्भाशय से बाहर जाता है।

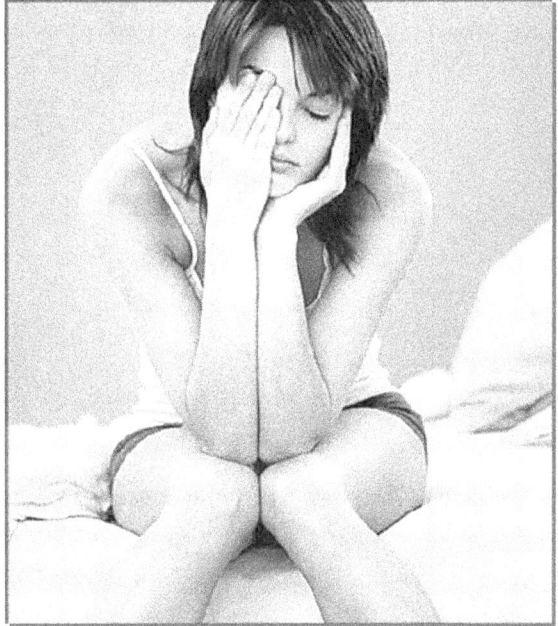

भारत जैसे देश में एक लड़की 14–15 साल की उम्र में ही जवान हो जाती है। उस समय पहली बार उसकी डिम्ब–ग्रन्थियों में से एक डिम्ब (अण्डा) निकलता है और हर महीने इसी प्रकार डिम्ब निकलता रहता है। यह डिम्ब निकलना स्त्री की 40–50 साल की आयु में जाकर बन्द हो जाता है। डिम्ब के उत्पादन पर कई हारमोनों का नियन्त्रण रहता है, जिसका निर्णय मस्तिष्क की जड़ में स्थित 'पीयूष ग्रन्थि' (Pituitary Gland) करती है।

इन हारमोनों की मात्रा में उचित सन्तुलन रहने से डिम्ब–ग्रन्थि में डिम्ब पककर डिम्बवाहिनी के पास गिरता है और यह नलिका इसे पकड़कर अपने अन्दर समेट लेती है, जहाँ यह आगे बढ़ता हुआ गर्भाशय की ओर चलता है। यदि इस समय स्त्री का पुरुष से सम्भोग हो जाता है, तो पुरुष के वीर्य में उपस्थित असंख्य शुक्राणु उससे लिपट जाते हैं। इनमें से कोई एक शक्तिशाली शुक्राणु डिम्ब के ऊपरी आवरण में छिद्र करके डिम्ब के अन्दर प्रवेश कर जाता है। इसी को डिम्ब निषेचित हो जाना या गर्भ ठहर जाना कहते हैं।

प्रकृति ने स्त्री के अन्दर ऐसा प्रबन्ध कर रखा है कि हर महीने नियम से गर्भाशय की दीवारों के साथ जो एक अस्तर–सा लगा होता है, उस अस्तर से आकर रक्त भरने लगता है और यह अस्तर फूल कर मोटा होने लगता है। निषेचित हुआ डिम्ब जब गर्भाशय में आता है, तो इसी अस्तर से चिपक जाता है और यहीं से उसे भोजन मिलना शुरू हो जाता है और आगे चलकर यही निषेचित डिम्ब 'बच्चा' बना जाता है।

डिम्ब–ग्रन्थि से जो डिम्ब पककर हर महीने निकलता रहता है, उसकी आयु केवल दो–तीन दिन की होती है। यदि इन दिनों 'स्त्री' पुरुष के साथ सम्भोग करती है, तो गर्भ रह जाने की सम्भावना अधिक–से–अधिक होती है, और यदि इन दिनों सम्भोग–क्रिया नहीं होती, तो डिम्ब स्वयं ही झाग के बुलबुले की तरह फटकर मर जाता है। अधिकतर महीनों में ऐसा होता है कि डिम्ब निषेचित नहीं होता। इसके कारण निम्नलिखित हैं–

➪ स्त्री अविवाहित हो, उसका प्रथम सम्भोग हो।

➪ सम्भोग ऐसे समय में किया गया हो, जब डिम्ब डिम्बग्रन्थि से निकला न हो अथवा निकल चुका हो, और मर गया हो।

उपर्युक्त स्थितियों में गर्भाशय के अस्तर में निषेचित डिम्ब का पालन–पोषण करने के लिए जो रक्त भर गया था, उसकी आवश्यकता नहीं रहती। अतः पीयूष ग्रन्थि की वजह से यह अस्तर फट जाता है। इस अस्तर के टुकड़े थक्कों तथा रक्त के रूप में योनि से बाहर निकलने लगते हैं। इसी को 'मासिक–स्राव' या 'मासिक–धर्म' कहा जाता है।।

जब चार–पाँच दिन तक जाने वाले स्राव के साथ समस्त अस्तर निकल जाता है, तो गर्भाशय के अन्दर अगले महीने निकलने वाले डिम्ब के स्वागत की तैयारी में फिर से अस्तर में रक्त भरने लगता है। मासिक–स्राव का सम्बन्ध डिम्ब निकलने से है। यदि मासिक–स्राव होता है, तो इसका अर्थ है कि उस महीने निकला डिम्ब बेकार गया।

मासिक–धर्म सम्बन्धी विकार

आजकल ज़्यादातर स्त्रियाँ मासिक–धर्म सम्बन्धी विकारों से पीड़ित हैं। ऐसी स्त्रियों के पेट के नीचे भारीपन से लेकर पीड़ा तक होने की सम्भावना रहती है। अन्य विकार हैं–यौवनावस्था के बाद भी ऋतुस्राव न होना अथवा ऋतुस्राव की अनियमितता, रक्त–स्राव का कम होना अथवा बहुत दिनों तक होना, मासिक–स्राव (माहवारी) के समय में अत्यधिक पीड़ा तथा उससे पहले पेट में पीड़ा, सिरदर्द, नींद न आना, दिल धड़कना, स्वभाव का चिड़चिड़ापन होना, महीने में एक बार से अधिक रक्त–स्राव का होना।

बहुत–सी लड़कियों में सामान्य आयु से पहले रजोदर्शन हो जाता है। यदि वह कार्य दस–ग्यारह वर्ष की आयु में ही प्रारम्भ हो जाये, तो उसे किसी अवस्था में भी सामान्य नहीं समझा जा सकता। इस प्रकार की लड़कियों में रजोदर्शन ही समय से पूर्व नहीं हो जाता, बल्कि इनके स्तन भी बड़ी युवतियों के समान बढ़ जाते हैं। गुप्तांग एवं बगलों में बाल आ जाते हैं और आवाज़ में भी बदलाव आ जाता है। ऐसी लड़कियों की 'ओवरी' अथवा 'पिट्यूटरी' नामक ग्रन्थियों में ट्यूमर हो सकता है। उनका समय रहते परीक्षण अवश्य होना चाहिए।

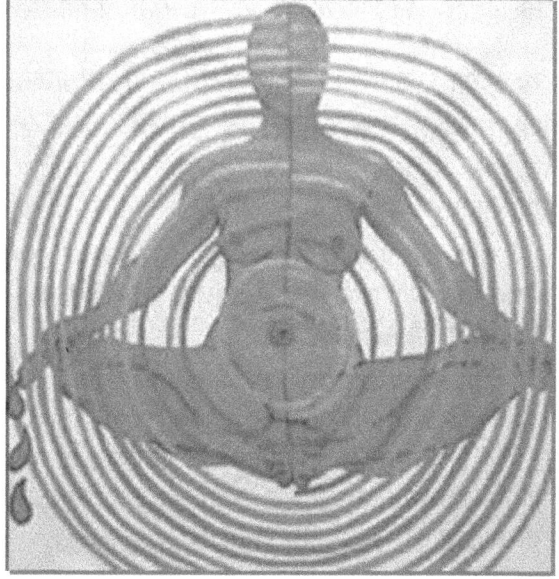

रक्त की मात्रा और मासिक–चक्र

मासिक–धर्म में कितनी मात्रा और कितने दिनों तक रक्त निकलता है तथा कितने दिनों बाद मासिक–धर्म आता है? मासिक–चक्र अलग–अलग स्त्रियों में अलग–अलग होता है। ज़्यादातर स्त्रियों को चार–पाँच दिन तक रक्त जाता है और प्रत्येक 26 या 28 दिन बाद अगली माहवारी हो जाती है। यह क्रम हर एक स्त्री में अलग–अलग होता है, किन्तु एक बार जो क्रम बन जाये, वह जारी रहना चाहिए। तभी मासिक–चक्र को सही कहा जाता है।

यह भी देखा गया है बहुत–सी नीरोग स्त्रियों में भी मासिक–धर्म 21 दिन बाद अथवा 35 दिन के अन्तर से होता है, जिसमें रक्त की मात्रा बहुत मामूली–सी हो सकती है और वह भी केवल दो दिन तक ही आता है। यह ज़रूरी नहीं कि इन स्त्रियों में कोई विकार हो। यह अन्य स्त्रियों में रक्त बहुत अधिक मात्रा में आता है। उन्हें दिन में चार–पाँच बार तक नेपकिन बदलना पड़ जाता है।

कारण

मासिक–चक्र में गड़बड़ी के कई कारण हो सकते हैं, जैसे गर्भ की स्थापना हो जाना, मानसिक तनाव, चिन्ता अथवा अरक्तता (Anaemia) आदि से मासिक–चक्र व रक्त–स्राव आदि में परिवर्तन हो जाता है।

मासिक–स्राव में कष्ट

आमतौर पर यह तेरह से बीस–इक्कीस वर्ष के आयु की बीच की लड़कियों की समस्या है। प्रायः तीन में से दो लड़कियों को मासिक–स्राव के पहले तथा इसके बीच में पेडू में पीड़ा होती है। अधिकतर लड़कियाँ व युवतियाँ इस पीड़ा पर विशेष ध्यान नहीं देतीं और फिर उन्हें इसी पीड़ा की आदत–सी पड़ जाती है, किन्तु कुछ एक को वास्तव में बहुत अधिक पीड़ा होती है, जिसके कारण वह कोई काम नहीं कर पाती हैं। विवाह के पश्चात् यह रोग प्रायः स्वयं ही समाप्त हो जाता है अन्यथा निम्नलिखित उपचार करना चाहिए–

उपचार

गरम पानी की बोतल से पेडू की सिंकाई करें तथा अपने दैनिक कार्य में संलग्न रहें और उसी में अपना ध्यान लगाये रहें। ख़ाली बैठने वाली और आराम करने वाली लड़कियों को पीड़ा अधिक होती है। पीड़ा अधिक हो,

तो किसी डाक्टर से सलाह–मशवरा करके पेनकिलर (दर्द निवारक) टेबलेट ले लेनी चाहिए।

रक्त का रुक जाना या कम मात्रा में निकलना

किसी भी लड़की को एक बार मासिक–धर्म शुरू हो जाने के बाद फिर हर महीने होता रहता है। केवल गर्भवती हो जाने पर ही यह रुकता है। कई बार ऐसा भी होता है कि घर में कोई ऐसा क्लेश हो जाये, जिससे लड़की या युवती को बहुत दुःख या तनाव हो, तब ऐसी स्थिति में रक्त का आना रुक जाता है।

यदि लड़की की डिम्ब–ग्रन्थियाँ हारमोन का उत्पादन कम करने लगती हैं, तब भी मासिक–स्राव नहीं निकलता अथवा कम मात्रा में निकलता है। पौष्टिक–आहार न मिलने से आयी हुई शारीरिक कमज़ोरी में भी यह कारण हो सकता है।

किन्तु देखा गया है कि ज़्यादातर लड़कियों के शरीर में रक्त की कमी की वजह से मासिक–स्राव कम मात्रा में आता है। यदि रोगिणी दुबली–पतली हो और उसकी त्वचा में पीलापन हो, तो समझ लेना चाहिए कि उसके शरीर में रक्त की बहुत ज़्यादा कमी है। वैसे इस रोग को 'एनीमिया' कहा जाता है। अतः एनीमिया (अरक्तता, खून की कमी) का इलाज कराना चाहिए। जब शरीर में रक्त की कमी पूरी हो जायेगी, तो मासिक–धर्म ठीक होने लगेगा।

अधिक मात्रा में रक्त का निकलना

लड़कियों में मासिक–स्राव शुरू होने के कुछ महीनों तक अधिक मात्रा में रक्त आता है। कभी–कभी ऐसा भी होता है कि जितने दिनों तक प्रायः माहवारी रहती है, उससे अधिक समय तक रक्त निकलता रहता है। यह भी होता कि दो माहवारियों के बीच का अन्तरव्यापी मासिक–चक्र ठीक रहता है और मासिक–चक्र के बीच के दिनों में रक्त नहीं निकलता।

अधिक मात्रा में रक्त निकल जाने के कारण आमतौर पर यह होता है कि उस स्त्री के शरीर की हारमोन उत्पादक ग्रन्थियों में उस समय तक ठीक तरह से तालमेल नहीं बैठ पाता है। कुछ महीनों के अन्दर ही इन ग्रन्थियों में सन्तुलन कायम हो जाता है और तब रक्त की मात्रा घटकर औसत पर आ जाती है। ऐसा भी होता है कि कुछ स्त्रियों में अन्य स्त्रियों की अपेक्षा अधिक मात्रा में रक्त निकलता है और धीरे–धीरे उनका शरीर इसका आदी (अभ्यासी) हो जाता है। इस दशा में किसी उपचार की आवश्यकता नहीं होती।

यह कोई बीमारी नहीं

किशोरी पाठिकाएँ यह बात ज़रूर जानें कि यह कोई बीमारी नहीं, बल्कि एक सहज शारीरिक–क्रिया है, जिसे रोका नहीं जा सकता। यह किशोरावस्था को लाँघकर यौवन की अवस्था में प्रवेश करने तथा स्त्री की माँ बनने की क्षमता का कुदरत की ओर से एक संकेत है।

बहुत–सी किशोरी पाठिकाओं की यह जिज्ञासा होती है कि उनकी अमुक सहेली को मासिक–धर्म 13 साल की उम्र में हो गया था, जबकि उनकी 15 वीं साल की अवस्था में पहुँचने पर भी उन्हें मासिक–धर्म नहीं हुआ। इसका सीधा–सा जवाब यही है कि ठण्डे देशों में यह देर से शुरू होता है और गरम देशों में जल्दी। इसके अलावा अधिक पौष्टिक खुराक़ व गरम पदार्थ लेने वाली लड़की को जल्दी शुरू हो सकता है। फिर भी यह नियम ज़रूरी नहीं है।

प्राकृतिक रूप से भी इसमें थोड़ी विविधता पायी जाती है। भारत में लड़कियों के मासिक–धर्म शुरू होने की औसत आयु 11 से 14 साल है, पर 16 साल तक भी यह सामान्य बात है। यदि 11 साल की आयु से

पहले प्रारम्भ होता है या 17 साल तक शुरू नहीं होता, तो किसी लेडी डाक्टर से परामर्श करना चाहिए।

मासिक तिथियों में आमतौर पर 28 दिन का अन्तर होना चाहिए। यदि यह अन्तर 24 दिनों से लेकर 40 दिनों तक का है और नियमित है, तो इसे भी सामान्य मानना चाहिए। अतः इसे लेकर घबराने या चिन्ता करने की कोई बात नहीं है।

शुरुआत के एक दो–साल तक मासिक–धर्म यदि अनियमित है, यानी कभी हर महीने तो कभी कुछ समय छोड़कर भी हो जाता है, तो भी घबराने की बात नहीं। यह अनियमितता केवल शुरुआती दौर में अस्थायी रूप से होगी। कभी–कभी अधिक सरदी, बीमारी, यात्रा, मानसिक आघात, चिन्ता आदि से भी रुकावटें आ जाती हैं। कुछ समय बाद फिर स्वयं ही नियमित हो जाता है। लेकिन अनियमितता स्थायी बनी रहे, तो लेडी डाक्टर की राय अवश्य लें।

मासिक रक्त–स्राव से कमज़ोरी आती है, यह भ्रामक धारणा मन से निकाल दें। यह एक तरह का व्यर्थ टिश्यू युक्त अतिरिक्त खून होता है, जिसका समय पर बाहर आना ज़रूरी है। गर्भ के समय शिशु के पोषण के लिए प्रकृति स्वयं ही इसे रोककर इसका शोधन कर लेती है। अन्य किसी उपाय से इसे रोकना ठीक नहीं है। हाँ ज़रूरत से ज़्यादा या अधिक दिनों तक स्राव होता हो, तो डाक्टर की राय अवश्य लेनी चाहिए।

सावधानी

- ➪   जितना हो सके, आराम करें।
- ➪   इन दिनों पुरुष/पति के सम्पर्क में न आयें।
- ➪   किसी सफ़र पर जाना पड़े, तो किसी अच्छी कम्पनी का नैपकिन लगा लें, क्योंकि इससे कपड़े गन्दे होने का कोई भय नहीं रहता।
- ➪   ठण्डे पदार्थों का सेवन न करें। जैसे रसमलाई, कुल्फ़ी या आइसक्रीम इत्यादि।
- ➪   भोजन सादा करें।
- ➪   उत्तेजक साहित्य न पढ़ें।
- ➪   चाय व कॉफ़ी आदि का सेवन कम–से–कम करें।

विवाह और यौन-व्यवहार

वास्तव में 'यौन–व्यवहार' (Sexual Intercourse) एक कला है, जिसका साधन से ही विकास किया जा सकता है। स्त्री जहाँ अपनी सूरत, सीरत, कलात्मक रहन–सहन, स्वच्छता और मधुर व्यवहार से प्रभावित करती है, वहाँ पुरुष अपने पुरुषत्व और रंग–ढंग से। आर्थिक, सामाजिक व बौद्धिक स्तर हो, तो पुरुष का शारीरिक व्यक्तित्व अधिक मायने नहीं रखता।

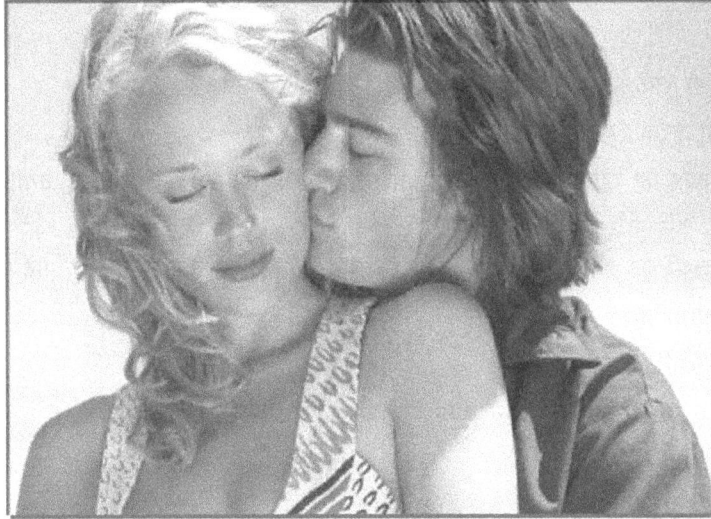

स्त्रियों में 'चाह' का विकास धीरे–धीरे होता है, जबकि पुरुष जल्दबाज़ होते हैं। ऐसे में स्त्रियों को ही पुरुषों को सिखाकर साथी बनाने की ज़रूरत होती है। कई बार शारीरिक–मानसिक थकान या अत्यधिक उत्तेजना से पुरुष को यौन–सम्बन्धों में पहली बार सफलता नहीं मिलती। ऐसे में उसमें हीन भावना प्रवेश कर जाती है और फिर यही हीन भावना आगे भी असफलता का कारण बन जाती है।

यों तो अन्य कारण भी हो सकते हैं, पर पुरुषों में नपुंसकता (Impotency), शीघ्रपतन (Premature Ejaculation) या अन्य असफलता के ज़्यादातर मामले हीनता से ही सम्बन्धित होते हैं। स्त्रियों को ऐसे मामलों में धीरज व समझदारी से काम लेकर पुरुष का मनोबल बढ़ाना चाहिए। पति के आत्मविश्वास प्राप्त करते ही ज़्यादातर मामले सुलझते देखे गये हैं। यदि इस दौरान पति हीनभावना से ग्रस्त होकर यौन–सम्बन्धों से मुँह मोड़ ले, तो ऐसे में पत्नी को इसे पति की बेरुख़ी या प्यार का अभाव नहीं समझ लेना चाहिए, बल्कि उसे अपने फेवर में लेकर समस्या का समाधान खोजने में मदद करनी चाहिए।

देखा गया है कि ऐसे में पत्नी का असहयोग पति को विरक्त, क्रोधी व उद्दण्ड अथवा स्थायी रूप से नपुंसक (Impotent) भी बना सकता है। कई बार तो मनचाहे परिणाम प्राप्त करने में एक से दो साल भी लग जाते हैं। जल्दबाज़ी में ग़लत अर्थ निकालकर भ्रान्तियाँ पैदा करने या कष्ट बढ़ाने से कोई लाभ नहीं होगा। धीरे–धीरे सीखकर आपसी तालमेल या समझबूझ से यौन–सम्बन्धों में मनचाहा आनन्द प्राप्त किया जा सकता है।

यौन–सम्बन्धों को लेकर समस्या वहाँ भी खड़ी होती है, जहाँ पुरुष की माँग अधिक हो और पत्नी की कम। यहाँ भी पत्नी को ही धीरज और कुशलता से काम लेकर सामंजस्य पैदा करने में पहल करनी चाहिए।

बहुत बार बचपन में अधिक प्रतिबन्धों के कारण लड़कियों के मन में यौन या सेक्स एक हव्वा बनकर बैठ जाता है, जो आगे चलकर पत्नी में अरुचि व भय पैदा कर देता है। ऐसी पत्नियाँ अकसर इससे कमज़ोरी आने या बीमारी पैदा होने का सम्बन्ध जोड़ लेती हैं। कई बार काल्पनिक बीमारी ओढ़ लेती हैं। 'पत्नी', पति से खिंचने, कतराने लगती है और पति का आक्रोश उसे और आक्रामक बना देता है। फलस्वरूप दाम्पत्य–जीवन में कटुता प्रवेश कर जाती है और कलह की नौबत आ जाती है। इसलिए पत्नी को चाहिए कि वह खिंचने या भय खाने की बजाय अपने कुशल व मधुर व्यवहार से पति की सन्तुष्टि कर उसका मन जीतने का प्रयत्न करे और धीरे–धीरे उसकी अति माँग को सामान्य माँग पर ले आये। यहाँ यह समझना भी बेहद ज़रूरी है कि प्राकृतिक माँग व्यक्ति–व्यक्ति में अलग–अलग होती है। ज़ोर–ज़बरदस्ती से उसे घटाया–बढ़ाया नहीं जा सकता। आपसी सहयोग और समझ से इसमें सामंजस्य व सन्तुलन लाया जा सकता है।

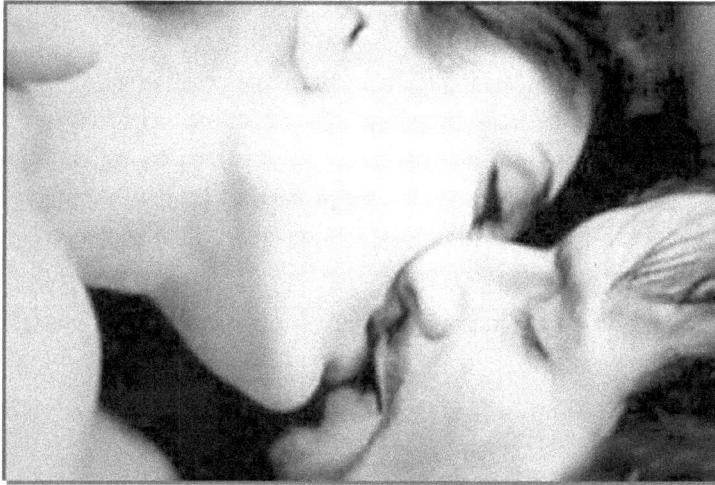

डाक्टरी राय ये यह जानना भी ज़रूरी है कि किन–किन परिस्थितियों में क्या–क्या करना चाहिए और किस चीज़ से बचाव करना चाहिए।

मासिक-धर्म में–मासिक–धर्म के दिनों में कई महिलाओं को खुजली होने से उत्तेजना बढ़ती है। पर बचाव इसलिए ज़रूरी है कि इससे गर्भाशय की दीवार को हानि पहुँचने की आशंका होती है। इन्फेक्शन होने का डर भी रहता है। पर अत्यधिक उत्तेजना में यदि कभी यह ग़लती हो भी जाये, तो उससे भयभीत होने की ज़रूरत नहीं है, क्योंकि इस भय से जो मानसिक हानि होगी, वह शारीरिक हानि से ज़्यादा हो सकती है।

गर्भकाल में-पहले तीन महीने व अन्तिम दो महीने छोड़ना ज़रूरी है। प्रथम तीन महीनों में गर्भ स्थिर नहीं होता, इसलिए गर्भपात का ख़तरा हो सकता है। यों भी मातृत्व की इच्छा फलीभूत होते ही स्त्री का

इस प्राकृतिक माँग में इन दिनों कमी आ जाती है। अन्तिम दो महीनों में सम्भोग से माँ को कष्ट होता है। मनोवैज्ञानिक दृष्टि से पुरुष को भी वितृष्णा हो सकती है। बीच का समय सुरक्षित माना जाता है। गर्भपात का पूर्व इतिहास हो, तो बीच के समय के लिए भी डाक्टरी राय से ही चलना ठीक होगा।

प्रसव के बाद—प्रसव के बाद 14 दिन तक तो सम्भोग बिलकुल ही निषिद्ध है, क्योंकि इससे योनि व गर्भाशय की दीवारों को हानि होती है। ज़ख़्म हो सकते हैं। संक्रमण या 'इन्फेक्शन' जैसी बीमारियाँ लग सकती हैं। 14 दिन बाद हालाँकि ख़तरा कम हो जाता है, पर गर्भाशय को अपनी ठीक स्थिति में आने के लिए 4 सप्ताह का समय अवश्य दिया जाना चाहिए। डाक्टरी राय में चार सप्ताह बाद भी तभी इजाज़त दी जा सकती है, जबकि रक्त–स्राव पूरी तरह से बन्द हो चुका हो। और यदि टाँके लगे हों, तो वे पूरी तरह ठीक हो चुके हों।

यह भी जानें

- पति–पत्नी के सम्बन्धों में कई बार तनाव का कारण 'सेक्स' भी होता है। इस मामले में सन्तुष्टि हो, तो पति–पत्नी प्रायः एक–दूसरे की काफ़ी कमियाँ सह जाते हैं।

- इस सामंजस्य में प्रमुख भूमिका पत्नी को ही निभाने की ज़रूरत है। पति के लिए तो पत्नी एक सहज उपलब्धि, एक अधिकार, जिसे वह जब चाहे प्राप्त कर ले, होती है। इसी में वह जीत अनुभव करता है और इस जीत के नशे में पत्नी का अलग से अस्तित्व तक भूल जाता है। कुशल पत्नी 'पति' के इस अहम् की रक्षा करते हुए भी अपनी राहें आसान बना लेती है।

- परस्पर लगाव को दृढ़ करने के लिए यौन–क्रिया कई बातों में से एक है। उसे ही प्रमुखता न दें। दैनिक जीवन की छोटी–छोटी इच्छाओं की पूर्ति में एक–दूसरे का ध्यान रख, एक–दूसरे की भावनाओं का सम्मान कर मन जीतने का प्रयत्न करना चाहिए। पर यहाँ भी स्त्री जितना छोटी–छोटी बातों का ख़्याल रख पाती है, पुरुष नहीं। लड़कों की यौन–शिक्षा में 'मेकैनिकल' व 'मेडिकल नॉलेज' ही नहीं, इस सबको भी शामिल किया जाना चाहिए। परस्पर बँधने के लिए सहभोगी ही नहीं, सहभागी भी होना चाहिए।

- बाहरी यौन–सम्बन्ध समस्या का समाधान नहीं, इससे पति–पत्नी के सम्बन्ध बिगड़ते हैं और कई बार नौबत तलाक तक की आ जाती है।

- शिक्षण–संस्थानों में नैतिक–धार्मिक शिक्षा व सेक्स–शिक्षा को साथ–साथ शामिल किया जाये, तभी वातावरण में सुधार की आशा की जा सकती है।

भाग-2
मातृत्व-सम्बन्धी

क्या आप माँ बनने जा रही हैं?

मातृत्व जहाँ एक ओर सुखद अनुभूति देता है, वहीं इस काल में बेहद सावधानियाँ बरतने की ज़रूरत होती हैं, क्योंकि इन दिनों आपको अपने लिए नहीं, बल्कि अपने होने वाले शिशु के लिए भी जीना होता है।

इस काल में हमें किन–किन बातों का ध्यान रखना चाहिए, आइए! चिकित्सकीय नज़रिये से जानते हैं।

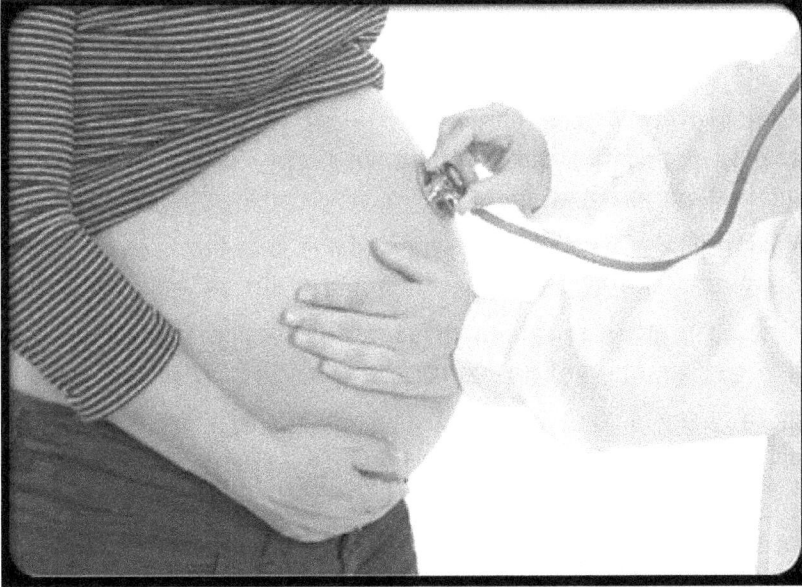

क्या ध्यान रखें

- ⇨ युवतियों को कुछ रोग हो सकते हैं, जैसे कि टीबी, दमा, थायरायड, डायबिटीज़, ब्लडप्रेशर या दिल की बीमारी। इन लोगों को तो विशेष रूप से, और जिन्हें कोई रोग न हो, उन्हें भी गर्भधारण करने से पहले डाक्टर की सलाह लेनी चाहिए।

- ⇨ स्त्री–रोग विशेषज्ञा डा. अदिति बंसल का कहना है कि गर्भधारण से पहले प्रीकांसेप्शनल काउंसलिंग ज़रूरी है, क्योंकि भ्रूण (Embryo) यानी गर्भ में पल रहे शिशु के अंगों का विकास 15वें दिन से शुरू हो जाता है। इस समय तक महिलाओं को मालूम ही नहीं होता कि वे गर्भवती हैं। जब मालूम पड़ता है, तब भी डाक्टरी सलाह लेने में देर कर देती हैं। इस समय भ्रूण के शारीरिक विकास पर किसी

भी तरह की बीमारी या दवाओं का असर पड़ सकता है। इस दौरान विशेष रूप से अंगों की बनावट प्रभावित होती है, जिससे कि मस्तिष्क या रीढ़ की हड्डी में खोट, हृदय की तकलीफें, चेहरे, नाक, कान व अन्य अंगों की बनावट में खोट हो सकती है।

- गर्भ ठहरने का पता चलने पर तुरन्त डाक्टर से मिलें। हर अस्पताल में गर्भावस्था का ख़्याल रखा जाता है। वहाँ अपने नाम का एक कार्ड बनवाएँ तथा हरेक 15 दिन बाद डाक्टर से चैकअप करवायें।

- ब्लड–प्रेशर नियमितम रूप से चैक करवाती रहें।

- कोई भी एक्सरे अथवा दवा मासिक–धर्म के 10 वें दिन के बाद लें। बहुत ज़रूरी हो, तो डाक्टर को बतायें कि आप प्रेगनेंसी प्लान कर रही हैं। वे आपको उसके अनुरूप दवाएँ देंगे, जिन्हें गर्भावस्था में लेना सुरक्षित रहेगा।

- नियमित रूप से फोलिक एसिड की गोली लें। यह एक विटामिन है, जिसके सेवन से मस्तिष्क एवं रीढ़ की हड्डी में खोट होने की आशंका कम हो जाती है। ख़ासकर वे महिलाएँ, जो 30 वर्ष की आयु से अधिक हैं, जिन्हें मिरगी अथवा डायबिटीज़ का रोग है या जिनके परिवार में ऐसे किसी बच्चे का जन्म हुआ है, उन्हें तो यह विटामिन ज़रूर लेना चाहिए।

- किसी भी रोग के लिए अगर लम्बे समय से दवा चल रही हो, तो डाक्टर से मिलें। इन दवाओं को बदलने की या कम करने की ज़रूरत हो सकती है।

- यदि पिछली प्रेग्नेंसी में कोई तकलीफ़ हुई हो, जैसे कि ब्लडप्रेशर, डायबिटीज़, समय से पहले डिलीवरी, शिशु का अनुचित विकास या किसी अंग में खोट, तो गर्भधारण से पहले डाक्टर से सलाह लें, ताकि यह सब फिर से न हो

- अपने हीमोग्लोबिन की नियमित जाँच करायें। गर्भकाल में रक्ताल्पता (खून की कमी) न हो, इसका पूरा ध्यान रखें अन्यथा प्रसव के समय परेशानियों से जूझना पड़ सकता है।

- महीने की पहली तारीख़ को अपना वज़न चैक करें। गर्भकाल में वज़न बढ़ना आम बात है। बढ़े हुए वजन से उच्च रक्तचाप, हृदयरोग, मधुमेह आदि सम्भव है।

- सप्ताह में 2 बार अपने पेशाब की जाँच करवायें। आमतौर पर पेशाब में ऐल्ब्यूमिन प्रोटीन अनुपस्थित रहता है, मगर गर्भकाल में कोई कॉम्लीकेशन होने पर पेशाब में ऐल्ब्यूमिन प्रोटीन आने लगता है।

- पेट में बनने वाला हाइड्रोक्लोरिक अम्ल जब आमाशय से निकलकर मुख तक पहुँचता है, तो मुँह खट्टे पानी से भर जाता है। इसे 'हार्ट बर्न' कहते हैं। यह स्थिति गर्भकाल में अधिकाधिक सम्भव है।

- कमर का दर्द आजकल की आम परेशानी है और गर्भकाल में इसकी सम्भावना बहुत अधिक बढ़ जाती है। ऐसा कई बार कैल्सियम की कमी से होता है। शरीर को सही स्थिति में रखकर भरपूर आराम करना ही इस मर्ज़ की एकमात्र दवा है।

- पैरों की माँसपेशियों में अकड़न, ऐंठन भी गर्भावस्था में काफ़ी हो जाती है। इसके लिए गर्भवती महिला को भरपूर मात्रा में कैल्सियम लेना चाहिए, माँसपेशियों की हलकी–हलकी मालिश करने पर भी आराम मिलता है।

गर्भवस्था की देखभाल

समय (सप्ताहों में)	जाँच (अनिवार्य)
शुरुआती दौर (जल्द से जल्द)	हीमोग्लोबिन, पेशाब परीक्षण, रक्त समूह एण्टीबॉडी की जाँच, हैपेटाइटिस–बी. वायरस स्क्रीनिंग।
8–18	अल्ट्रासाउण्ड।
16–18	माता के सीरम ऐल्फा फीटो प्रोटीन।
26–28	मधुमेह हेतु स्क्रीनिंग, हीमोग्लोबिन की पुनः जाँच, रक्त समूह एण्टीबॉडी टेस्ट पुनः।
28	एण्टी डी इम्युनोग्लोबिन।
32–36	अल्ट्रासाउण्ड, पुनः हीमोग्लोबिन की जाँच, गुप्त रोगों की जाँच।

प्रतिदिन खुराक : एक अवलोकन (तुलनात्मक)

घटक	गर्भधारण न करने वाली महिला	गर्भावस्था (द्वितीय चरण, 4–7 माह)	स्तनपान काल	स्रोत
किलो कैलोरी	2,200	2,500	2,600	प्रोटीन, कार्बोहाइड्रेट वसा
प्रोटीन	50 ग्राम	60 ग्राम	65 ग्राम	माँस, मछली, डेयरी प्रोडक्टस
लौह तत्त्व	18 मि.ग्रा.	40 मि.ग्रा.	30 मि.ग्रा.	माँस, अण्डा, अनाज
विटामिन ए	5,000 इण्टरनेशनल यूनिट	6,000 इण्टरनेशनल यूनिट	8,000 इण्टरनेशनल यूनिट	सब्जी, लीवर, फल
विटामिन सी	60 मि.ग्रा.	70 मि.ग्रा.	70 मि.ग्रा.	टमाटर, खट्टे फल
फोलिक एसिड	200 माइक्रो ग्रा.	400 माइक्रो ग्रा.	400 माइक्रो ग्रा.	हरी पत्तेदार सब्जियाँ, लीवर
कैल्सियम	500 मि.ग्रा.	1,000 मि.ग्रा.	1,500 मि.ग्रा	डेयरी प्रोडक्ट्स

ध्यान न रखने पर होने वाली जटिलताएँ

- गर्भावस्था में उच्च रक्तचाप सबसे बड़ी जटिलता है। नियमित परीक्षण ही श्रेष्ठ उपाय है। उच्च रक्तचाप यदि लम्बे समय तक अनियमित रहे, तो हृदयरोग, लकवा, आँखों की रोशनी चले जाना आदि परेशानियाँ हो सकती हैं।
- मूत्र में ऐल्ब्यूमिन प्रोटीन का उपस्थित होना भी इस समय की बड़ी जटिलता है। इससे शरीर में सूजन तथा गुरदों पर अकारण अनावश्यक दबाव पड़ता है, जिससे यहाँ की कार्यप्रणाली भी बाधित हो सकती है।
- मिरगी के दौरे भी गर्भावस्था की जटिलताओं में शामिल हैं। यदि ऐसा हो, तो तुरन्त डाक्टर से सम्पर्क करें।

मोटापा घटाएँ

➯ मोटापे की वजह से गर्भावस्था के दौरान काफ़ी तकलीफ़ें हो सकती हैं, जैसे कि एबारशन, ब्लडप्रेशर, डायबिटीज़, समय से पहले डिलीवरी, सीजेरियन की आशंका और बच्चे को जन्म के पश्चात् इन्फेक्शन आदि।

➯ बच्चे का वज़न भी अधिक होने की स्थिति में प्रसव के दौरान तकलीफ़ हो सकती है। रिसर्च में पाया गया है कि जन्मजात समस्याएँ होने की आशंका मोटी महिलाओं के बच्चों में अधिक पायी जाती हैं। गर्भावस्था के दौरान तो आप वज़न घटाने के बारे में सोच भी नहीं सकतीं, इसलिए पहले से ही ध्यान दें।

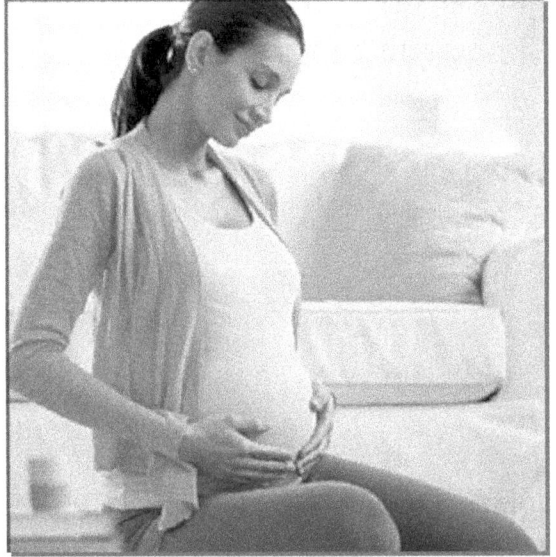

तनाव से दूर रहें

➯ सबसे ज़रूरी है कि सकारात्मक विचार रखें व प्रसन्न रहें। तनाव के दौरान बनने वाले हारमोंस आप एवं गर्भ में पल रहे शिशु पर बुरा असर डाल सकते हैं।

➯ पीरियड न आने पर हफ़्ता भर रुकें, फिर प्रेगनेंसी टेस्ट करायें। यह परीक्षण आप घर पर भी कर सकती हैं। इसकी टेस्ट–किट केमिस्ट के पास मिल जाती है और उस पर प्रयोग करने से सम्बन्धित दिशा–निर्देश भी दिये रहते हैं। टेस्ट का नतीजा पॉजिटिव आने पर जल्द से जल्द डाक्टर से मिलें।

गर्भावस्था के ख़तरनाक लक्षण

यदि गर्भावस्था के दौरान निम्नलिखित लक्षणों का पता चले, तो तुरन्त डाक्टर से सम्पर्क करें, क्योंकि इन्हें टालने के गम्भीर परिणाम हो सकते हैं।

➯ किसी प्रकार का योनि मार्ग से रक्त–स्राव होना।

➯ चेहरे या उँगलियों पर सूजन होना।

➯ लगातार असहनीय सिरदर्द होना।

➯ लगातार उलटियों का दौर।

➯ कँपकपी के साथ बुख़ार आना।

➯ पेशाब मार्ग में रुकावट।

➯ योनि–मार्ग से तरल पदार्थ का निकलना।

➯ पेट दर्द होना

➯ आँखों की रोशनी में परिवर्तन होना।

भ्रान्तियाँ

अकसर इन दिनों गर्भवती महिला को निम्नलिखित शंकाएँ घेरे रहती हैं।

- ▷ **सहवास नहीं करना चाहिए :** गर्भकाल में सहवास को टालने का कोई औचित्य नहीं है। हाँ, अन्तिम 3 माह में इसे टालना ही श्रेष्ठ है, अन्यथा शिशु को हानि हो सकती है या फिर रक्त–स्राव अधिक हो सकता है।

- ▷ **व्यायाम हरगिज़ न करें :** यह भी एक भ्रान्ति ही है। यदि आप नियमित जाँच करवा रही हैं तथा गर्भकाल सामान्य दौर से गुज़र रहा है, तो हलके व्यायाम करने में कोई हर्ज़ नहीं है। जैसे, पैदल चलना, तैराकी आदि। हाँ, प्रसव की तारीख़ के नज़दीकी दिनों में भरपूर आराम करें।

- ▷ **खूब खाना चाहिए :** गर्भकाल का अर्थ है दो के लिए खाना यानी एक स्वयं और दूसरा गर्भस्थ शिशु के लिए। पर इसका मतलब यह भी नहीं है कि आप ज़रूरत से ज़्यादा खायें। इसका मतलब यह है कि आपका आहार सन्तुलित होना चाहिए।

गर्भकाल में व्यायाम

कई महिलाओं का ऐसा सोचना कि एक बच्चे को जन्म देने के बाद उनका सौन्दर्य समाप्त हो जायेगा, सरासर ग़लत है। शारीरिक आकर्षण खो देने का कारण माँ बनना नहीं, गर्भकाल और प्रसव के बाद व्यायाम, विश्राम और भोजन पर समुचित ध्यान न देना है अन्यथा मातृत्व से तो स्त्री के सौन्दर्य का पूर्ण विकास होता है और उसमें निखार आता है।

गर्भावस्था में पेट व छाती की माँसपेशियाँ फैलती हैं। यदि इन्हें व्यायाम द्वारा साधकर व्यवस्थित न रखा जाये, तो बाद में उनका ढीला पड़ जाना स्वाभाविक है। जी हाँ, माँसपेशियों को साधने का नाम ही गर्भवती का व्यायाम है, अन्यथा गर्भकाल में स्त्री को भारी बोझ उठाने, तेज़ चलने, दौड़ने, कूदने की सलाह नहीं दी जाती, तो भारी व्यायाम करने की सलाह कैसे दी जा सकती है ?

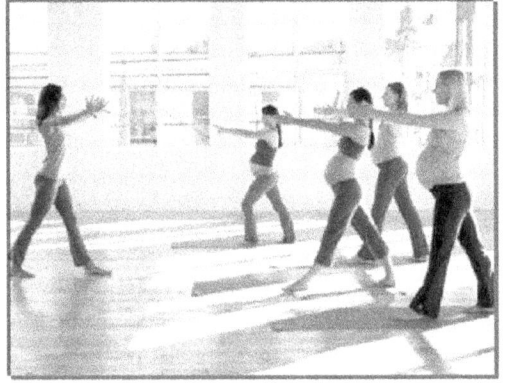

वास्तव में, सन्तुलन साधने का अर्थ है–बैठने, खड़े होने, चलने, लेटने की सही मुद्राएँ, ताकि सामान्य कामकाज करते हुए सभी अंग सक्रिय रहें और पैरों, पेट और कमर पर गर्भ का अनावश्यक भार न पड़े। रोज बोझा उठाने वाला मज़दूर जानता है कि वह बोझ किस प्रकार उठाये कि उसकी कमर पर कम से कम भार पड़े। शरीर सन्तुलन की साधना से ही सरकस के कलाकार हैरतअंगेज़ कारनामे को दिखाते हैं। फिर गर्भ के साधारण बोझ को क्या थोड़े से अभ्यास से नहीं साधा जा सकता ?

कमर–दर्द स्त्रियों की एक आम शिकायत है। गर्भावस्था में यह शिकायत और बढ़ जाती है। यदि गर्भकाल में सावधानी न बरती जाये, तो कई बार एक–दो बच्चे होने के बाद स्त्रियों की यह शिकायत स्थायी रूप भी ले लेती है। तो कमर, पीठ को सीधा रखने के लिए भी हलके व्यायाम ज़रूरी हैं।

जब तक गर्भपात का पूर्व इतिहास न हो या अन्य किसी कारण से डाक्टर मना न करे, गर्भकाल में लेटकर या बैठे रहकर पूर्ण विश्राम ठीक नहीं। केवल भारी कामों को छोड़ शेष सभी सामान्य कामकाज करते रहना चाहिए।

काम करते समय अत्यधिक थकान से बचें। शारीरिक मुद्राएँ ठीक रखें ताकि कमर या पीठ–दर्द की शिकायत न हो। ढीले कपड़े पहनकर खुली हवा में गहरी–गहरी साँसें लेना और सुबह–शाम टहलना गर्भवती के लिए सबसे बढ़िया व्यायाम है। सुबह, दोपहर, शाम को काम के बाद शरीर को पूरी तरह ढीला छोड़ विश्राम की मुद्रा में हो आना भी आवश्यक है कि अगले काम के लिए चुस्ती व स्फूर्ति बनी रहे। आलस्य और थकान से बचने के लिए व्यायाम और विश्राम का यह सन्तुलन–साधन बहुत ज़रूरी है। इसे आदत के रूप में अपनाइए।

माँसपेशियों के व्यायाम के लिए कुछ सरल मुद्राएँ भी यहाँ बतायी जा रही हैं।

➡ फ़र्श पर पीठ के बल लेटिए। पैर उठाकर सामने की दीवार पर सीधे टिका दीजिए। हर रोज़ दो मिनट से शुरू करके दस मिनट तक इस अभ्यास को बढ़ाइए (चित्र 1)।

1

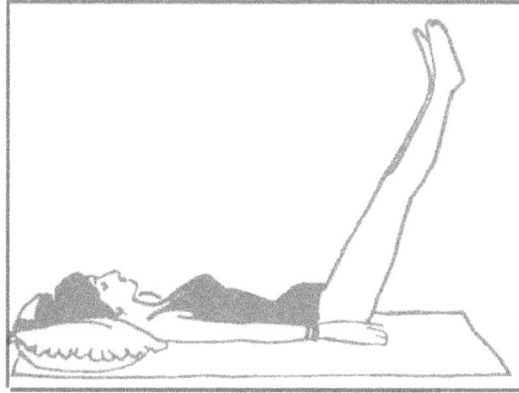

➡ इससे गर्भावस्था में नसें फूलने की शिकायत नहीं होगी। सातवें महीने के बाद पैरों में सूजन आने पर पैरों के नीचे गोल तकिया या सादे दो तकिये रखिए व इस तरह लेटकर विश्राम कीजिये (चित्र 2)।

2

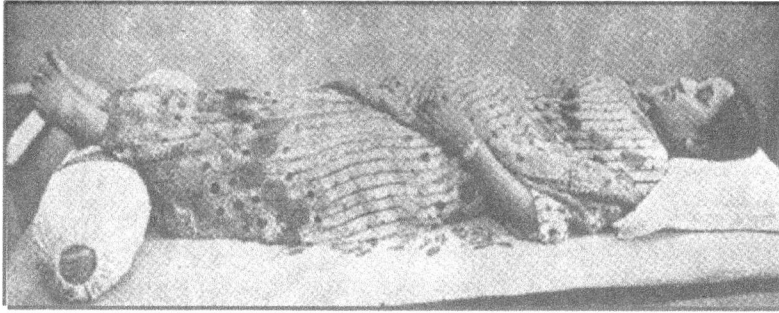

➡ चित्त लेटकर एक–एक अंग की माँसपेशी को धीरे–धीरे सिकोड़िए, फिर ढीला छोड़िए। इस व्यायाम के लिए एक 'रिलेक्स चेयर' भी मिलती है। माँसपेशियों को सिकोड़ने या ढीला छोड़ने का यह व्यायाम प्रसव को सरल बनायेगा और शारीरिक आकृति को बिगड़ने नहीं देगा। देखें चित्र–3।

3

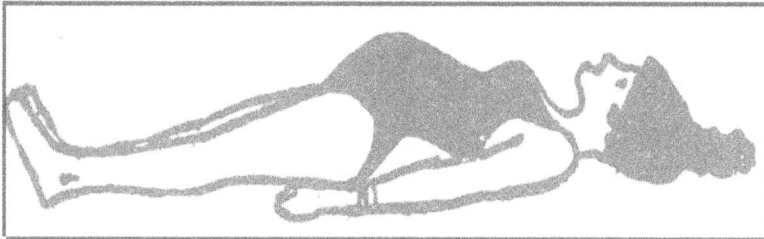

➡ कमर और वस्तिप्रदेश की स्थिति ठीक रखने के लिए घुटनों के बल बैठिए। आगे की ओर झुकिए। पीठ के निचले हिस्से को पहले झुकाइए, फिर उठाइए। फ़र्श पर पोचा लगाते समय भी यह अभ्यास किया जा सकता है (चित्र 4–5)।

4

5

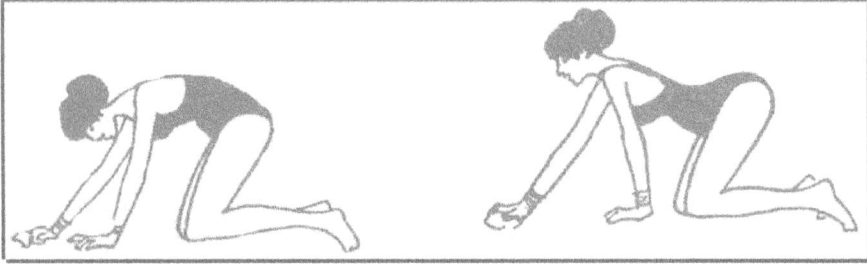

- इसी मुद्रा में रहते हुए फिर हाथों को जोड़कर आगे ले जाइए, सिर को झुकाकर कोहनियों के बीच में फँसा दीजिए और फिर वस्तिप्रदेश को ऊँचा उठाइए। इस व्यायाम से वस्तिप्रदेश की माँसपेशियाँ ढलकेंगी नहीं। यह व्यायाम भी सातवें महीने तक ही चलाना चाहिए। उसके बाद नहीं (चित्र 6)।

6

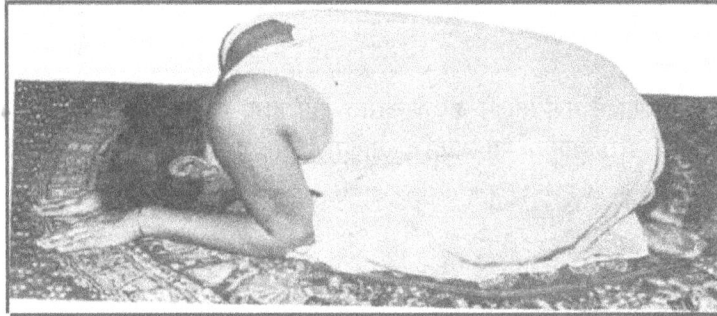

- प्रसव के बाद योनि–प्रदेश की शिथिलता से बचने के लिए योनि–प्रदेश की माँसपेशियों का यह व्यायाम भी बहुत ज़रूरी है। इसके लिए कोई चीज़ नीचे से उठाते हुए, जूतों पर पालिश करते हुए, सिलाई–बुनाई करते समय कुछ देर एड़ियों के बल उकडूँ बैठने का व्यायाम आपके लिए बहुत लाभदायक होगा। शुरू में आप इससे कुछ थकान महसूस कर सकती हैं। धीरे–धीरे समय बढ़ाने पर यह सध जायेगा। इस तरह की मुद्राओं को विशेष व्यायाम के रूप में भी अपना सकती हैं।

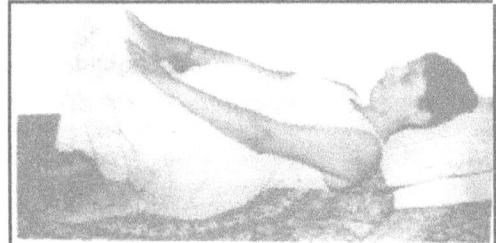

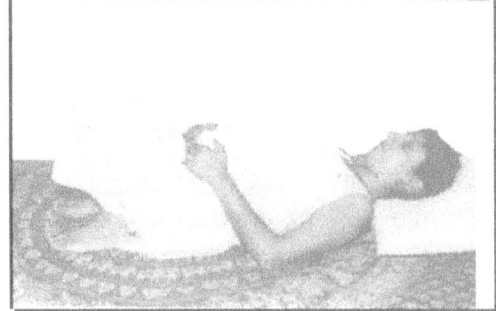

- सीधे लेटकर दोनों पैर फैला दीजिए, घुटने मोड़िए, फिर दोनों हाथ घुटनों पर रखिए और हिप (कूल्हे) का भार एड़ियों पर टिकाकर विश्राम की मुद्रा में आइए। इसके बाद दोनों हाथ घुटनों से हटाकर आगे की ओर ले आइए और दोनों हाथों से पेट को सहारा दीजिए। फिर एड़ियाँ हिप से सटाकर घुटने यथासम्भव बाहर की ओर खींचिए। इसके बाद धीरे–धीरे लम्बा साँस लेते हुए सामान्य मुद्रा में आ जाइए। यह व्यायाम भी सातवें महीने तक ही चलाना चाहिए। (चित्र 7 तथा 8)।

7

8

➪ सातवें महीने के बाद जाँघों को फैलाकर बैठने के बाद दोनों हाथों को तानकर ऊपर व दायें–बायें फैलाने का हलका व्यायाम करें (चित्र 9)।

9

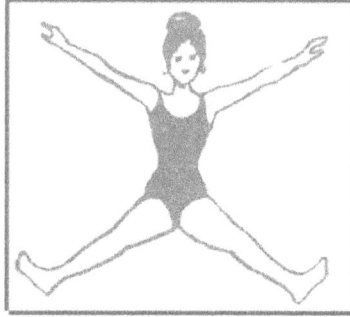

➪ करवट से लेटकर टाँगों को ऊपर–नीचे करते हुए चलायें (चित्र 10)।

10

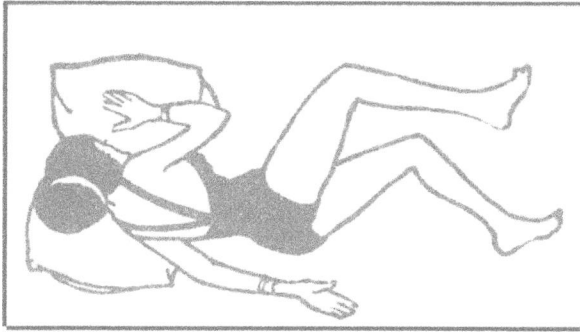

➪ और पालथी मारकर पढ़ने के समय घुटने बाहर की ओर निकाले रहें। ये सरल व्यायाम गर्भकाल के अन्तिम दिनों तक न चला सकें, तो खुली हवा में टहलने का व्यायाम तो प्रसव के दिन तक जारी रख सकती हैं। इससे आपको शरीर साधने के साथ प्रसव सरल बनाने में भी सहायता मिलेगी।

11

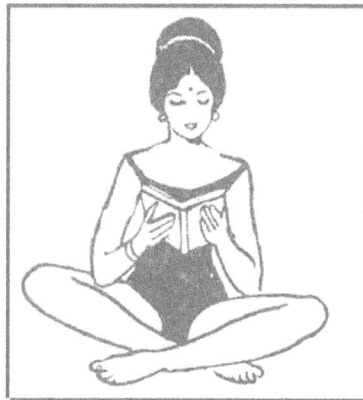

शिशु के लिए स्तनपान

अगर आप पहली बार माँ बनी हैं, तो आपके मन में अपने बच्चे को लेकर काफ़ी उत्साह होगा, जोकि स्वाभाविक भी है, लेकिन बच्चे को पालना, उसकी देखभाल करना, इसको लेकर भी चिन्ताएँ कम नहीं होती। अगर परिवार में कोई बुजुर्ग है, तो फिर कोई बात नहीं, लेकिन आजकल परिवार छोटे होते हैं, न्यूक्लियर फैमिली। ऐसे में बच्चों की छोटी–मोटी बातों की जानकारी आमतौर पर नयी माँ को नहीं होती। ऐसी माताओं को नवजात बच्चों को दूध पिलाने को लेकर बहुत उलझनें होती हैं, जिनका समाधान यहाँ किया जा रहा है।

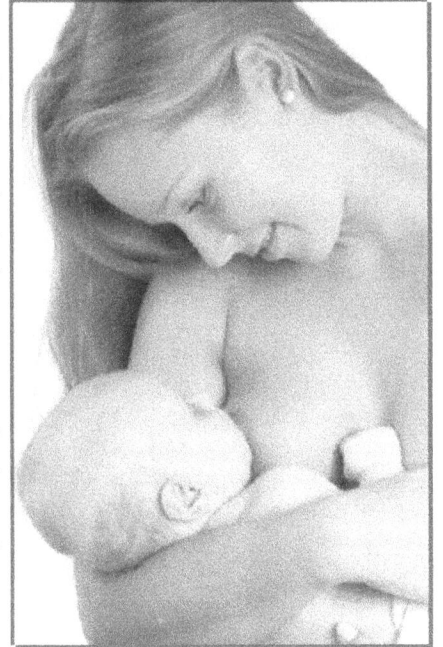

दूध कैसे पिलाया जाये?

आमतौर पर नयी माताएँ समझती हैं कि दूध पिलाना बड़ा आसान काम है, लेकिन वास्तव में ऐसा नहीं है। दूध पिलाने के लिए केवल शारीरिक नहीं, मानसिक तैयारी की भी ज़रूरत पड़ती है। ये दोनों तैयारियाँ अगर न हों, तो पहली बार स्तनपान कराने में कुछ समस्याएँ आ सकती हैं।

दूध पिलाने का सही तरीक़ा

सबसे पहले पैरों के नीचे तकिए का सपोर्ट लेकर बच्चों को गोद में सुलायें। बेहतर होगा कि बच्चे के दोनों तरफ़ छोटा साइज का तकिया भी रख लें। इससे बच्चे को आराम महसूस होगा। दूध पिलाते समय बच्चे के सिर पर हाथ फेरने से बच्चे को माँ के प्यार भरे स्पर्श से सुखद अनुभूति होती है और माँ के मन में भी सन्तोष होता है।

कई बार बच्चा दूध नहीं पीता। इसके कई कारण हो सकते हैं। शिशु का कान, नाक दब जाने या दूध पीते हुए आराम नहीं मिलने के कारण वह ऐसा कर सकता है। ऐसे में पोजीशन को बदल कर देखना चाहिए। दूध पिलाने के लिए एकान्त बेहतर होता है।

कितनी बार स्तनपान कराया जाये?

नवजात शिशु को स्तनपान कराने के लिए किसी रूटीन को फॉलो करने की ज़रूरत नहीं होती है। जब–जब

बच्चे को भूख लगे, तब–तब उसे दूध पिलाया जा सकता है। लेकिन एक ही बार में बहुत सारा दूध पिलाने के बजाय कुछ–कुछ समय के अन्तराल में थोड़ा–थोड़ा दूध पिलाते रहना बेहतर होता है। इसकी वजह यह है कि आमतौर पर नये बच्चे की पाचन शक्ति कमज़ोर होती है।

ऐसे में कम–से–कम 8 बार तो दूध ज़रूर पिलाया जाना चाहिए। नवजात शिशु रात में 2–3 बार दूध के लिए नींद से जाग सकता है, लेकिन 6 सप्ताह के बाद वह एक साथ 5 घण्टे से ज़्यादा नहीं सोता। 3 महीने के बाद कुछ बच्चों को बोतल का दूध भी देना पड़ता है। तब उनकी भूख ज़रा कम हो जाती है।

दूध पिलाने के दौरान हवा भी बच्चे के पेट में चली जाती है। दूध पिला लेने के बाद शिशु को कन्धे पर सुलाकर उसकी पीठ थपकने या ज़रा सहला देने से पेट की हवा डकार के रूप में बाहर निकल जाती है। हवा रह जाने पर हो सकता है कि शिशु उलटी कर दे।

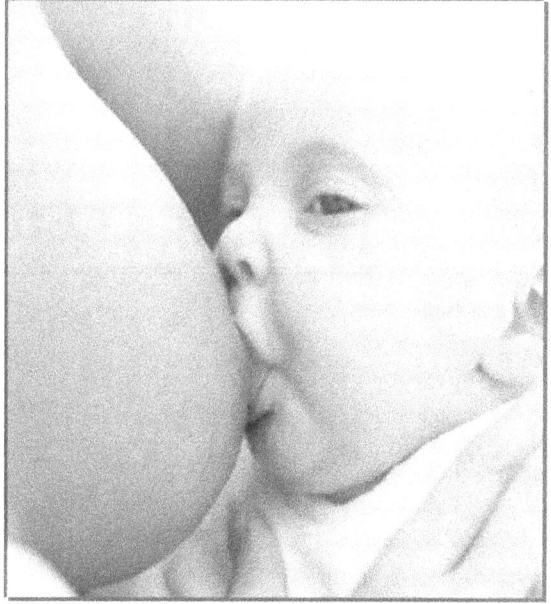

कैसे समझें कि शिशु स्वस्थ है

यदि शिशु स्तनपान के बाद सो जाता है, तो समझें कि उसका पेट भर गया है। इस बात पर ध्यान रखें कि वह कितनी बार पेशाब करता है। अगर दिन भर में 6–7 बार पेशाब करता है, तो समझें कि शिशु ठीक–ठाक है।

वक्षों का स्वास्थ्य व सौन्दर्य

बदलता लाइफ़ स्टाइल, बड़ी उम्र में पहला बच्चा होना, बच्चे को अपना दूध न पिलाना आदि ऐसी कई बातें हैं, जो कहीं न कहीं महिलाओं में स्तन–कैंसर (Breast Cancer) की सम्भावना पैदा कर देती हैं। यही कारण है कि आज हर 8वीं स्त्री को स्तन–कैंसर की सम्भावना बनी रहती है।

ब्रेस्ट–कैंसर का सही कारण किसी को पता नहीं है। यह कहना भी बेहद मुश्किल है कि एक स्त्री को जिन कारणों से स्तन–कैंसर हुआ उन्हीं कारणों से दूसरी को क्यों नहीं हुआ? असल में, यह छूत का रोग भी नहीं है, न ही मसाज़ करने या उन्हें छूने भर से होता। लगभग 75 प्रतिशत स्त्रियों में कोई सम्भावित रिस्क फैक्टर का पता नहीं चल सका है।

स्तन में पायी गयीं 10 में से 8 गाँठें कैंसरयुक्त नहीं होती। स्तन–कैंसर से पीड़ित ज़्यादातर स्त्रियों के परिवार में स्तन–कैंसर नहीं पाया गया। वक्ष की नियमित देखभाल बेहद ज़रूरी है। 'स्वपरीक्षण द्वारा हर स्त्री स्तन–कैंसर के प्रति सचेत रह सकती है। मगर यह 'स्वपरीक्षण' ब्रेस्ट हेल्थ स्पेशलिस्ट के पास जाने का विकल्प नहीं है। 35 वर्ष की आयु के बाद हर स्त्री को नियमित रूप से ब्रेस्ट हेल्थ स्पेशलिस्ट के पास चेकअप के लिए जाना चाहिए।

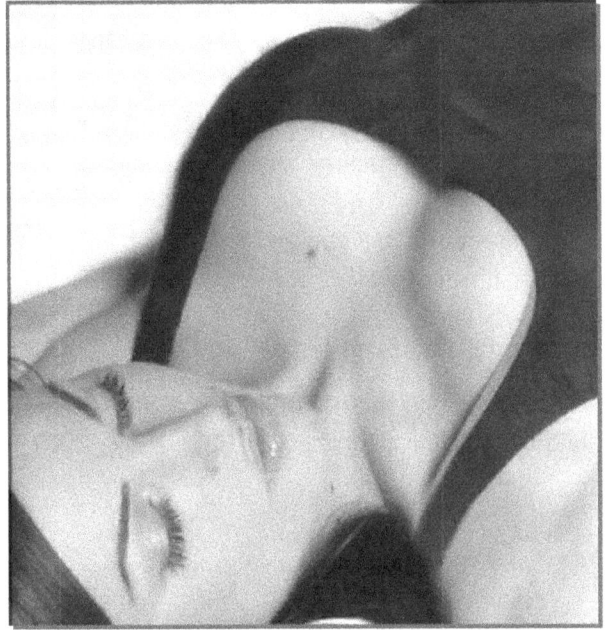

स्पेशलिस्ट के पास जाना क्यों ज़रूरी है?

आपको स्तन–कैंसर हो या न हो, मगर ब्रेस्ट हेल्थ स्पेशलिस्ट के पास अवश्य जायें, ताकि वह आपको इसके रिस्क फ़ैक्टर, सम्भावित कारणों, आशंकाओं और बचाव के तरीक़ों की पूरी जानकारी दे सके।

कब जायें?

निम्नलिखित में से कोई भी लक्षण आप महसूस कर रही हों, तो तुरन्त डाक्टर के पास अवश्य जायें। निप्पल

से तरल पदार्थ का निकलना, ख़ासतौर से अगर उसमें खून के धब्बे हों।

- स्तन की त्वचा की रंगत का बदलना।
- ब्रेस्ट के टिशू में गाँठों का होना।
- निप्पल के पास या स्तनों के आसपास की त्वचा पर लाल चकत्तों का होना।
- निप्पल का एक तरफ़ मुड़ना।
- ब्रेस्ट के साइज़ व शेप में बदलाव।
- बाँह के ऊपरी हिस्से में सूजन।
- बग़लों में सूजन।

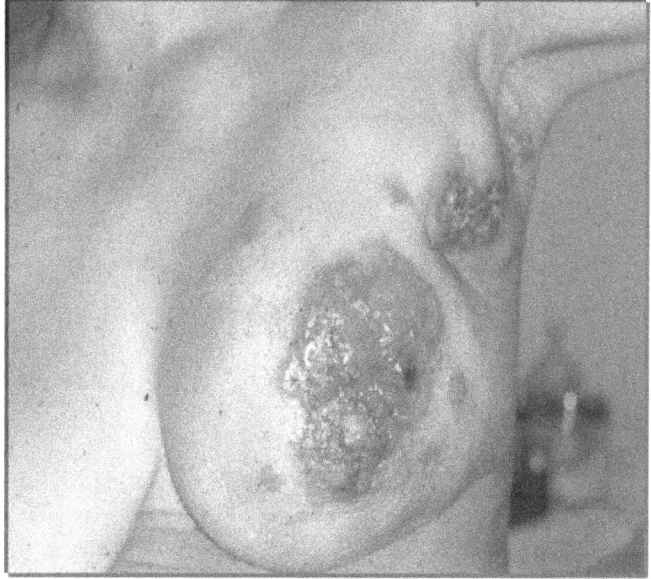

ब्रेस्ट–कैंसर जानलेवा नहीं है, बशर्ते इसका पता इसकी फर्स्ट स्टेज में लग जाये। 97 प्रतिशत स्त्रियाँ जिनका ब्रेस्ट–कैंसर पहली स्टेज से ही पता चल जाता है, वे अधिक वर्ष तक जीवित रहती हैं। ब्रेस्ट–कैंसर का रिस्क उम्र के साथ बढ़ता जाता है। 77 प्रतिशत में यह 50 की आयु के बाद ही पता चल पाता है। 40 से 55 वर्ष की महिलाओं में मौत का कारण ज़्यादातर स्तन–कैंसर ही होता है।

स्तन में गाँठ हो तो....

यदि स्तन में गाँठ (Breast Abscess) महसूस करें तो घबरायें नहीं, डाक्टर के पास जायें। सेल्फ़ एक्जामिनेशन, फिजिकल एक्ज़ामिशेन या मैमोग्राफ़ (Mamograph) में गाँठ का पता चलते ही जाँच ज़रूरी है। डाक्टर गाँठ के तरल पदार्थ या टिशू निकाल कर उसका बायोप्सी टेस्ट करते हैं, ताकि उसके कैंसर होने या न होने का पता चल सके।

आजकल कई सेंसिटिव टेस्ट होने लगे हैं, जिससे ब्रेस्ट–कैंसर का जल्दी से जल्दी पता लगाया जा सकता है और सही समय पर इलाज किया जा सकता है।

अल्ट्रासाउण्ड

यदि स्तन को छूने से गाँठ का आभास हो, तो अल्ट्रासाउण्ड करायें, जिससे गाँठ या सिस्ट की सही अवस्था व साइज़ का पता लगाया जा सके।

मैमोग्राफ़ी

मैमोग्राफ़ी (Mamography) एक लो डोज़ एक्स–रे परीक्षण है, जो ब्रेस्ट–कैंसर को 2 साल पहले यानी इससे पहले वह महसूस करने लायक़ हो, डिटेक्ट कर लेता है। रूटीन मैमोग्राम हर उस स्त्री के लिए ज़रूरी है, जिसे हाई रिस्क टेण्डेंसी हो।

40 वर्ष के बाद मैमोग्राम टेस्ट हर स्त्री के लिए ज़रूरी है। स्तन में कोई गाँठ है या कैंसर होने की सम्भावना है, यह मैमोग्राम द्वारा डिटेक्ट किया जा सकता है। कभी–कभी कैंसरयुक्त होने के बावजूद भी

डिटेक्ट नहीं होती, इसे 'फाल्स निगेटिव' कहते हैं। इसी तरह मैमोग्राम से कुछ ऐसी चीज़ें पता चल जाती हैं, जो स्तन–कैंसर से सम्बन्धित नहीं होतीं। इसे 'फाल्स पाजिटिव' कहते हैं।

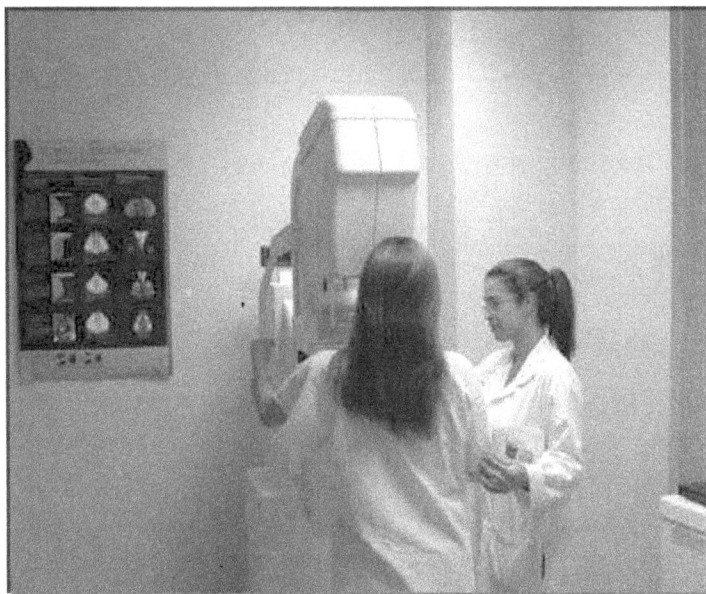

डक्टल लैवेज

जो स्त्रियाँ सामान्य से अधिक रिस्क पर होती हैं, उनके स्तनों में होने वाले सेल्युलर चेंज्स पर नज़र रखने के लिए यह एक उपयोगी जाँच है। 75 प्रतिशत स्तन के कैंसर 'डक्टल कैंसर' होते हैं। डक्टल लैवेज के द्वारा स्तन के अन्दर उपस्थित डक्ट के असामान्य सेल्स का पता लगाया जा सकता है।

मैमोटोम स्टीरियो ट्रेक्टिक और अल्ट्रासाउण्ड गाइडेड ब्रेस्ट बायोप्सी

मैमोटोम स्टीरियो टैक्टिक एक नयी तकनीक है, जिसमें बिना खुले आपरेशन के बायोप्सी हो सकती है। इस तकनीक में अल्ट्रासाउण्ड से सम्बन्धित लेप की जगह ढूँढ़ी जा सकती है और फिर मैमोग्राम की सहायता से मिनिमल इनवेजिव तकनीक से बायोप्सी कर ली जाती है। इसमें अस्पताल में भरती होने की आवश्यकता नहीं होती।

ब्रेस्ट कैंसर एक्सरसाइज़ प्रोग्राम

ब्रेस्ट–कैंसर में सर्जरी और कीमो थेरेपी के बाद की गयी एक्सरसाइज़, सर्जरी के साइड इफ़ेक्ट से राहत दिलाती है।

लिम्फिडिमा ट्रीटमेण्ट

रेडिएशन के ट्रीटमेण्ट के बाद अकसर प्रभावित हिस्से में सूजन आ जाती है, जिससे बाँह भी सूज़ जाती है। ऐसे में फ़िज़ीशियन और थेरेपिस्ट सही व्यायाम आदि से इस स्थिति का ट्रीटमेण्ट करते हैं।

भविष्य की योजनाएँ

जेनेटिक टेस्टिंग : 5 प्रतिशत ब्रेस्ट–कैंसर आनुवंशिक होते हैं, जो माता या पिता के जींस से बच्चों में आते हैं। ऐसे जींस वाली स्त्रियाँ युवा अवस्था में ही रोगग्रस्त हो जाती हैं। वह भी दोनों स्तनों में 2 जींस मुख्यतः बीआरसीए–1 और बीआरसीए–2 हाई रिस्क जींस हैं। जेनेटिक टेस्टिंग द्वारा इनको कैंसर युक्त होने का पता लगाया जा सकता ह।

मोबाइल मैमोग्राफी यूनिट्स : भविष्य में ऐस मोबाइल मैमोग्राफ़ी यूनिटों के निर्माण की योजना है, जो घर–घर जाकर स्त्रियों का टेस्ट करेंगी।

यदि आप स्तन–कैंसर से ग्रस्त हैं, इससे आशंकित हैं, तो अपने डाक्टर से सलाह अवश्य लें। वह आपको रोग से जुड़ी जानकारियों के अलावा भावनात्मक सहारा भी देगा। स्तन–कैंसर आपके जीवन को बदल सकता है, भविष्य को नही।

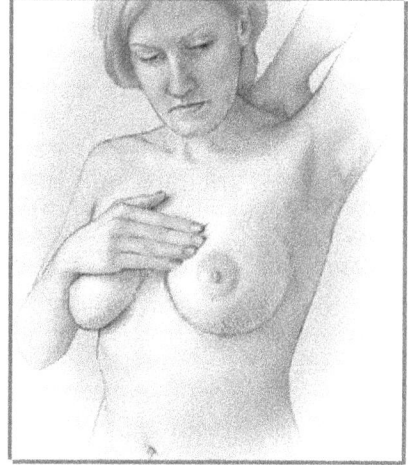

कौन है, रिस्क़ पर?

- **आयु :** बढ़ती उम्र के साथ स्तन–कैंसर की सम्भावनाएँ बढ़ जाती हैं। 60 वर्ष के ऊपर ज़्यादा रिस्क़ है।
- **पर्सनल हिस्ट्री :** एक स्तन में कैंसर होने के बाद दूसरे में होने की सम्भावनाएँ बढ़ जाती हैं।
- **फैमिली हिस्ट्री :** जिस स्त्री की माँ और बहन को ब्रेस्ट–कैंसर हो, उसको कम आयु में यानी 40 वर्ष से कम उम्र में कैंसर होने की सम्भावना अधिक होती है। माता या पिता के परिवार के अन्य सम्बन्धियों में स्तन–कैंसर हाने पर भी सम्भावनाएँ बढ़ जाती हैं।
- **स्तन में बदलाव :** कुछ स्त्रियों के स्तनों में असामान्य कोशिकाएँ पायी जाती हैं, जो स्तन–कैंसर का कारण बनती हैं।
- **जेनेटिक आल्टरेज़न :** कुछ विशेष क़िस्म के जींस में बदलाव आना।
- बढ़ी उम्र में पहली सन्तान को जन्म देना।
- कम उम्र में मासिक–धर्म की शुरुआत होना। विशेषकर 12 वर्ष की आयु में।
- जो स्त्रियाँ रजोनिवृत्ति के 5 या अधिक वर्ष बाद तक मेनोपोजल हारमोन थेरेपी ट्रीटमेण्ट लेती हैं।
- **रेस :** वाइट स्किन औरतों में एशियन, लैटिन, अफ्रीकन स्त्रियों से अधिक ब्रेस्ट–कैंसर होता है।
- **रेडिएशन थेरेपी :** जिन स्त्रियों की 30 वर्ष से कम अवस्था में ब्रेस्ट की रेडिएशन थेरेपी हुई, उन्हें स्तन–कैंसर होने की सम्भावनाएँ अधिक होती हैं।
- **मेनोपोज के बाद बढ़ता वज़न :** मोटी स्त्रियों में ब्रेस्ट–कैंसर की सम्भावना अधिक रहती है। बॉडी के फैटी टिशू एस्ट्रोजन हारमोन बनाते हैं। एस्ट्रोजन की अधिकता ब्रेस्ट–कैंसर को आमन्त्रण है।
- **फिजिकल इनएक्टिविटी :** जो स्त्रियाँ अधिक शारीरिक श्रम नहीं करतीं।
- शराब, सिगरेट के व्यसन करने वाली स्त्रियाँ।

स्वयं जाँच करें

अपने स्तनों को सही शेप, साइज़ व रंगत देखने के लिए आईने के सामने खड़ी हो जायें, कन्धे सीधे रखते हुए दोनों हाथ नितम्बों पर रखें। यदि स्तनों में निम्नलिखित कोई भी लक्षण नज़र आये, तो तुरन्त डाक्टर को दिखायें।

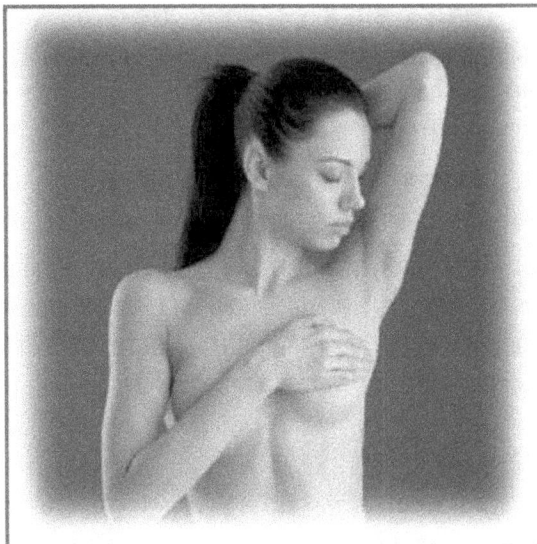

- स्तनों में गड्ढे या डिम्पल पड़ना।
- स्तनों की त्वचा में सूज़न होना या झुर्रीदार होना।
- निप्पल की पोजीशन में बदलाव या निप्पल का अन्दर धँसना।
- दोनों हाथ ऊपर उठायें और ऊपर लिखित लक्षणों पर नज़र डालें।
- शीशे में देखते हुए अपनी अँगुलियों और अँगूठे से निप्पल को दबायें और देखें कि कोई डिस्चार्ज या रिसाव तो नहीं है। यह रिसाव दूधिया या पीला अथवा लाल हो सकता है।
- लेटकर अपने स्तनों को छुएँ, बायें हाथ से दायें स्तन को और दायें हाथ से बायें को। सभी अँगलियों को एक साथ सपाट करके बराबर दबाव के साथ पूरे स्तन की जाँच करें, ऊपर से नीचे की ओर, साइडों में, कॉलर बोन से पेडू तक, आर्मपिट से क्लीवेज तक।
- निप्पल के पास आकर हलके दबाव के साथ अँगलियों को गोलाई में घुमायें और स्तन के हर टिशू को महसूस करने की कोशिश करें। ऊपरी टिशू को हलके दबाव के साथ व अन्दर के टिशू को गहरे दबाव के साथ महसूस करने का प्रयास करें।

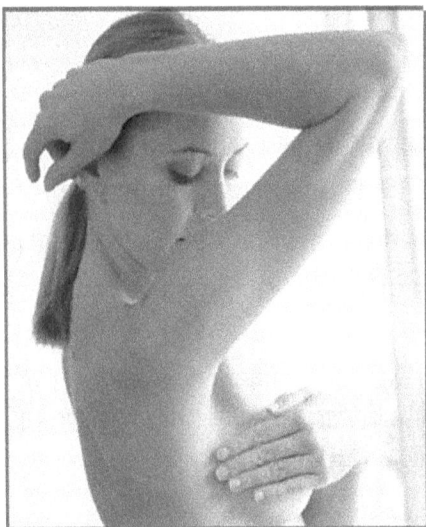

- यही क्रिया बैठकर व खड़े होकर भी दोहरायें, यह क्रिया गीली व सॉफ़्ट त्वचा पर आसानी से होती है। इसीलिए ब्रेस्ट सेल्फ एक्जामिनेशन नहाते समय करना बेहतर रहता है।
- स्तनों का दबाव के साथ टच करके भी देखें कि उनमें कोई गाँठ तो नहीं। उनकी त्वचा लाल, चकत्तेदार तो नहीं या उनमें सूज़न तो नहीं।

इनमें से कोई भी लक्षण हो, तो गम्भीरता से लें और स्पेशलिस्ट को दिखायें।

मासिक–धर्म के ख़त्म होने के 1 सप्ताह बाद का समय परीक्षण के लिए बेहतर है। यदि मासिक नियमित नहीं है, तो भी हर महीने उसी तिथि पर स्तन–परीक्षण करें। गर्भवती, स्तनपान कराने वाली या फिर ब्रेस्ट इम्प्लाण्ट कराने वाली स्त्रियाँ भी यह परीक्षण नियमित करें।

ब्रेस्ट–कैंसर से जुड़े मिथ्स और फैक्ट्स

***मिथ-1** : ब्रेस्ट–कैंसर सिर्फ़ महिलाओं को होता है, पुरुषों को नहीं?*

फैक्ट : पुरुषों को भी ब्रेस्ट–कैंसर होता है। यदि 100 औरतों को ब्रेस्ट–कैंसर हो, तो 1 पुरुष के ब्रेस्ट–कैंसर हो सकता है। यदि बड़ी उम्र में किसी पुरुष को अपनी ब्रेस्ट में गिल्टी महसूस हो, तो तुरन्त डाक्टर को दिखायें। यह नहीं सोचना चाहिए कि पुरुष को ब्रेस्ट–कैंसर नहीं हो सकता।

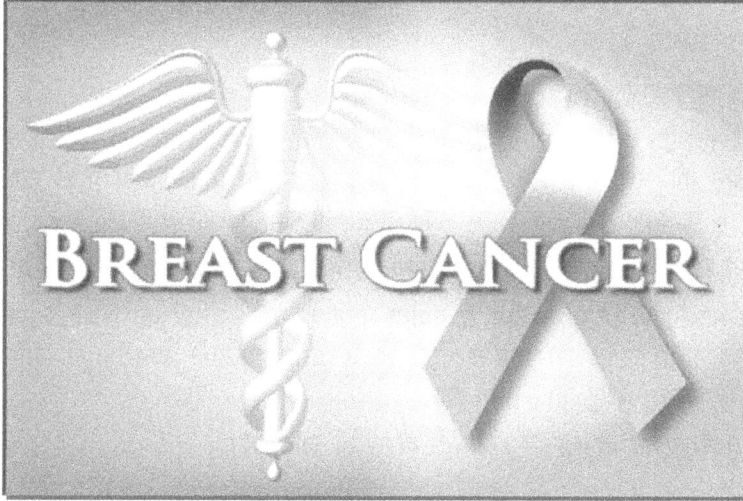

***मिथ-2** : कम उम्र की महिलाओं को ब्रेस्ट–कैंसर नहीं होता।*

फैक्ट : कम उम्र की महिलाओं को भी ब्रेस्ट–कैंसर हो जाता है, पर बड़ी उम्र की महिलाओं की अपेक्षा कम।

***मिथ-3** : ब्रेस्ट की हर गाँठ कैंसर होती है ?*

फैक्ट : ब्रेस्ट में पायी जाने वाली 80 प्रतिशत गाँठें कैंसर की नहीं होती। पर यह प्रतिशत उम्र के साथ घट–बढ़ सकता है। ख़ास बात यह है कि ब्रेस्ट में गाँठ या असामान्यता होने पर बिना झिझक के तुरन्त डाक्टर को दिखायें।

***मिथ-4** : बर्थ–कण्ट्रोल पिल्स लेने से ब्रेस्ट–कैंसर ज़्यादा होता है।*

फैक्ट : अब बर्थ–कण्ट्रोल पिल्स 10 वर्षों से भी अधिक समय तक लेने से ऐसा नहीं होता। 20 वर्ष पहले बर्थ कण्ट्रोल पिल्स लेने से ज़्यादा रिस्क़ था, क्योंकि इन गोलियों में एस्ट्रोजन और प्रोजेस्टेरान हारमोन की मात्रा ज़्यादा डाली जाती थी। लगातार हुए शोधों के बाद अब इन हारमोन की बहुत कम मात्रा प्रयोग में लायी जाती है। बस इतनी कि बर्थ–कण्ट्रोल बना रहे। बल्कि सच तो यह है कि बर्थ–कण्ट्रोल पिल्स के प्रयोग से ओवेरियन–कैंसर का रिस्क़ भी बहुत कम हो जाता है।

***मिथ-5** : ब्रेस्ट–कैंसर छूत की बीमारी है, जिसके कीटाणु हवा में पाये जाते हैं और एक ही कप में चाय पीने से यह बीमारी हो सकती है।*

फैक्ट : कैंसर छूत की बीमारी नहीं है। ब्रेस्ट–कैंसर का मतलब है ब्रेस्ट की कोशिकाओं में असामान्य वृद्धि जो कैंसर की गाँठ के रूप में ब्रेस्ट टिशू में बन जाती है। एक महिला की ब्रेस्ट में आये परिवर्तन दूसरी महिला को प्रभावित नहीं कर सकते।

मिथ-6 : मुझे मैमोग्राम कराने की कोई ज़रूरत नहीं, क्योंकि मुझमें इस बीमारी का कोई लक्षण नहीं है।

फैक्ट : 40 वर्ष की उम्र के बाद हर महिला को साल में 1 बार मैमोग्राम ज़रूर कराना चाहिए, चाहे लक्षण न हों तब भी, क्योंकि मैमोग्राम द्वारा ब्रेस्ट–कैंसर का उस समय ही पता लगाया जा सकता है, जब यह बहुत छोटा होता है।

मिथ-7 : मैमोग्राम से ब्रेस्ट–कैंसर को रोका जा सकता हैं।

फैक्ट : इससे ब्रेस्ट–कैंसर को रोका नहीं जा सकता। मैमोग्राफी द्वारा शुरुआती स्टेज में कैंसर का पता अवश्य लगाया जा सकता है।

मिथ-8 : स्तनपान कराने से ब्रेस्ट–कैंसर नहीं होता।

फैक्ट : ऐसा नहीं है। कुछ अध्ययनों से यह पता ज़रूर चलता है कि ब्रेस्ट फीडिंग कराने वाली महिलाओं में ब्रेस्ट–कैंसर होने की सम्भावना कम हो जाती है। मगर इन तथ्यों की अभी पुष्टि नहीं हुई है। फिर भी दूसरी महिलाओं के मुकाबले ब्रेस्ट–कैंसर होने की सम्भावना ज़्यादा नहीं होती।

मिथ-9 : जो महिलाएँ वाइन के 2 पैग से ज़्यादा पीती है, उनको ब्रेस्ट–कैंसर का रिस्क़ कम होता है।

फैक्ट : उन महिलाओं को जो 2 पैग से ज़्यादा पीती हैं, ब्रेस्ट–कैंसर का रिस्क़ ज़्यादा होता है, क्योंकि वाइन में कैलोरीज़ होती है, जिससे महिला मोटी हो जाती है। उसकी ओवरीज़ में फीमेल हारमोन ज़्यादा बनने लगता है, जो ब्रेस्ट–कैंसर को बढ़ाता है।

मिथ-10 : अण्डरवीयर ब्रा पहनने से ब्रेस्ट–कैंसर हो जाता है।

फैक्ट : अण्डरवीयर ब्रा और ब्रेस्ट–कैंसर का कोई सम्बन्ध नहीं है।

मिथ-11 : ब्रेस्ट–कैंसर होने पर पूरी ब्रेस्ट निकाल दी जाती है।

फैक्ट : जी नहीं, यदि शुरुआती समय में ब्रेस्ट–कैंसर का पता लग जाता है, तो सिर्फ़ ज़रूरी हिस्सा निकाल कर ब्रेस्ट बचा ली जाती है।

स्तनों के साइज़ों में फ़र्क़ क्यों?

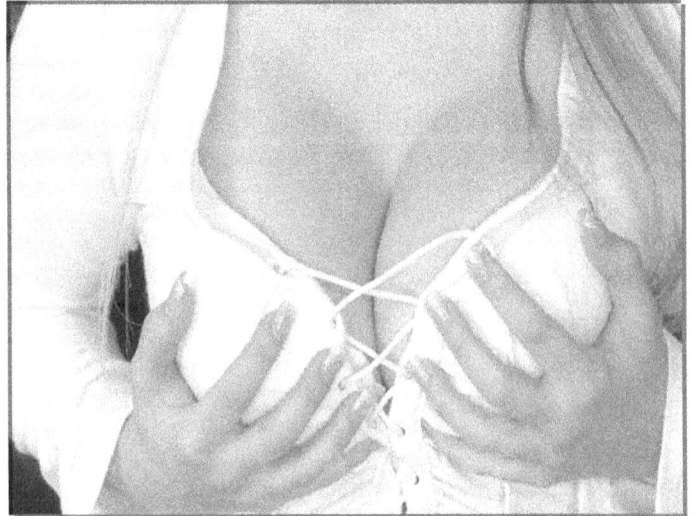

जिन महिलाओं का एक स्तन छोटा व दूसरा बड़ा होता है, उनके लिए खुली–खुली मॉडर्न ड्रेस पहनना सम्भव नहीं होता। ऐसी महिलाएँ हीनभावना का शिकार हो जाती है। आख़िर एक ही नारी के दोनों स्तनों के साइज़ों में फ़र्क़ क्यों होता है ?

आइए, पहले यह देखें कि स्त्रियों के स्तन कैसे बनते हैं। स्तनों में दूध वाहिकाएँ और ग्रन्थियाँ होती हैं, जो माँसल ऊतकों से घिरी होती हैं। यही ऊतक स्तनों को आकार देते हैं और तरह–तरह से एहसास जगाते हैं।

स्तन के ठीक नीचे छाती की माँसपेशी होती है। गर्भावस्था (जब दूध की ग्रन्थियाँ अस्थायी तौर पर बड़ी हो जाती हैं) के दौरान तेज़ी से वज़न घटने और उम्र बढ़ने पर जब माँसपेशियों का खिंचाव घटता है और त्वचा का कसाव भी धीरे–धीरे कम होने लगता है, तब स्तन भी ढलकने व लटकने लगते हैं।

सही वक्ष के लिए दोनों स्तनों का साइज़ एक समान होना ज़रूरी है। अगर दोनों स्तनों के साइज़ में अन्तर है, तो आधुनिक युवतियों के लिए यह चिन्ता का विषय है। कुछ युवतियों का एक स्तन दूसरे से थोड़ा–सा बड़ा होता है, लेकिन कुछ के साइज़ में इतना अधिक अन्तर होता है कि कोई भी ब्रा या परिधान उन्हें फिट नहीं आता। कॉटन पैड, पैडेड ब्रा आदि पहनने के बाद भी यह अन्तर साफ़ नज़र आता है। ऐसे में कुछ युवतियाँ संकोची हो जाती हैं। आम जगहों या विवाह उत्सव आदि में जाने से कतराने लगती हैं। आइए, देखें कि महिलाओं में स्तनों की शेप व आकार में फ़र्क़ कब, कैसे और क्यों आ जाता है।

अनदेखी न करें

विशेषज्ञों के अनुसार स्त्री के दोनों स्तनों का साइज़ कभी भी एक समान नहीं होता। थोड़ा–बहुत अन्तर ज़रूर होता है। यह अन्तर इतना मामूली होता है कि दिखायी नहीं देता, लेकिन कुछ मामलों में यह अन्तर इतना ज़्यादा होता है कि छिपाये नहीं छिपता। इस तरह की कमी होने पर डाक्टर से सम्पर्क ज़रूर करें।

अगर आपके एक स्तन के साइज़ व आकार में परिवर्तन हो रहा है, बढ़ या घट रहा है, तो ध्यान दें कि दोनों में से किसी स्तन में सूज़न या फिर कोई गाँठ वगैरह तो नहीं है। मासिक–धर्म के तुरन्त बाद अपने स्तनों को अपने हाथों से स्वयं जाँच करें। स्तन में गाँठ होने पर भी स्तन का आकार अस्वाभाविक रूप से बढ़ने लगता है। जैसे–जैसे गाँठ बढ़ती है, वैसे–वैसे स्तन का आकार भी बदलने लगता है। ये गाँठें साधारण भी हो सकती हैं, लेकिन सुरक्षा के लिए इन गाँठों की जाँच कराना ज़रूरी है। गाँठ कैंसर की भी हो सकती है, इसलिए सबसे पहले कैंसर की जाँच करायें। अगर गाँठ कैंसर की नहीं है, तो गाँठ को विघटित करने के लिए कई प्रकार की दवाएँ उपलब्ध हैं, जिन्हें डाक्टर के परामर्श से लिया जा सकता है।

उपचार सम्भव है

अगर स्तनों के साइज़ में अन्तर प्राकृतिक है और आप इस अन्तर को ख़त्म करना चाहती हैं, तो आगमेण्टेशन मेमोप्लास्टी सर्जरी से एक स्तन के साइज़ को बढ़ाया या घटाया जा सकता है। स्तन के आकर को बढ़ाने की प्रक्रिया को ब्रेस्ट इम्प्लाण्टेशन कहा जाता है। सर्जरी द्वारा छोटे स्तन के ऊतकों के अन्दर सिलकान जैल की थैली लगा दी जाती है। इसी तरह सर्जरी द्वारा बड़े स्तन को छोटा भी किया जा सकता है। यह फ़ैसला डाक्टर पर छोड़ दें कि स्तनों का साइज़ समान करने के लिए बड़े या छोटे में से कौन–से स्तन की सर्जरी होनी चाहिए। जब दोनों स्तनों के साइज़ में बहुत ज़्यादा फ़र्क़ होता है, तो कभी–कभी डाक्टर को दोनों स्तनों की सर्जरी भी करनी पड़ सकती है।

विवाह के बाद महिलाओं के स्तनों के साइज़ में अन्तर बढ़ने के मामले ज़्यादा देखे गये हैं। इसके कई कारण हैं। विवाह से पहले स्तन शरीर का सौन्दर्य बढ़ाने वाल अंग मात्र होते हैं, लेकिन विवाह के बाद यौन–क्रिया में भी स्तन अहम भूमिका अदा करते हैं। इन दिनों 'सेक्स फोरप्ले' पर बहुत ज़ोर दिया जा रहा है। यौन–क्रिया के दौरान कभी भी दोनों स्तनों का बराबर उपयोग नहीं होता। जब बार–बार एक ही स्तन को फोरप्ले के लिए प्रयोग में लाया जाता है, तो दोनों स्तनों के साइज़ व आकार में अन्तर आ जाता है, तो कोई हैरानी की बात नहीं है।

छोटी–छोटी बातों का भी ख़्याल है ज़रूरी

इसी प्रकार बच्चे के जन्म के बाद भी स्तनों के आकार में अन्तर आता है। दूध उतरने पर स्तन अचानक बहुत बड़े हो जाते हैं, और दूध ख़त्म होते ही बहुत छोटे। स्तनों में दूध उसी अनुपात में उतरता है, जिस अनुपात में बच्चा दूध पीता है। इसलिए दूध पिलाते समय बच्चे को बारी–बारी से दोनों स्तनों से दूध पिलाना चाहिए। अगर माँ बच्चों को एक ही स्तन से दूध पिलाती रहती है, तो धीरे–धीरे दूसरे स्तन का दूध सूख जाता है और वह स्तन छोटा हो जाता है। आमतौर पर माँ को बायें स्तन से दूध पिलाना ज़्यादा आरामदायक होता है। इसलिए अनजाने में जब भी बच्चा दूध माँगता है, तो माँ अपना बायाँ स्तन आगे कर देती है। नियम बनायें कि जब भी बच्चे को दूध पिलाना है, तो उसे थोड़ा–थोड़ा दोनों तरफ़ से पिलायें। स्तनपान के दौरान स्तनों की शेप व साइज़ में जो अन्तर आता है, वह आसानी से नहीं जाता।

कैंसर की गाँठ होने पर भी गाँठ वाले स्तन का साइज़ बड़ा हो जाता है। अगर गाँठ बहुत बड़ी है, तो अकसर पूरा स्तन ही निकालना पड़ता है, लेकिन अगर गाँठ छोटी है, तो केवल गाँठ व उसके बगल की गिल्टियाँ निकाल दी जाती हैं, और स्तन बच जाता है। लेकिन इस परिस्थिति में स्तन का आकार छोटा ज़रूर हो जाता है।

वक्षों के बालों की समस्या

विवाह के 15 दिन बाद लौटी मिताली को जब मैंने परेशान देखा, और जब मैंने उसकी परेशानी का कारण पूछा, तो उसने बताया, ''आण्टी, मेरे वक्षों पर बाल हैं। विवाह के समय मैंने शेव कर ली थी, पर तीसरे दिन फिर बाल आ गये।''

ऐसी और भी कई मिताली होंगी, जो इस समस्या से परेशान होंगी। सौन्दर्य विशेषज्ञों के अनुसार, ''बाल हटाने के कई तरीक़े होते हैं, जिन्हें थोड़े–थोड़े समय के बाद दोहराना होता है। जैसे–थ्रेडिंग, प्लकिंग, वैक्सिग, एवीलेटिंग, हेअरक्रीम का प्रयोग तथा शेविंग। ये तरीक़े अस्थायी होते हैं।''

स्थायी तरीक़े 'इलेक्ट्रोलाइसिस' तथा 'लेज़र विधि' हैं।

वक्षों के बालों को भूल कर भी शेव न करें, क्योंकि इससे बाल खूँटे से उगते हैं, त्वचा काली पड़ जाती है तथा हर तीसरे दिन ये सख़्त बनकर उग आते हैं। त्वचा की कोमलता और सौन्दर्य नष्ट होने लगता है।

थ्रेडिंग

वक्षों पर अगर हलके बाल हों, तो थ्रेडिंग कराना ठीक रहता है। इस विधि से बाल जड़ समेत निकल जाते हैं। इसमें ट्विस्टिड धागे का प्रयोग किया जाता है। किसी कैमिकल का इस्तेमाल नहीं किया जाता, इसलिए त्वचा में रिएक्शन होने का भय नहीं रहता। समय भी कम लगता है। बालों की बढ़ोतरी इसे कराते रहने से कम होती जाती है।

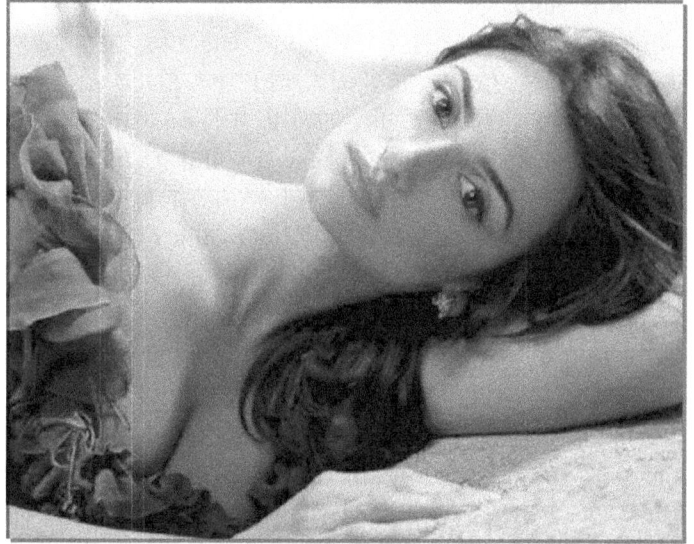

ध्यान रखें कि आप थ्रेडिंग स्वयं न करके किसी अच्छे पार्लर में ही करायें, क्योंकि ज़रा–सी भी लापरवाही त्वचा पर कट्स डाल सकती है। इस विधि द्वारा 3 से 6 हफ़्ते तक बाल नहीं आते। ख़र्च भी वहन करने योग्य होता है। अधिक से अधिक 200 रुपये तक।

हेअर रिमूविंग क्रीम

ये साधन पेस्ट, पाउडर, क्रीम तथा लोशन के रूप में बाज़ार में उपलब्ध हैं। क्रीम को बालों की सतह पर फैला दिया जाता है। फिर निश्चित समय के बाद इसे कॉटन से पोंछकर उस स्थान को पानी व साबुन द्वारा अच्छी तरह साफ़ कर दिया जाता है। अगर आप जल्दी में हों, तो हेअर रिमूवर का प्रयोग सहज व सरल होता है। जल्दी व अच्छे परिणाम के लिए बाल निकलने वाले स्थान को गरम तौलिये से थोड़ी देर ढककर रखें, ताकि बालों की जड़ें मुलायम होकर खुल जायें और हेअर क्रीम वहाँ अच्छी तरह जज़्ब हो जाये।

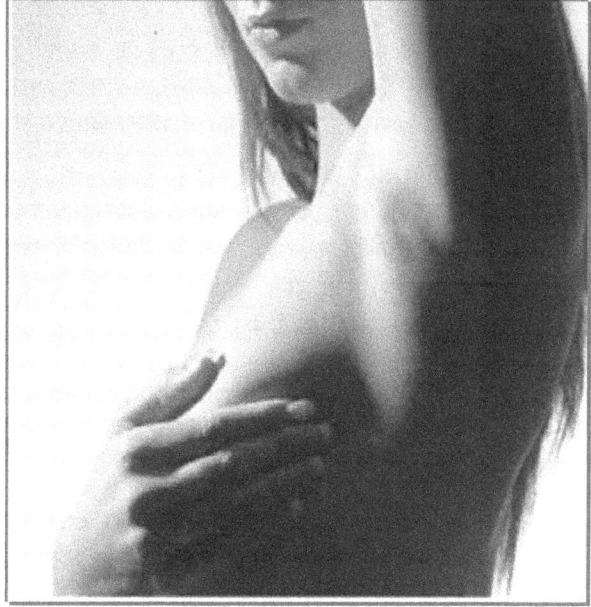

ध्यान रखें कि इन बालसफा प्रसाधनों के केमिकल्स, सेंसिटिव स्किन को नुक़सान पहुँचा सकते हैं। इनसे इरीटेशन, जलन, खुजली हो सकती है। इसलिए इन्हें प्रयोग करने से पहले 'पैच टेस्ट' ज़रूर करें। कोई चकत्ता, त्वचा में रंग–परिवर्तन या कुछ दानें जैसे उभर आयें, तो फ़ौरन इसे धो डालिए और उस जगह को पोंछ कर डाक्टर की सलाह लेकर कोई क्रीम लगाइए।

एनफ्रेंच, फैम, वीट आदि हेअर रिमूविंग क्रीमें बाज़ार में आसानी से उपलब्ध हैं। अच्छा हो कि संवेदनशील त्वचा पर लगाने से पहले त्वचा–विशेषज्ञ से सलाह लें।

वैक्सिग

ब्रेस्ट को 4 से 6 हफ़्ते तक बालों से मुक्त रखने के लिए, वैक्सिंग कराना एक अच्छा उपाय है। यह 2 तरह का होता है, कोल्ड वैक्स तथा हॉटवैक्स। हॉट वैक्स को गरम कर तरल रूप में (त्वचा पर सहने योग्य) बालों वाले स्थान पर जल्दी से लगाते हुए उस पर पेपर या कपड़े की स्ट्रिप चिपका दी जाती है और तत्काल उलटी दिशा में इसे खींच लिया जाता है। इस प्रकार स्ट्रिप की लम्बाई व चौड़ाई के बराबर बाल जड़ सहित निकल आते हैं।

कोल्ड वैक्स, सीधी त्वचा पर लगायी जाती है। इसे गरम नहीं किया जाता। इसका प्रयोग स्ट्रिप द्वारा वैसे ही होता है, जैसा कि हॉट वैक्स में। इस विधि द्वारा धीरे–धीरे बालों की ग्रोथ कम होती जाती है।

यह कार्य आप किसी अच्छे पार्लर में व सधे हाथों से ही करायें। बाल अधिक छोटे हों, तो वैक्सिग का परिणाम उतना अच्छा नहीं निकलता। इसके लिए बालों की लम्बाई कम से कम चौथाई इंच होनी चाहिए।

ध्यान दें कि धूप से झुलसी और संवेदनशील त्वचा पर वैक्स न करायें। अपने पीरियड से 3 दिन पहले

और पीरियड के दौरान 3 दिन वैक्स न करायें, क्योंकि इन दिनों त्वचा अधिक संवेदनशील होती है। कोई बीमारी हो, तो डाक्टर की सलाह के बाद ही वैक्सिंग करायें।

अगर आप स्वयं वैक्सिंग करना चाहें, तो पहले इसे सीखें और किसी अच्छी कम्पनी की ही वैक्स ख़रीदें।

एपीलेटर

यह एक छोटा हैण्डी उपकरण होता है, जिसे त्वचा पर चलाने से उसके अन्दर लगे ट्वीजर्स बालों को जड़ समेत निकाल देते हैं। इस स्थान पर क़रीब 3–4 हफ़्ते बाल नहीं आते। वैसे बालों के दोबारा आने का क्रम व्यक्ति विशेष के बालों की ग्रोथ पर निर्भर करता है। इसमें दर्द वैक्सिंग जैसा ही होता है। विशेष बात यह है कि एपीलेटर द्वारा 0.5 मि.मी. तक के छोटे–छोटे बाल भी निकल जाते हैं।

ध्यान रखें कि अगर आप पहली बार या लम्बे अन्तराल के बाद एपीलेटर करने जा रही हों, तो अपने बालों की लम्बाई छोटी कर लें, यानी काट लें, क्योंकि एपीलेटिंग के लिए बालों की लम्बाई 2 से 5 मिलीमीटर हो, तो त्वचा एकदम बालरहित सॉफ़्ट, क्लीन हो जाती है और दर्द भी कम होता है। जहाँ एपीलेटर करना है, वह स्थान सूखा व क्रीम और चिकनाई से मुक्त होना चाहिए। बाज़ार में कई कम्पनियों के एपीलेटर उपलब्ध हैं। इस तकनीक से आप जब चाहें त्वचा साफ़ कर सकती हैं। यह विधि समय अधिक भी नहीं लेती। इसका कोई बुरा असर भी नहीं है।

परमानेण्ट मेथड

इलेक्ट्रोलाइसिस

इलेक्ट्रोलॉजिस्ट का मानना है कि इस विधि से बाल हमेशा के लिए साफ़ हो जाते हैं। इसमें ख़र्च अधिक आता है, क्योंकि इसमें मेहनत और समय ज़्यादा लगता है। इसे तरीक़े से एक सूईं त्वचा के अन्दर प्रविष्ट करायी जाती है और उससे करण्ट भेजा जाता है, जो बाल के फौलिकिल को नष्ट कर देता है। ऐसा हर बाल को साफ़ करने के लिए किया जाता है। इसके परिणाम अच्छे होते हैं। फिर भी कुछ बाल बाद में उग आते हैं। वक्ष के बालों के लिए इस विधि को उपयुक्त बताया जाता है।

यह विधि काफ़ी पेनफुल (दर्द भरी) होती है। इसमें संक्रमण होने का चांस हो सकता है, साथ ही त्वचा पर दाग़ भी पड़ जाते हैं, जो लोशन द्वारा धीरे–धीरे ठीक होते हैं। इस तरीक़े से बाल हटाने पर ज़्यादा ख़र्च आता है। इसमें कई सिटिंग देनी होती है। क़रीब 2 हज़ार रुपए एक सिटिंग पर ख़र्च आता है।

लेज़र

इसमें छोटे–छोटे क्षेत्र (हिस्से) में लेज़र बीम फेंककर हेयर फौलिकिल को नष्ट किया जाता है, जिससे बाल उगने बन्द हो जाते हैं। लेज़र गहरी जड़ों वाले बालों के लिए उतना उपयुक्त नहीं होता, जैसे बगल व बिकनी लाइन के बाल। ब्रेस्ट के बालों के लिए यह विधि ज़रूर उपयुक्त मानी जाती है। इसमें इलेक्ट्रालाइसिस से कम समय लगता है। इसमें 6 से 7 सिटिंग होती हैं। हर सीटिंग की कास्ट 1200 से 2000 रुपए तक पड़ सकती है। इस विधि को अच्छे विशेषज्ञ से कराना चाहिए। इस विधि के बाद भी कभी–कभी बाल उग आते हैं, पर वे एकदम पतले व दूर–दूर होते हैं।

क्या है, कृत्रिम-गर्भाधान

कृत्रिम–गर्भाधान (Artificial Insemination) के बारे में बहुत कम लोग जानते हैं। वास्तव में, पुरुष के वीर्य के शुक्राणुओं की कमी के कारण होने वाले बाँझपन को दूर करने की यह आधुनिक विधि है, जिसके अन्तर्गत गर्भधारण के लिए महिलाओं के गर्भाशय में कृत्रिम विधि से बिना सहवास के शुक्राणुओं को प्रवेश कराया जाता है, ताकि वे डिम्ब से फर्टिलाइज़ (गर्भाधान) कर सकें और भ्रूण का निर्माण कर सकें। यह विधि बाँझपन दूर करने के लिए 'एसिस्टेड रिप्रोडक्टिव टेक्नोलॉज़ी' के अन्तर्गत आती है। इसमें पति के या फिर स्पर्म (वीर्य) बैंक से किसी अनजान डोनर (दानदाता) के शुक्राणु लिये जाते हैं।

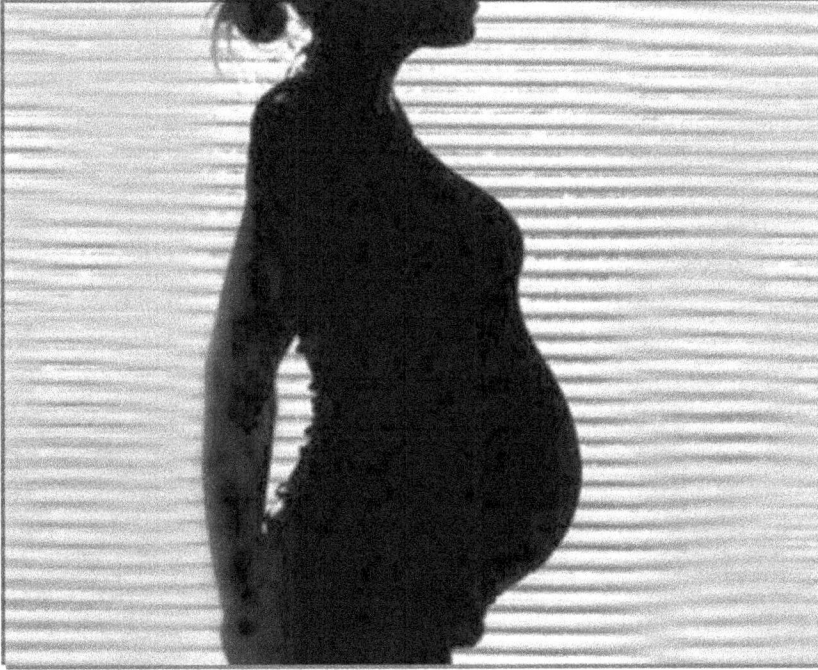

स्पर्म (वीर्य) बैंक क्या है

स्पर्म (वीर्य) बैंक उस बैंक को कहते हैं, जहाँ वीर्य स्टोर (संग्रह) किया जाता है। आमतौर पर यह दूसरे बैंकों जैसे ब्लड बैंक (रक्त बैंक), आई बैंक (आँख बैंक) या दूसरे कमर्शियल बैंक (व्यापारिक बैंक) की तरह होता है। ब्लड बैंक में ब्लड, आई बैंक में आँखें और वीर्य बैंक में वीर्य स्टोर किया जाता है।

यहाँ दो तरह का वीर्य स्टोर किया जाता है, एक खुद का तथा दूसरा डोनर का। खुद का वीर्य जमा करने के पीछे उद्देश्य होता है कि भविष्य में सन्तान की चाह होने की स्थिति में उसका उपयोग कर सन्तान–सुख प्राप्त किया जा सके।

डोनर (वीर्य–प्रदाता) का चुनाव

किसी भी दम्पति कि लिए स्पर्म बैंक (वीर्य बैंक) से डोनर स्पर्म (प्रदाता के वीर्य) का चुनाव करना काफ़ी चुनौती से भरा होता है। पति के रहते किसी दूसरे पुरुष के स्पर्म से गर्भधारण करना भी पति–पत्नी दोनों के लिए काफ़ी कठिन, चुनौती भरा और दुःखदायी होता है। इसके लिए दोनों को मानसिक और मनौवैज्ञानिक रूप से तैयार होना पड़ता है। कई दम्पति यह सोचते हैं कि कम से कम 50 प्रतिशत तो हम लोगों का अंश रहेगा ही। मैं उसका पिता नहीं रहूँगा, पर मेरी पत्नी तो उसकी माँ रहेगी। यही सोचकर कई दम्पति इस कृत्रिम–विधि का सहारा लेते हैं।

यदि आप भी कृत्रिम–गर्भाधान की बात सोच रहे हैं और स्पर्म बैंक से वीर्य ख़रीदना चाहते हैं, तो आपको सबसे पहले यह निर्णय लेना होगा कि आपको किस तरह के लोगों का स्पर्म चाहिए। इसके लिए आपको पत्नी के साथ मिलबैठ कर यह निश्चित करना होगा कि पुरुष का रंग, बाल, आँखें, कैसी होनी चाहिए, आपको डोनर का नाम पता छोड़कर सारी जानकारी मिल जायेगी। आप बैंक से डोनर का बायोडाटा लेकर अच्छी तरह अध्ययन कर लें और पूरी तसल्ली होने के बाद ही वीर्य ख़रीदें।

विधि

इस विधि को अपनाने वाली महिला पूर्णरूप से स्वस्थ होनी चाहिए। उसे न तो हारमोन सम्बन्धी और न ही प्रजनन सम्बन्धी कोई बीमारी होनी चाहिए। उसका मासिक नियमित हो। गर्भाशय का कैंसर, क्षयरोग, ल्यूकोरिया, सिफलिस जैसे गुप्त रोग भी नहीं होने चाहिए। मरीज़ को फैलोपियन ट्यूब की कोई बीमारी न हो और कम से कम एक नली खुली होनी चाहिए, ताकि फर्टिलाइजेशन (गर्भाधान) की क्रिया सफलतापूर्वक पूरी हो सके। इसके लिए चिकित्सक द्वारा मरीज़ को 'लैप्रोस्कोपिक विधि' तथा गर्भाशय में पायी जाने वाली ख़राबी की जाँच के लिए 'पैप स्मयेर एग्ज़ामिनेशन' कराने की सलाह दी जाती है।

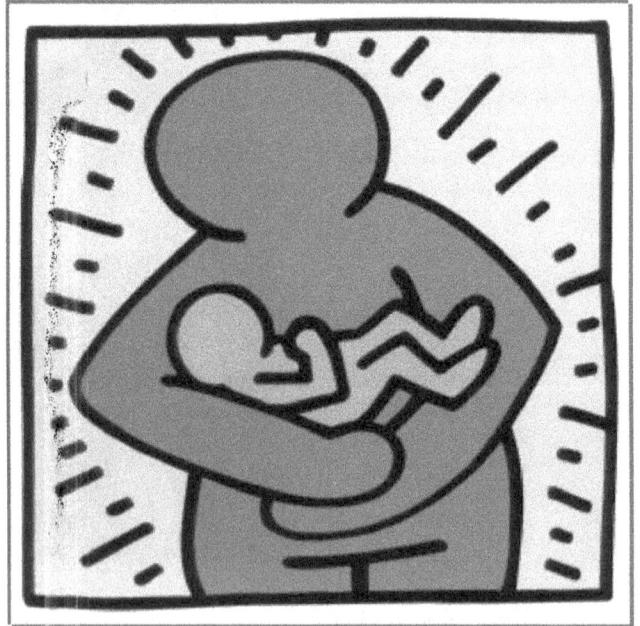

कृत्रिम–गर्भाधान के भिन्न–भिन्न चरण

 ⇨ उचित काउंसलिंग के बाद दम्पति से कृत्रिम–गर्भाधान के लिए सहमति–पत्र साइन (हस्ताक्षर) कराया जाता है।

 ⇨ महिला की कम से कम एक फैलोपियन ट्यूब खुली होनी चाहिए। ऐसी महिला का ही इस विधि से गर्भ ठहर सकता है।

 ⇨ ओवरी में अण्डे का निर्माण हुआ है या नहीं और ओवरी से अण्डा कब बाहर निकलने वाला है, इसका भी पता लगाना होता है।

 ⇨ महिला के मासिक–चक्र की निगरानी करनी होती है। इसके लिए चिकित्सक बेसिक बॉडी टेम्परेचर पर निगरानी रखते हैं।

इस विधि से गर्भधारण के बाद सामान्य सहवास के द्वारा गर्भधारण वाली स्थिति होती है। यहाँ यह ध्यान देना ज़रूरी है कि कृत्रिम–गर्भाधान और डोनर की पहचान को दृढ़तापूर्वक गुप्त रखना होगा। इस बात को अपने बच्चे, अपने दोस्तों तथा सगे–सम्बन्धियों को भी नहीं बताना चाहिए।

सीजेरियन...डर कैसा?

वह ज़माना गया, जब औरतें चीखती-चिल्लाती बच्चे पैदा करती थीं। घण्टों लेबर पेन (जनन पीड़ा) के बजाय अब सीजेरियन के ज़रिये मिनटों में बच्चा पैदा हो सकता है।

पहले भारत में सीजेरियन से जुड़ी आधुनिक तकनीकी जानकारी व इसमें इस्तेमाल किये जाने वाले उपकरण नहीं हुआ करते थे। अब तो सब हाईटेक हो गया है।

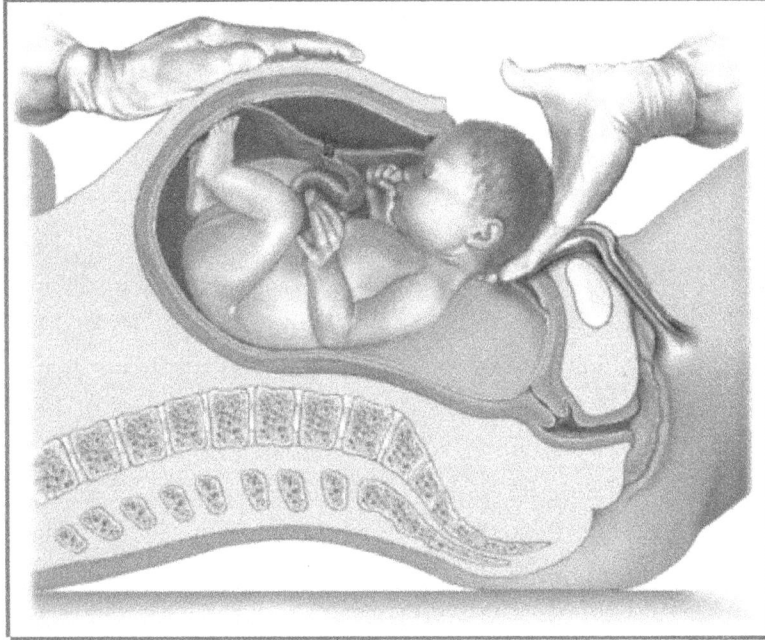

क्या है, सीजेरियन?

गर्भवती माँ के पेट के निचले हिस्से यानी नाभि से नीचे काटकर आपरेशन के ज़रिये बच्चे के जन्म को ही 'सीजेरियन' कहते हैं। आम भाषा में इसे औरतें आपरेशन से बच्चा पैदा करना कहती हैं। इसमें कुछ टाँके लगते हैं, जो या तो हफ़्ते बाद काट दिये जाते हैं या हफ़्ते भर में खुद घुल जाते हैं।

सीजेरियन करने के लिए मरीज़ की हालत देख कर उसे भी दो तरह का एनिस्थीसिया दिया जाता है। जनरल एनिस्थीसिया, जिसमें पूरी बेहोशी होती है या फिर लोकल या रीजनल, जिसमें सीने के नीचे का हिस्सा सुन्न रहता है। इसमें रीढ़ की हड्डी में इंजेक्शन दिया जाता है।

आपरेशन से पहले आपकी साफ़-सफ़ाई होती है और कैथेटर लगाया जाता है तथा ग्लूकोज़ व दवाओं

के लिए ड्रिप लगायी जाती है। ब्लडप्रेशर देखा जाता है और 20 मिनट के भीतर आप अपने बच्चे को देख सकती हैं। इससे पहले आपरेशन थियेटर में मौजूद निओनेटोलॉजिस्ट या नर्स बच्चे की जाँच कर लेते हैं। उसके बाद आपरेशन थियेटर के बाहर खड़े आपके बच्चे को बच्चे के पापा, नाना–नानी, दादा–दादी और बाक़ी के दोस्त सब देख पाते हैं।

नॉर्मल डिलीवरी के मुकाबले सीजेरियन में कम रिस्क है। तकरीबन 2500 में से किसी एक ही मामले में जान का ख़तरा हो सकता है, वह भी शायद मरीज़ या डाक्टर की नासमझी की वजह से। 3 से 4 हफ़्तों में ही आपकी जिन्दगी पुराने ढर्रे पर आ जायेगी। आपरेशन की रात से ही आप बच्चे को अपना दूध पिला सकती हैं।

सीजेरियन के चौथे दिन से ही डाक्टर आपको चलने–फिरने देंगे। थोड़ा दर्द होगा , पर चलने–फिरने से आपके टाँके जल्दी सूख जायेंगे। साथ ही, पानी भी ज़्यादा पीना ज़रूरी है। 4–6 हफ़्तों बाद आप ड्राइविंग भी कर सकती हैं और दूसरे महीने से हलकी–फुलकी कसरत वगैरह करके खुद को फिट रख सकती हैं।

जहाँ तक सेक्स (पत्नी–सम्भोग) की बात है, तो सामान्य डिलीवरी (प्रसव) के दौरान वैजाइना अर्थात् 'योनि' अंग के रास्ते में जो टाँके लगते हैं, उन्हें सूखने में ही 20–25 दिन लगते हैं, जबकि सीजेरियन के टाँके हफ़्ते भर में साफ़ हो जाते हैं। यहीं नहीं, दोनों मामलों में ब्लीडिंग (रक्तप्रवाह) भी 4–6 हफ़्ते होती है। वैसे भी डाक्टर की हिदायत होती है कि किसी भी डिलीवरी के बाद कम–से–कम 2 महीने सेक्स के मामले में सावधानी बरतनी चाहिए।

मिड एज़ मदर
(प्रौढ़ अवस्था में माँ बनना)

आमतौर पर यह माना जाता है कि स्त्री का शरीर 20 से 30 वर्ष की उम्र के बीच बच्चों को जन्म देने के लिए शारीरिक रूप से फिट होता है। पर, इसका अर्थ यह नहीं कि 35 के बाद वह मातृत्व का आनन्द नहीं उठा सकती।

38 वर्षीया ऐश्वर्या राय ने बिलकुल सामान्य तरीक़े से एक खूबसूरत व स्वस्थ बच्ची को जन्म दिया। इसी तरह मशहूर हॉलीवुड ऐक्ट्रैस सिंगर मारिया कैरे ने भी 41 वर्ष की उम्र में जुड़वाँ बच्चों को जन्म देकर ऐसे लोगों के मन में बसी इस धारणा को तोड़ा कि 40 साल की उम्र के बाद महिलाओं का माँ बनना लगभग असम्भव होता है।

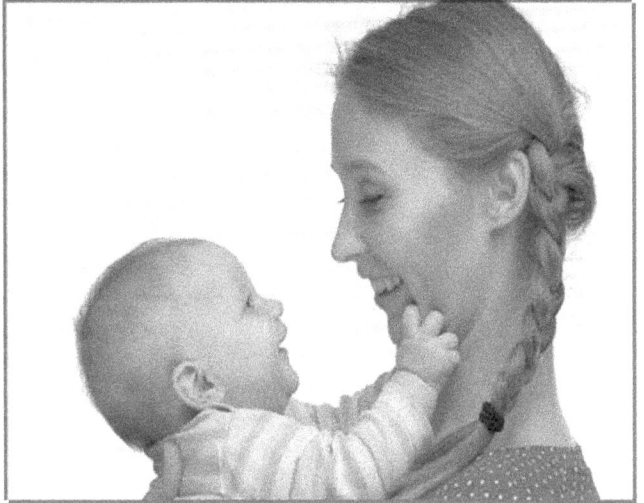

आजकल लड़कियाँ अब पढ़ाई और कैरियर के प्रति गम्भीर होने लगी हैं। जीवन में किसी मुकाम तक पहुँचने के बाद जब वे शादी या बच्चों के बारे में सोचती हैं, तो तब तक उनकी उम्र अधिक हो चुकी होती है। इसी तरह वे स्त्रियाँ जो दूसरी शादी करती हैं, रिश्ते को मज़बूत बनाने की चाह में अधिक उम्र में गर्भधारण करती हैं।

वास्तव में स्त्री में मेनौपॉज की स्थिति 45–50 की उम्र में आती है। इसके बाद सामान्य तरीक़े से गर्भ धारण करना सम्भव नहीं। पर, 35 से 42 वर्ष की उम्र तक की स्त्रियाँ यदि स्वस्थ हैं और उन्हें पूरा फैमिली सपोर्ट और मैडिकल केयर (चिकित्सकीय सावधानी) हासिल है, तो वे आसानी से माँ बनने का सपना पूरा कर सकती हैं।

वैसे आजकल आधुनिक मेडिकल तकनीक मसलन आई. वी. एफ़ वगैरह के द्वारा किसी भी उम्र की महिला माँ बन सकती है।

जून 2010 में हरियाणा नेशनल फर्टिलिटी क्लीनिक से ट्रीटमेण्ट लेने के बाद 66 साल की वृद्धा भारती देवी ने 3 बच्चों को जन्म दिया। इसी तरह 1 नवम्बर, 2008 में 70 साल की वृद्धा ने 3 पौण्ड की बच्ची को

जन्म दिया। हालाँकि विभिन्न अध्ययनों में यह बात समाने आती रही है कि 30–35 की उम्र के बाद कई तरह के प्रेग्नैंसी रिस्क़ का सामना करना पड़ सकता है। पर, यदि स्त्री और उसका परिवार दोनों सम्भावित ख़तरों से परिचित हों और इनके प्रति सजग रहें, तो इन्हें सहजता से टाला जा सकता है।

अध्ययनों के मुताबिक 20 की तुलना में 40 साल की उम्र में प्रेग्नैंसी के दौरान सिजेरियन की सम्भावना दो गुना बढ़ जाती है। पर यहाँ महत्त्वपूर्ण बात यह है कि प्रेग्नैंसी में जटिलताएँ तब आती है, जब स्त्री किसी तरह की शारीरिक समस्या से जूझ रही हो।

मोटापा, हार्ट प्रॉब्लम, ब्लड प्रैशर, डायबिटीज़ जैसी तकलीफ़ें उसकी प्रेग्नैंसी को मुश्किल बनाती हैं। इसलिए ज़रूरी है कि स्त्री खुद को फिट (दुरुस्त) और हैल्दी (स्वस्थ) रखे। वह डायबिटीज़, हार्ट व किडनी प्रॉब्लम्स और आर्थ्राइटिस जैसी बीमारियाँ, जो उम्र बढ़ने पर व्यक्ति को घेरती हैं, से खुद को बचाकर रखे।

सावधानियाँ

- समय–समय पर चैकअप कराती रहें।
- पोषक आहार लें, जिसमें कैल्सियम, प्रोटीन, विटामिन, आयरन पर्याप्त मात्रा में मौजूद हों।
- वज़न ठीक होने पर ही प्रेग्नैंट हों। ज़्यादा दुबली या मोटी होने की स्थिति में प्रेग्नैंसी को टालें।

'मातृत्व' स्त्री के जीवन का सबसे सुखद अनुभव है। यदि आप अपने स्वास्थ्य का पूरा ध्यान रखें, तो आधुनिक चिकित्सा–विज्ञान में अब ऐसे कई साधन उपलब्ध हैं, जिनकी सहायता से बड़ी उम्र में भी माँ बनने का खूबसूरत एहसास महसूस किया जा सकता है।

मिड एज सैलिब्रिटी मदर्स....

- जानी–मानी कोरियोग्राफर और फिल्म डायरेक्टर, फराह खान ने दिसम्बर, 2004 में शिरीष कुन्द्रा से शादी की और फरवरी 2008 में 43 वर्ष की उम्र में 3 स्वस्थ बच्चों को जन्म दिया।
- पूर्व मिस वर्ल्ड और खूबसूरत अदाकारा ऐश्वर्या राय ने 16 नवम्बर, 2011 को 38 साल की उम्र में एक स्वस्थ बच्ची को जन्म दिया।
- फ्रांस के 57 वर्षीय राष्ट्रपति निकोलस सरकोजी की दूसरी पत्नी कार्ला ब्रूनी ने 43 साल की उम्र में 1 बच्ची को जन्म दिया।
- फ़िल्म अभिनेत्री माधुरी दीक्षित ने डा. श्रीराम नेने से शादी की और 35 व 37 उम्र वर्ष की उम्र में 2 बेटों को जन्म दिया।
- वर्ष 2000 में पूर्व ब्रिटिश प्रधानमन्त्री टोनी ब्लेयर की पत्नी चेरी बूथ ब्लेयर ने 45 वर्ष की उम्र में बच्चे को जन्म दिया।
- मशहूर सिंगर और ऐक्ट्रेस मैडोना ने 38 वर्ष की उम्र में बेटी और 41 साल की उम्र में बेटे को जन्म दिया।
- हॉलीवुड ऐक्ट्रेस सुसैन सैरेंडॉन ने 46 वर्ष की उम्र में बच्चे को जन्म दिया।

बनें स्मार्ट मॉम

देखा गया है कि अकसर महिलाएँ बच्चे होने के बाद अपनी फिगर पर ध्यान नहीं देतीं। न ही उसके लिए वे कोई वर्कआउट प्लान करती हैं। पर आज स्मार्ट महिलाओं का ज़माना है, भले ही आप घर पर रहती हों या नौकरी करती हों, अपने आपको मेण्टेन करना बेहद ज़रूरी है। आप फिट रहेंगी, तो रोगों से बची रहेंगी और अपने परिवार की देखभाल भी बेहतर ढंग से कर पायेंगी।

यों तो शिशु को जन्म देते ही महिला का वज़न 6 किलोग्राम कम हो जाता है। पर गर्भावस्था के समय में अधिक आहार लेने की वजह से वसा इतनी आसानी से नहीं पिघलती। डिलीवरी के कुछ समय बाद वह अपनी साधारण दिनचर्या में वापस आ सकती है। बस, ज़रूरत है थोड़ी–सी मेहनत और सही वर्कआउट की।

कब शुरू करें वर्कआउट

शुरुआती दिनों में सैर, योगा जैसी लाइट एक्सरसाइज़ से वर्कआउट की शुरुआत की जा सकती है।

यदि सामान्य डिलीवरी हुई है, तो लगभग डेढ़ महीने बाद वर्कआउट करना शुरू कर सकती हैं। वहीं अगर सीजेरियन डिलीवरी हुई है, तो लगभग 6 माह बाद जिम में वर्कआउट शुरू किया जा सकता है और यदि डिलीवरी में कोई प्रॉब्लम आयी हो, तो वर्कआउट व डाइट प्लान करने से पहले डाक्टर से परामर्श ज़रूर ले लें।

कैसी हो डाइट?

शुरुआती दिनों में डाइट कण्ट्रोल करना नुक़सानदायक हो सकता है, क्योंकि उस समय महिलाओं को अतिरिक्त आहार की आवश्यकता होती है। इस समय डाइटिंग बिलकुल नहीं करनी चाहिए। जब ब्रेस्ट फीड कराना बन्द कर दें, तो अपने आहार के प्रति ज़रा सचेत होना चाहिए, पर तब भी डाइटिंग नहीं डाइट कण्ट्रोल करें व सन्तुलित आहार लें।

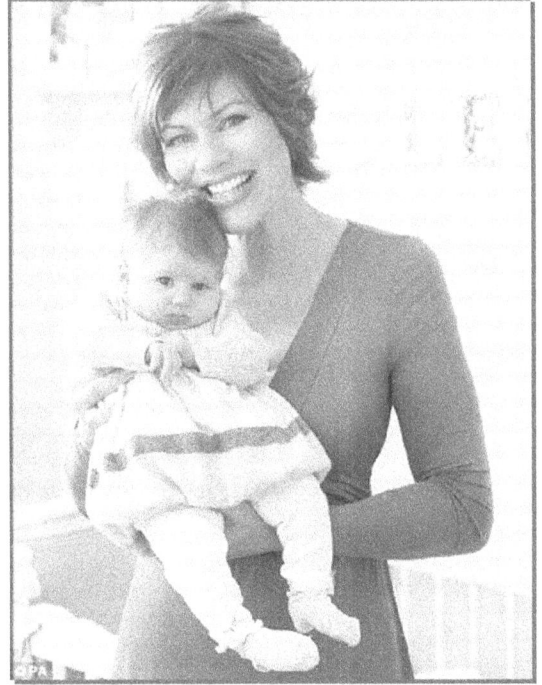

उपयोगी व्यायाम

ज़रूरत के अनुसार यदि उचित व्यायाम किया जाये, तो ही अच्छे परिणाम मिलते हैं। गर्भावस्था के बाद निश्चित है कि आपके वज़न व फिगर में काफ़ी फ़र्क़ आ चुका होगा। पर सही व नियमित वर्कआउट से आप पहले जैसी लग सकती हैं।

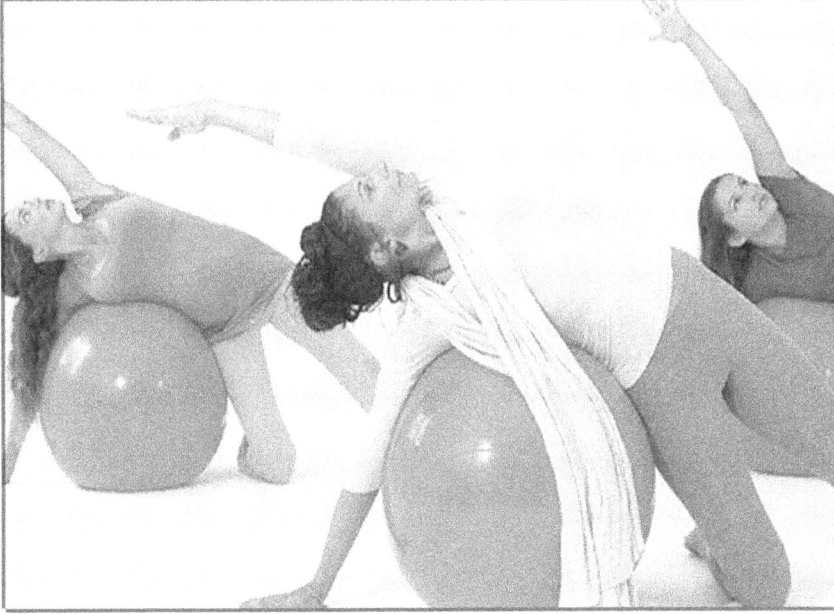

कार्डियो एक्सरसाइज़

कार्डियो एक्सरसाइज़ आसान होती है। इस तरह के व्यायाम के लिए आपको किसी उपकरण की आवश्यकता भी नहीं और इन्हें घर पर भी कर सकती हैं। जैसे ब्रिस्क वॉकिंग, जॉगिंग व तैराकी करना। इनके अलावा योग व ऐरोबिक्स करना भी फिट रहने का बढ़िया उपाय है।

क्रिसक्रोस व्यायाम

ज़मीन पर लेटकर अपने दोनों हाथों को सिर के नीचे दबायें और कुहनियों को फैलायें, अपने एक घुटने को छाती के पास लायें और दूसरी टाँग को स्ट्रैच करें। फिर सिर और कन्धों को ज़मीन से ऊँचा उठायें और पहले उठाये हुए घुटने की ओर बढ़ाते हुए अपनी कुहनी को दूसरी तरफ़ वाले घुटने को छूने की कोशिश करें। ऐसे ही टाँगों को अदल–बदल कर 10–15 बार दोहरायें। यदि थकावट महसूस हो, तो बीच–बीच में से कुछ मिनटों का ब्रेक ले सकती हैं।

स्ट्रैच मार्क्स को करें दूर

वज़न कम या ज़्यादा होने की स्थिति के अलावा गर्भावस्था के बाद स्ट्रैच मार्क्स (झुर्रियाँ) हो जाते हैं। आमतौर पर यह पेट, वक्ष व हिप्स (कूल्हे) पर हो सकते हैं, पर इन्हें दूर किया जा सकता है। आजकल बाज़ार में कई तरह की क्रीम उपलब्ध हैं, जिनके नियमित इस्तेमाल से इनसे निज़ात पायी जा सकती है।

स्किन टाइटनिंग

आमतौर पर गर्भावस्था के बाद त्वचा में खिंचाव की वजह से पूरी फ़िगर ख़राब दिखती है। इसके लिए जिम में स्किन टाइटनिंग थेरैपी और चेहरे की लटकी त्वचा के लिए फेशियल दिये जाते हैं। वहीं क्रंचिस करने से स्किन को प्राकृतिक तरीक़े से टाइट किया जा सकता है।

फिटनैस का जीवन्त उदाहरण

महिलाएँ भले ही ऐसा सोचती हों कि माँ बनने के बाद पहले जैसी फिट रहना सम्भव नहीं है, लेकिन अगर आप करिश्मा कपूर, जूही चावला तथा माधुरी दीक्षित को देखें, तो आपको लगेगा ही नहीं कि ये 2—2 बच्चों की माँ हैं।

भाग-3

स्वास्थ्य-सम्बन्धी

गर्भपात कब करायें?

गर्भपात (Abortion) कराने के कई कारण होते हैं। बलात्कार का गर्भ, कुँवारी माँ का गर्भ और कई बच्चों के होने के बाद गर्भ ठहर जाने पर भी गर्भपात कराया जाता है। लेकिन इस बात का ध्यान रहे कि 'गर्भपात' गर्भधारण करने के बारह सप्ताह के भीतर होना चाहिए, अन्यथा इसके बाद गर्भपात कराने पर प्रजनन–अंग प्रभावित हो सकते हैं और गर्भधारण करने की सम्भावना भी समाप्त हो सकती है।

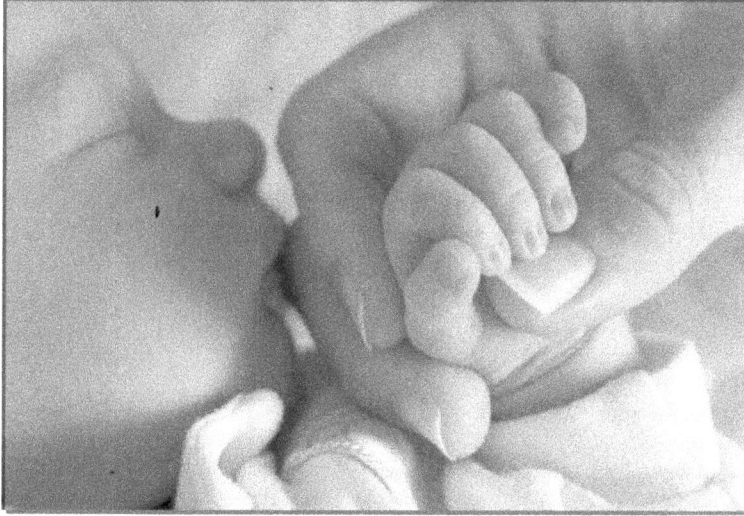

भारत सरकार ने गर्भपात को क़ानूनी मान्यता देकर एम. टी. पी. एक्ट–1971 लागू किया था। इसके अन्तर्गत जिन परिस्थितियों में महिलाओं को गर्भपात कराने की छूट दी गयी थी, वे इस प्रकार हैं–

➪ जाँच कराने पर जब यह पता चले कि गर्भस्थ शिशु की मृत्यु हो गयी है।

➪ जब गर्भस्थ शिशु किसी वंशानुगत बीमारी से ग्रस्त हो, जिसके कारण वह जन्म के बाद जीवित नहीं रहेगा।

➪ यदि गर्भपात कराने वाली स्त्री नाबालिग है, तो उसके माता–पिता, अभिभावक या संरक्षक को लिखित रूप में उसके गर्भपात की स्वीकृति देनी चाहिए।

➪ यदि कोई शादीशुदा महिला परिवार–नियोजन के लिए किसी साधन का इस्तेमाल कर रही है और इस साधन के फेल होने पर यदि वह गर्भवती हो जाती है, तो वह अपना गर्भपात कराने के लिए स्वतन्त्र है।

- यदि शारीरिक रूप से कमज़ोर महिला टी.बी., हृदय रोग या अन्य किसी गम्भीर बीमारी से ग्रस्त है और गर्भस्थ शिशु से उसकी जान को ख़तरा है, तो वह अपना गर्भपात करा सकती है।
- बलात्कार की शिकार महिला भी अपना गर्भपात कराने के लिए स्वतन्त्र है।

इनके अलावा कुछ और परिस्थितियों का उल्लेख किया जा रहा है, जिनमें गर्भवती महिला को गर्भपात करा लेना चाहिए।

- गर्भधारण के दिनों में यदि गर्भवती को अधिक उलटियाँ हों और दिल या सीने में तकलीफ़ हो, तो उसे गर्भपात करा लेना चाहिए।
- यदि गर्भाशय में कैंसर बन जाये, तो गर्भवती महिला को गर्भपात करा लेना चाहिए।
- यदि पति किसी असाध्य बीमारी से ग्रसित हो, तो गर्भस्थ शिशु में भी उस बीमारी के लक्षण प्रकट होने की सम्भावना रहती है। ऐसी स्थिति में गर्भवती महिला चाहे तो गर्भपात करा सकती है।
- यदि भावी माँ पागल या मानसिक रोगी हो, तो वह अपना गर्भपात करा सकती है।
- अल्ट्रासाउण्ड की रिपोर्ट से यदि पता चले कि गर्भवती के पेट से विकलांग शिशु का जन्म होने की सम्भावना है, ऐसे में गर्भवती महिला अपना गर्भपात करा सकती है।

गर्भपात कराने सम्बन्धी सावधानियाँ

- गर्भस्थ शिशु के तीन महीने का होने के बाद गर्भपात बहुत ख़तरनाक होता है। अतः गर्भधारण करने से बारह सप्ताह के अन्दर ही गर्भपात कराना चाहिए।
- गर्भपात किसी विशेषज्ञ डाक्टर से ही कराना चाहिए।
- गर्भपात कराने के तीन महीने बाद ही पुनः गर्भधारण करना चाहिए। इस अवधि से पहले गर्भधारण करना गर्भवती के लिए हानिकारक हो सकता है।
- गर्भपात के बाद भोजन में हरी सब्ज़ी, गाजर, टमाटर, दाल, दूध, मक्खन तथा फलों के रस का सेवन करना चाहिए।
- गर्भपात कराने से पहले यह जाँच करा लेनी चाहिए कि गर्भवती के अन्दर खून की कमी तो नहीं है।
- गर्भपात कराने वाली महिला को चिकित्सक के सुझावों का पालन करना चाहिए।

विशेष सुझाव

- ऐसे गर्भ–निरोधक साधनों का प्रयोग करें, जो विश्वसनीय हों और जिनसे किसी गर्भपात कराने की नौबत ही न आये।
- बिना डाक्टरी परामर्श के किसी प्रकार की दवाएँ न लें। ये दवाएँ आपके लिए हानिकारक हो सकती हैं।
- हमेशा रोग–विशेषज्ञ द्वारा लिखी गयी दवाओं का सेवन करना चाहिए। किसी के कहने पर नीम–हक़ीम के पास नहीं जाना चाहिए।
- गर्भपात से पहले पति से सलाह ज़रूर लेनी चाहिए।
- मासिक–धर्म की निर्धारित तिथि से 15–20 दिनों के बाद ही गर्भपात करायें। इससे पहले गर्भपात कराने पर भ्रूण पूरी तरह से साफ़ नहीं हो पाते हैं और गर्भपात अधूरा रह जाता है।

- जिन महिलाओं ने सिज़ेरियन ऑपरेशन से बच्चे को जन्म दिया है, उन्हें बहुत सावधान रहना चाहिए, क्योंकि उन्हें गर्भपात कराने पर जोख़िम उठाना पड़ सकता है।
- विवाह के बाद यदि कोई स्त्री तुरन्त गर्भधारण नहीं करना चाहती है, तो उसे अपने पति से निरोध का इस्तेमाल करने के लिए कहना चाहिए।
- स्त्री स्वयं भी कुशल चिकित्सक के परामर्श से माल–डी. जैसी गर्भ–निरोधक दवाओं का सेवन कर सकती है।
- यदि कोई स्त्री पहली बार गर्भवती होने के बाद गर्भपात कराना चाहती है और करा भी लेती है, तो कभी–कभी सूजन या संक्रमण के कारण उसकी डिम्बवाही नलियाँ बन्द हो सकती हैं और वह हमेशा के लिए बाँझ हो सकती है। अतः पहले गर्भपात में उसे विशेष सावधानी बरतनी चाहिए। सूजन आदि की शिकायत होने पर तुरन्त स्त्री–रोग विशेषज्ञ से सम्पर्क करना चाहिए।
- साधारण गर्भपात में कुछ दिनों तक मामूली रक्तस्राव होता है, इससे घबराना नहीं चाहिए।
- गर्भपात करने के बाद चिकित्सक उक्त महिला को दवाएँ लिखकर देते हैं। इन दवाओं का सेवन महिला को नियमित रूप से करना चाहिए।

अल्ट्रासोनोग्राफ़ी

हर स्त्री के जीवन में मातृत्व तो कभी न कभी आता है और उस समय 1–2 अल्ट्रासाउण्ड जाँचें भी की जाती हैं। जनमानस के दिमाग़ में भी यही धारणा ज़्यादा है कि यू.एस.जी. यानी अल्ट्रासोनोग्राफ़ी (Ultrasonography) का उपयोग मुख्यतः जच्चा–बच्चा सम्बन्धी समस्याओं में ही है, परन्तु ऐसा नहीं है।

पेट एक बन्द थैली है, जिसके भीतर आमाशय, लीवर, आँतें, गुरदे, लिम्फ ग्रन्थियाँ, तिल्ली आदि स्थित हैं। इसी प्रकार छाती में पसलियों के पिंजरे के बीच में दिल व फेफड़े स्थित हैं, इन बन्द पेटियों में स्थित इन अंगों में होने वाले रोगों के निदान हेतु सामान्य या विशेष यू.एस.जी. ज़रूरी है, जो कि मरीज़ को बहुत बार व्यर्थ की चीर–फाड़ और कष्ट सहने से बचा लेते हैं

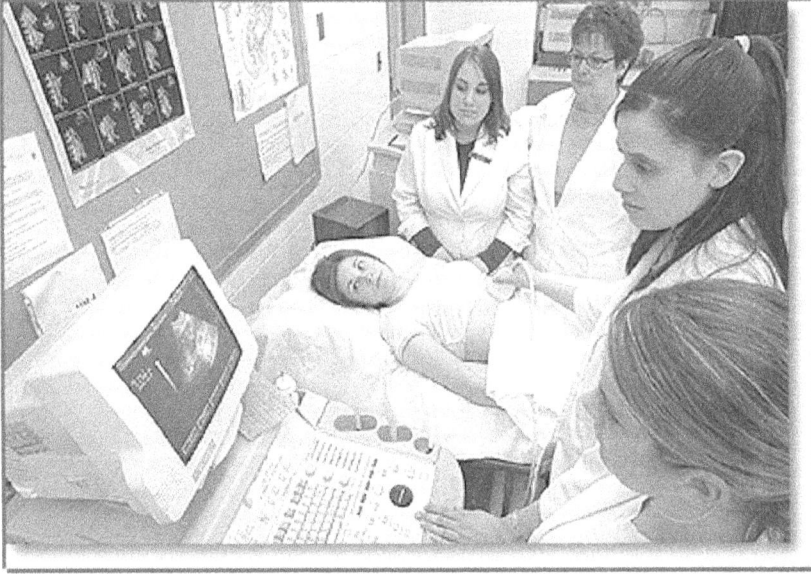

बीमारियों की पहचान

'लीवर' शरीर का एक बहुत ही महत्त्वपूर्ण अंग है। जितना ही यह अंग महत्त्वपूर्ण है उतनी ही इसमें व्याधियाँ मिलती हैं। लीवर के संक्रमण, सिस्ट, साधारण गाँठें या फिर कैंसर की घातक गाँठें सभी का स्पष्ट निदान अल्ट्रासाउण्ड से हो जाता है। इसी प्रकार तिल्ली के अन्दर खून जम गया है या लिम्फोमा कैंसर है, यह डायग्नोसिस भी अल्ट्रासाउण्ड द्वारा हो जाता है।

अंगों की स्थिति

गुरदे शरीर की सामान्य क्रियाओं के लिए उतने ही आवश्यक हैं, जितना कि दिल। गुरदों के लगातार आजीवन काम करते रहने से ही जीवित रहना सम्भव है। शरीर में गुरदा है या नहीं, अगर है तो अच्छी तरह से कार्यरत है, या नहीं या फिर उसमें किसी प्रकार की सिस्ट, पथरी, सूजन, मवाद या कैंसर तो नहीं, यह भी अल्ट्रासाउण्ड की जाँच हमें बताती है। अभी कुछ ही समय पहले तक इसको पता लगाने के लिए रक्त में डाई (केमिकल) का इंजेक्शन लगाकर एक्सरे लेने पड़ते थे, जिसमें समय भी अधिक लगाता था और कष्ट भी होता था।

अब अल्ट्रासाउण्ड के कारण रेडियोधर्मी तत्त्वों का उपयोग करने की आवश्यकता कम पड़ती है, जिससे उपचारक व उपचारित दोनों को ही रेडियोधर्मिता का कम ख़तरा रहता है। पैराथाइराइड, प्रोटेस्ट, एड्रिनल आदि सभी ग्रन्थियों के रोगों की डायग्नोसिस यू.एस.जी. द्वारा सम्भव हैं।

सरल व सुरक्षित

अल्ट्रासोनोग्राफ़ी का जितना उपयोग गर्भस्थ भ्रूण की जाँच के लिए है, उतना कहीं नहीं। गर्भ में पल रहा भ्रूण एक है या जुड़वाँ, क्या बच्चे के अंगप्रत्यंग ठीक से बने हैं और क्या भ्रूण का विकास हो रहा है, यह सभी कुछ गर्भ की यू.एस.जी. जाँच से पता चलता है। भ्रूण में बहुत–सी गम्भीर समस्याएँ पायी जाती हैं। जैसे कि सिर का न बनना या फिर उसमें पानी भर जाना (हाइड्रासिफेलस) आदि।

अल्ट्रासोनोग्राफ़ी इन सब समस्याओं का सुराग देती है। भ्रूण के विषय में सारी जानकारी के अतिरिक्त यू.एस.जी से एक और महत्त्वपूर्ण जानकारी मिलती है कि भली प्रकार बना हुआ भ्रूण प्लेसण्टा की कोई कमी या ख़राबी की वजह से नष्ट तो नहीं हो गया है। अल्ट्रासाउण्ड से प्लेसेण्टा की स्थिति, उसमे कोई रक्तस्राव होना या फिर केल्सिफिकेशन आदि सभी विकृतियों का पता लगाया जाता सकता है, जिससे चिकित्सक समय रहते कार्यवाही कर भ्रूण को बचा सकते हैं।

परिवार-नियोजन

परिवार–नियोजन (Family Planing) के दो तरीक़े हैं, एक अस्थायी और दूसरा स्थायी।

अस्थायी तरीक़ा

इस विधि को अपनाकर जब तक आप बच्चा नहीं चाहते, तब तक आप सुरक्षा के घेरे में रहते हैं। मतलब जब तक आप बच्चा नहीं चाहते, तब तक इसका इस्तेमाल करें और जब भी आप बच्चा चाहें, इसका इस्तेमाल बन्द कर दें।

इनमें प्रमुख हैं–सुरक्षित अवधि, स्खलन से पहले शिश्न को बाहर निकालने का तरीक़ा, कण्डोम, कॉपर–टी, गर्भनिरोधक टेबलेट्स, झाग की टेबलेट्स, टुडे, जैली इत्यादि।

सुरक्षित अवधि

28 दिनों में एक बार ऋतुचक्र होने वाली स्त्रियों में मेंसेज के 10 दिन बाद अण्डा पैदा होता है, इसलिए 9 से 19 दिनों की अवधि को असुरक्षित अवधि कहा जाता है। इन दिनों में सम्बन्ध नहीं बनाना चाहिए या कण्डोम का इस्तेमाल करना चाहिए।

हर स्त्री की ऋतुचक्र अवधि अलग–अलग होने के कारण अण्डोत्सर्ग का समय भी अलग–अलग होता है। इस दौरान सम्बन्ध बनाने से अण्डाणु और शुक्राणु के मेल की सम्भावना हो सकती है। फलस्वरूप इसमें ज़ोखिम ज़्यादा होता है।

अंग बाहर निकालने का तरीक़ा

इसे स्व–नियन्त्रण, संयम रखने वाले पुरुष ही कर सकते हैं। इसमें पुरुष–स्खलन का समय आते ही स्खलन होने के पहले ही स्त्री के अंग से अपने अंग (लिंग) को बाहर निकालता है। इस प्रक्रिया में वीर्य अण्डों तक नहीं पहुँच सकता।

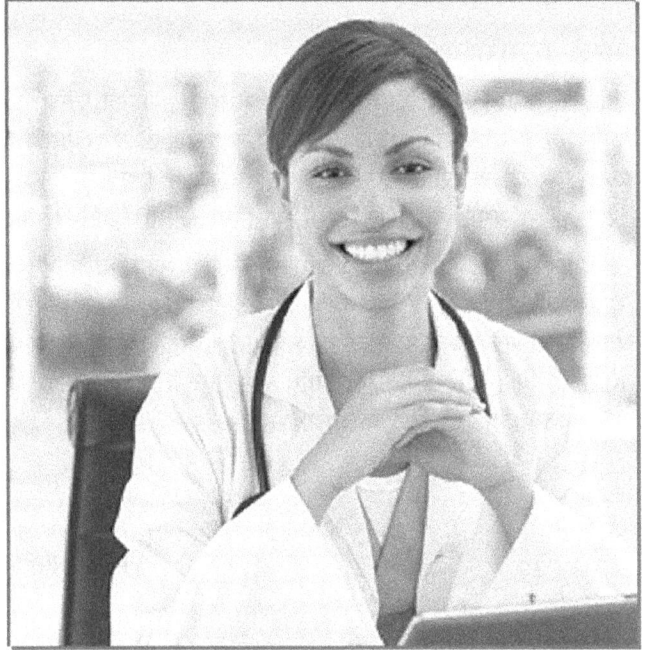

इस तरीक़े में एक जोखिम यह है कि स्खलन के पूर्व ही अंग (लिंग) को बाहर निकालने से स्खलन पूर्व निकलने वाले द्रव में वीर्य की उपस्थिति सम्भव है, जिसे गर्भधारण होने की सम्भावना होती है।

कण्डोम (निरोध)

यह पुरुषों द्वारा अपनाया जाने वाला तरीक़ा है। सम्भोग–क्रिया के समय पुरुष कण्डोम को अपने अंग (लिंग) के ऊपर पहनते हैं। इस प्रक्रिया से सम्भोग के समय, वीर्य कण्डोम में जमा होता है और इससे शुक्राणुओं का अण्डों से सम्पर्क नहीं होता। इसमें लैंगिक क्रिया में कण्डोम क़े कारण कोई तकलीफ़ नहीं होती और गर्भधारण होने का भय भी नहीं रहता।

कण्डोम का इस्तेमाल करने से एच. आई. वी. या दूसरे लैंगिक रोगों से सुरक्षा रहती है। हर बार नया कण्डोम इस्तेमाल करना चाहिए। नवविवाहित जोड़ी, जो गर्भधारण को थोड़े समय के लिए रोकना चाहती हो, यह तरीक़ा अपना सकती है। हाँ, कण्डोम ख़रीदने और हर बार उसे समय पर रखना, जब सम्बन्ध बनाने की इच्छा हो, कई बार सम्भव नहीं होता। यदि 20 कण्डोम का इस्तेमाल किया जाये और एक बार नहीं, तो वह एक बार गर्भधारण करा सकता है और किये–धरे पर पानी फिर सकता है।

गर्भनिरोधक टेबलेट

इस तरीक़े का इस्तेमाल स्त्रियों द्वारा किया जाता है। इस तरीक़े को अपनाने से पहले किसी डाक्टर से सलाह–मशवरा ज़रूर लेना चाहिए। इन गोलियों में एस्ट्रोजन और प्रोजेस्टेरोन नामक हारमोन होते हैं। यदि आप एक दिन गोली लेना भूल गयीं, तो अगले दिन आपको दो गोलियाँ लेनी चाहिए। दो दिन से ज़्यादा दिन गोली भूल गयीं, तो गर्भधारण होना निश्चित होता है।

इन गोलियों द्वारा स्त्रियों में अण्डाशय से अण्डाणु नहीं निकलता, जिससे गर्भधारण की आशंका लगभग ख़त्म हो जाती है।

कॉपर–टी

कॉपर–टी को महिलाओं के गर्भाशय में फिट किया जाता है। यह गर्भधारण को रोकने के लिए 98–99 प्रतिशत परिणाम देने वाली होती है। यह इंगलिश के 'टी' आकार का पोलिथीन से ढका गर्भनिरोधक है। ताँबे के इस गर्भनिरोधक के कारण वीर्य गर्भाशय से अण्डनली तक पहुँचने से रुक जाता है। इस गर्भनिरोधक को 3 साल तक अंग (योनि) में रखा जा सकता है। इसे फिट कराने से शारीरिक समागम के दौरान कोई बाधा नहीं आती।

झाग की गोली, टुडे जैली

समागम से पहले स्त्रियों को यह रासायनिक गोली अपनी योनि में रखनी होती है। जैली का उपयोग करना हो, तो जैली को योनि में धीरे–धीरे हाथ से अन्दर खिसकाना पड़ता है। यह तरीक़ा हमारे यहाँ ज़्यादा उपयोग में नहीं है। इसके अलावा कुछ और भी तरीक़े हैं, जैसे–गर्भनिरोधक स्पंज, स्त्रियों के द्वारा उपयोग में लाये जाने वाले निरोध, 3 महीने में एक बार लेने वाला इंजेक्शन आदि।

स्थायी तरीक़े

परिवार-कल्याण योजना शल्यचिकित्सा : 1 या 2 बच्चों वाले दम्पति जो दो बच्चों के बाद बच्चा नहीं चाहते तथा वे दम्पति जिनमें एक ने आपरेशन कराया हो।

वैसेक्टोमी

यह पुरुषों में की जाने वाली अत्यन्त सरल शल्यचिकित्सा है। इसमें वीर्य नली में गाँठ डालकर थोड़े भाग को कट किया जाता है। इससे शुक्राणु वीर्यकोष में प्रवेश नहीं कर सकते। इसलिए सम्भोग के समय शुक्राणु गर्भाशय में प्रवेश नहीं कर सकते। इस चिकित्सा के बाद तुरन्त घर जाया जा सकता है और रोज़ के कामकाज़ किये जा सकते हैं। इस आपरेशन के बाद सम्भोग–शक्ति में कोई कमी नहीं आती।

इस शल्यक्रिया के बाद 3 महीनों तक सम्भोग की अवधि में निरोध का इस्तेमाल करना चाहिए, 3 महीनों के बाद डाक्टर के निरीक्षण के पश्चात् मालूम करें कि वीर्य में शुक्राणु हैं या नहीं। शुक्राणु न होने की स्थिति में निरोध के बिना सम्भोग किया जा सकता है। इससे आप निरोधरहित सम्भोग–क्रिया का आनन्द उठा सकते हैं।

ट्यूबैक्टोमी

इस शल्यक्रिया के द्वारा स्त्री के अण्डाणु पुरुष के शुक्राणुओं से नहीं मिल पाते। इस शल्यक्रिया में गर्भाशय की दोनों तरफ़ की अण्डनलियों को कट किया जाता है। प्रसव के बाद 3 दिन में यह शल्यक्रिया करा ली जाये, तो बेहतर है। इतने समय में मासिक होने के 1 हफ़्ते के अन्दर यह शल्यक्रिया करानी चाहिए।

लैप्रोस्कोपिक शल्यक्रिया

यह शल्यचिकित्सा प्रसव के 45 दिनों के बाद या गर्भपात कराने के बाद भी करायी जा सकती है। इसमें उदरदर्शक यन्त्र को पेट के निचली तरफ़ एक छोटे से रन्ध्र से अन्दर डालकर अण्डनलियों को रबर जैसे बैण्ड से कसा जाता है।

इस शल्यक्रिया के बाद 3–4 घण्टे बाद अस्पताल से घर जा सकते हैं। एक दिन के आराम के बाद अपने रोज़मर्रा के कामों में लग सकते हैं।

डाक्टर की सलाह लेने के बाद पति–पत्नी दोनों में कोई एक उपर्युक्त तरीक़ों में से कोई एक तरीक़ा अपनाकर जीवन सुगम बना सकते हैं।

यौन-रोग

महिलाओं में पाये जाने वाले यौन–रोगों में–गनोरिया, सिफ़लिस, फंगल इंफ़ेक्शन, सरविक्स कैंसर, ओवेरियन कैंसर, मेनोरेजिया तथा एड्स प्रमुख हैं। इन्हें 'एस.टी.डी.' यानी 'सेक्सुअली ट्रांसमिटेड डिज़ीज' कहते हैं, जो यौन–क्रिया के द्वारा संक्रमण से फैलते हैं।

ये रोग कई तरह के कीटाणुओं और बैक्टीरिया के द्वारा फैलते हैं। योनिमार्ग के ज़रिये कीटाणुओं के शरीर में प्रवेश कर जाने पर ये खून के साथ मिलकर पूरे शरीर में फैल जाते हैं। इसलिए यह ज़रूरी है कि इस तरह के रोगों से बचने के लिए यौन–सम्बन्ध बनाते समय सुरक्षा का पूरा ध्यान रखा जाये, जैसे साथी को इस तरह का संक्रमण न हो और उसके सम्बन्ध किसी दूसरे के साथ न हों।

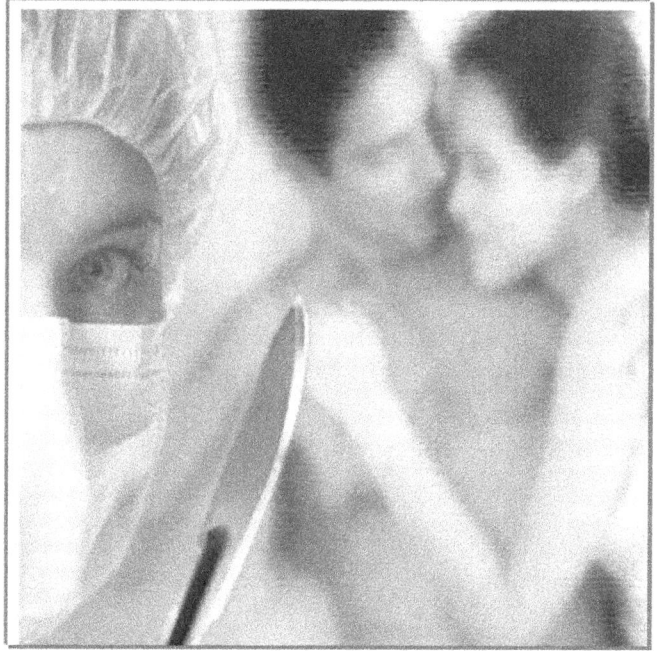

गनोरिया

यह एक प्रकार का बैक्टीरियल संक्रमण है, जो असुरक्षित यौन–सम्बन्ध बनाये जाने पर बैक्टीरिया के द्वारा एक शरीर से दूसरे शरीर में प्रवेश कर जाता है। गनोरिया अधिकतर स्त्रियों में होता है। लगभग 25 से 40 प्रतिशत स्त्रियाँ इस रोग से पीड़ित हैं।

लक्षण : इसके संक्रमण से योनि में जलन, खारिश और सूज़न आ जाती है। सफ़ेद रंग का स्राव आता है और दर्द होता है। बार–बार पेशाब करने की इच्छा होती है और पेशाब करते समय दर्द होता है।

सिफ़लिस

सिफ़लिस भी असुरक्षित यौन–सम्बन्धों के द्वारा होने वाला संक्रमण रोग है। यह रोग बैक्टीरिया के कारण होता है। इसमें इन्फेक्शन से घाव बन जाता है, तो तेज़ी से संक्रमण फैला देता है।

लक्षण : इस रोग में योनि में खुजली, जलन होने के साथ–साथ उसके आसपास गाँठें हो जाती हैं तथा बुख़ार व सिरदर्द भी बना रहता है। इस रोग में व्यक्ति के बाल झड़ने भी शुरू हो जाते हैं।

एचआईवी (एड्स)

एड्स यानी 'एक्वायर्ड इम्यून डिफिशिएंसी सिण्ड्रोम' एक प्रकार का संक्रमण है, जो एचआईवी यानी ह्यूमन इम्यूनोडिफिशिएंसी वायरस से होता है और इस संक्रमण के होने से व्यक्ति के शरीर में रोग–प्रतिरोधक क्षमता धीरे–धीरे कमज़ोर होकर नष्ट हो जाती है, जिसके कारण रोगी साधारण बीमारियों का भी मुकाबला नहीं कर पाता और ये साधारण बीमारियाँ भी उसके लिए जानलेवा सिद्ध हो सकती हैं।

लक्षण : इसके रोगी में 2 से 4 सप्ताह के भीतर लक्षण दिखायी देने लगते हैं। इसमें बुख़ार, उल्टियाँ, डायरिया, जोड़ों में दर्द, सिरदर्द, गले का संक्रमण, शरीर का वज़न घटना आदि कई शारीरिक परेशानियाँ होने लगती हैं।

हेपेटाइटिस–बी

हेपेटाइटिस–बी एचबीवी वायरस के कारण होने वाला रोग है। यह वायरस सीधा लीवर को क्षति पहुँचाता है। इस रोग से ग्रस्त व्यक्ति के असुरक्षित यौन–सम्बन्ध बनाने पर उसके साथी को भी यह रोग हो जाता है। सही समय पर यदि उचित देख–रेख न हो, तो इससे लीवर में कैंसर होने का ख़तरा रहता है, जिससे लीवर काम करना बन्द कर देता है।

लक्षण : इस रोग से पीड़ित व्यक्ति को पीलिया की बीमारी हो जाती है, जिससे आँखों और त्वचा में पीलापन आ जाता है। अंगों व हाथों में सूज़न व बुख़ार आदि इसके लक्षण हैं।

ट्राइकोमोनिएसिस

इस रोग में पीले रंग का झागदार स्राव होता है। स्त्री के गर्भवती होने पर इसका असर गर्भ में पल रहे शिशु पर पड़ता है, जिससे उसका विकास रुक जाता है।

लक्षण : खुजली व जलन की शिकायत होती है।

बचाव के उपाय

ये बीमारियाँ असुरक्षित सेक्स सम्बन्धों के द्वारा ही होती हैं। ऐसी बीमारियों से बचने के लिए ज़रूरी है कि सुरक्षित यौन सम्बन्ध बनाये जायें, मसलन–

- ➪ स्त्री–पुरुष दोनों को ही अपना रूटीन चेकअप कराना चाहिए ताकि बीमारी का सही समय पर पता लगने से सही उपचार हो सके।
- ➪ ये रोग कई लोगों से यौन–सम्बन्ध बनाने से होते हैं। इसलिए वफ़ादारी के साथ केवल एक से ही सम्बन्ध बनाने चाहिए।
- ➪ सेक्स के दौरान कण्डोम का इस्तेमाल करें, जिससे असुरक्षा का भय न हो।
- ➪ किसी गर्भवती को अगर ऐसे रोगों की शंका हो, तो उसे डाक्टर से तुरन्त सम्पर्क करना चाहिए, ताकि बच्चा इन बीमारियों से ग्रस्त न हो सके।

⮑ जब भी इंजेक्शन का इस्तेमाल करें, तो यह ज़रूर देख लें कि इंजेक्शन नया हो और खून चढ़वाते समय यह ज़रूर जान लें कि खून संक्रमित न हो।

⮑ यौन–संचारित रोगों में कभी–कभी ऐसा भी होता है कि किसी व्यक्ति को इसके लक्षण पता नहीं चल पाते या इनमें कुछ ऐसे रोग भी हैं, जिनके लक्षण दिखायी नहीं देते और रोगी व्यक्ति द्वारा किसी दूसरे के साथ सम्बन्ध रखने पर वह रोग संक्रमण के द्वारा दूसरे को भी हो जाते हैं।

⮑ किशोरावस्था में इन रोगों की जानकारी होना आवश्यक है।

❁

क्या है यूटराइन फाइब्रॉइड

यूटरस फाइब्रॉइड (Uterus Fibroid) (गर्भाशय की रसौली) महिलाओं के यूटरस (गर्भाशय) से जुड़ी बीमारी है। यह एक तरह का ग़ैर कैंसरस ट्यूमर है, जो तकरीबन 50 फ़ीसदी महिलाओं को उनके जीवन में कभी न कभी हो ही जाता है।

गर्भाशय की माँसपेशियों में छोटी–छोटी गोलाकार गाँठें बनती हैं, जो किसी महिला में कम बढ़ती हैं और किसी में ज़्यादा। यह मटर के दाने के बराबर भी हो सकती है और किसी–किसी महिला में यह बढ़कर फुटबॉल जैसा आकार भी ले सकती है। कई मामलों में इसका औसत वज़न 1 से 2 किग्रा. या इससे भी ज़्यादा हो जाता है। कई बार यह बहुत बड़ी होकर भी जान को ख़तरा नहीं पहुँचाती, जबकि कई बार यह कम साइज़ की होकर भी जानलेवा हो सकती है।

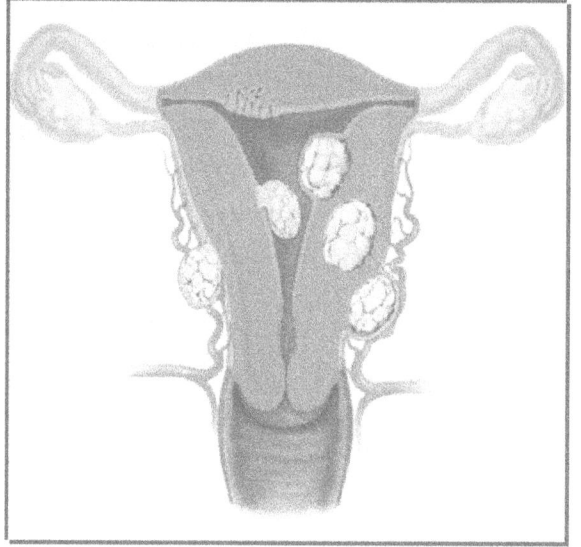

तक़रीबन 50 फ़ीसदी महिलाओं को उनके जीवन में कभी न कभी यूटराइन फाइब्रॉइडस होता है, लेकिन ज़्यादातर महिलाओं को इसका पता ही नहीं चलता, क्योंकि शुरुआती तौर पर इसका कोई लक्षण नज़र नहीं आता। दो तिहाई मामले ऐसे होते हैं, जिनमें इसका कोई लक्षण सामने नहीं आता। डिलीवरी से पहले होने वाले अल्ट्रासाउण्ड या किसी और जाँच में इसका पता चल जाता है। कुछ महिलाओं में रसौली छिपी रहती है और जाँच से ही पकड़ में आती है। छोटी रसौलियाँ बहुत पायी जाती हैं। अगर यह साइज़ में बहुत बड़ी हो जायें, तो महिलाओं को बार–बार मिसकैरिज़ होने लगते हैं और गर्भ ठहरने में दिक़्क़त होती है।

लक्षण

- पीरियड्स (मासिक–धर्म) के दौरान भारी मात्रा में ब्लीडिंग (रक्तस्राव)।
- पीरियड्स स्वाभाविक तीन–चार दिन न होकर आठ–दस दिनों तक चलते हैं।
- पीरियड्स के दौरान पेट के नीचे के हिस्से में दर्द महसूस होता है।
- पीरियड्स ख़त्म होने के बाद भी बीच–बीच में प्राइवेट पार्ट (योनि) से खून आने की शिकायत होती है।

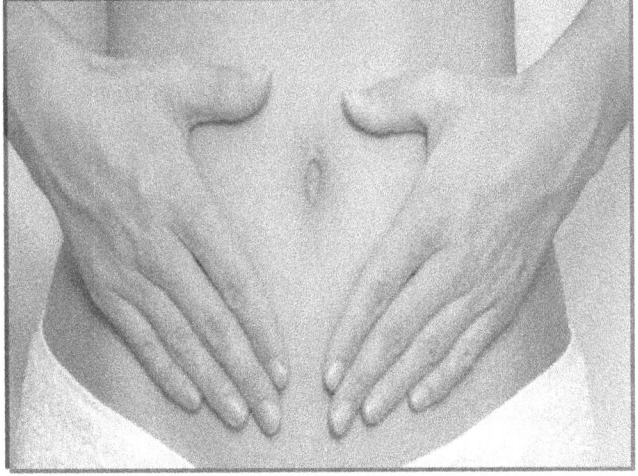

- ज़्यादा ब्लीडिंग की वजह से शरीर में खून की कमी हो जाती है। लापरवाही बरती जाये, तो एनीमिया भी हो सकता है।
- शरीर में कमज़ोरी महसूस होती है।
- प्राइवेट पार्ट (योनि) से बदबूदार डिस्चार्ज़ (स्राव) होने लगता है (रसौली इंफेक्शन होने पर ऐसा होता है)।
- रसौली के बढ़ने से बड़ी आँत व मलाशय पर भार पड़ता है, इससे कब्ज़ होती है।
- मूत्राशय पर दबाव बढ़ता है, तो पेशाब रुक–रुककर होता है और बार–बार जाना पड़ता है।
- गर्भधारण में बाधा होती है। गर्भ ठहरने पर गर्भपात भी हो जाता है।

किस उम्र में

यूटराइन फाइब्रॉइड अकसर बच्चे पैदा कर सकने वाली उम्र में होता है यानी आमतौर पर 20 साल की उम्र हो जाने के बाद ही यह बीमारी होती है।

ज़्यादातर महिलाओं में यह 30 से 45 साल की उम्र के बीच देखा जाता है।

कुछ महिलाओं में मेनोपॉज (रजोनिवृत्ति) के बाद ही यह सामने आता है, पर उसकी बुनियाद पहले पड़ चुकी होती है। वैसे, मेनोपॉज के बाद जब शरीर में एस्ट्रोजन का लेवल कम होने लगाता है, तो ये अपने–आप सिकुड़ने लगते हैं।

ये हैं कारण

महिलाओं में यूटराइन फाइब्रॉइड क्यों होता है, इसके पीछे कोई ख़ास वजहें नहीं हैं। फिर भी ऐसा माना जाता है कि जिनेटिक असंगतता, वैस्कुलर सिस्टम (ब्लड वेसल) की गड़बड़ी जैसी कुछ बातें हैं, जो इसके बनने में बड़ा रोल निभाती हैं।

अगर परिवार में किसी को यूटाराइन फाइब्रॉइड है, तो इसके होने की आशंका बढ़ जाती है।

10 साल की उम्र से पहले पीरियड्स (मासिक–धर्म) शुरू होना, शराब ख़ासकर बीयर का सेवन, गर्भाशय में होने वाला कोई भी इंफेक्शन और हाई ब्लडप्रेशर के कारण भी यूटराइन फाइब्रॉइड होने का रिस्क़ बढ़ जाता है।

ये हैं इलाज के तरीक़े

दवाएँ

अगर फाइब्रॉइड (रसौली) बेहद छोटे हैं और किसी दिक़्क़त को नहीं बढ़ा रहे हैं, तो फ़ौरन किसी इलाज की

ज़रूरत नहीं होती। अगर साइज़ बढ़ रहा है, तो दवाओं से इलाज किया जाता है, लेकिन दवाओं से इसका परमानेण्ट इलाज सम्भव नहीं है। दवाओं से फाइब्रॉइड्स सिकुड़ जाते हैं और कुछ समय के लिए आराम मिलता है। वैसे भी दवाओं को 6 महीने से ज़्यादा नहीं दिया जाता, क्योंकि इसके साइड इफेक्ट्स होते हैं। फाइब्रॉइड की वजह से अगर यूटरस का साइज़ 12 हफ़्ते के गर्भ जितना हो गया है, तो फ़ौरन इलाज शुरू किया जाता है।

सर्जरी

मायोमेक्टमी : इस प्रकार की सर्जरी में पेट में चीरा लगाकर फाइब्रॉइड (पथरी) को निकाल दिया जाता है और गर्भाशय को कोई नुक़सान नहीं पहुँचता। इस सर्जरी के तीन दिन बाद महिला घर जा सकती है। इसके बाद नॉर्मल काम पर लौटने में आमतौर पर चार हफ़्ते का वक़्त लग सकता है।

फ़ायदे : यह इलाज का परम्परागत तरीक़ा है और दुनिया भर में सबसे ज़्यादा सर्जरी इसी तरीक़े से की जाती है। इसमें यूटरस बना रहता है।

नुक़सान : इस सर्जरी को कराने के बाद इस बात के 25 फ़ीसदी चांस है कि सर्जरी के 10 साल के भीतर नये फाइब्रॉइड न बन जायें।

हिस्टरेक्टमी : इस प्रकार की सर्जरी में यूटरस को ही निकाल दिया जाता है। यह सर्जरी ऐसी महिलाओं को कराने की सलाह दी जाती है, जिसका परिवार पूरा हो चुका है और जिनकी आगे बच्चा पैदा करने की प्लानिंग नहीं है।

फ़ायदे : फाइब्रॉइड दोबारा नहीं होते।

नुक़सान : यूटरस निकल जाने के बाद शरीर मे हॉर्मोनल असन्तुलन हो सकता है।

हाईफू (नॉन इनवेसिव मैथड) : फिलिप्स का सोनालेव एमआर एचआईएफयू सिस्टम यूटराइन फाइब्रॉइड के इलाज को ज़्यादा आसान और सटीक बनाता है। इसमें न तो किसी सर्जरी की ज़रूरत होती है और न ही कोई रेडिएशन का ख़तरा। बिना एनैस्थिसिया के दाग़–निशान से मुक्त इलाज है। इसमें सेफ़ और फ़ोकस्ड अल्ट्रासाउण्ड वेव्स (तरंगों) की मदद से शरीर के भीतर बीमार टिश्यू (ऊतकों) को नष्ट कर दिया जाता है। सर्जरी की प्रक्रिया में कुल तीन घण्टे लगते हैं। मरीज़ उसी दिन अस्पताल से घर जा सकता है और वापस काम पर लौटने में भी उसे ज़्यादा दिन नहीं लगते। जबकि इलाज के वर्तमान तरीक़े में सर्जरी की जाती है और काम पर लौटने में 10 दिन का वक़्त लग जाता है। यह तकनीक आजकल केवल महानगरों में उपलब्ध है।

आयुर्वेद और योग

यूटराइन फाइब्रॉइड के कई मामले ऐसे होते हैं, जिन्हें आयुर्वेद और योग की मदद से ठीक किया जा सकता है। डाक्टर पूरी जाँच करने के बाद यह बताते हैं कि उसका फाइब्रॉइड आयुर्वेदिक इलाज से ठीक हो सकता है या उसे सर्जरी के लिए जाना चाहिए।

अगर फाइब्रॉइड इस स्थिति में है कि उसका इलाज बिना सर्जरी के हो सके, तो आयुर्वेद में इसके लिए पंचकर्म–चिकित्सा की जाती है। इसमें शरीर का शुद्धिकरण किया जाता है। डेढ़ घण्टे की एक सिटिंग होती है और ऐसी कुल मिलाकर 10 सिटिंग लेनी पड़ती हैं। इसके बाद महीने में एक बार बुलाया जाता है। इस पूरी प्रक्रिया के दौरान आयुर्वेदिक दवाएँ भी खाने को दी जाती हैं। एक सिटिंग का ख़र्च तक़रीबन 500 से 600 रुपये आता है।

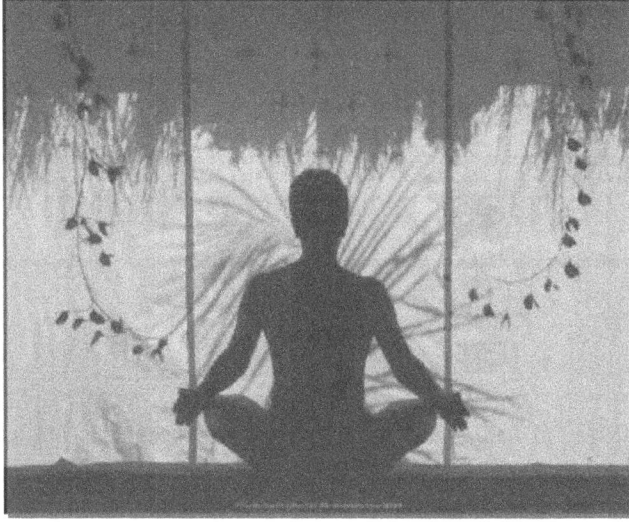

यौगिक क्रियाएँ

किसी महिला को यूटराइन फाइब्रॉइड होने का मतलब है कि उसके यौन अंग पूरी तरह स्वस्थ नहीं हैं, इसलिए महिला को यौनांग से सम्बन्धित कुछ यौगिक पोश्चर और एक्सरसाइज़ भी बतायी जाती हैं, जिन्हें करने से उन्हें फ़ायदा मिलता है। कुछ यौगिक क्रियाएँ और प्राणायाम भी हैं, जिन्हें किया जा सकता है। इनमें ख़ास हैं प्राण मुद्रा, जिसे सुबह–शाम 20–20 मिनट के लिए कर लेना चाहिए। शवासन, गोरक्षासन और जानुशीर्षासन भी काफ़ी फ़ायदेमन्द हैं। भ्रामरी और उज्जायी प्राणायाम भी कर सकते हैं।

(सभी यौगिक क्रियाओं को किसी योग्य योग गुरु से सीखकर करना चाहिए। वैसे पाठक इनकी विधिवत् जानकारी वी 'एण्ड एस पब्लिशर्स' द्वारा प्रकाशित 'योग और भोजन द्वारा रोगों का इलाज' पुस्तक से प्राप्त कर सकते हैं।)

फ़ायदा : आयुर्वेद और योग से इलाज का एक बड़ा फ़ायदा यह होता है कि एक बार ठीक हो जाने के बाद सिस्ट (रसौली) दोबारा नहीं होती, जबकि सर्जिकल तरीक़े से इसे रिमूव (समाप्त) कराने में सिस्ट दोबारा होने का अन्देशा बना रहता है। इसके अलावा आयुर्वेदिक तरीक़े से इलाज के दौरान न तो कोई दर्द होता है और न इसका कोई साइड इफ़ेक्ट है।

क्या करें कि (रसौली) हो ही नहीं!

- जो महिलाएँ रोज़ाना 40 मिनट वॉक करती (टहलती) हैं, उन्हें फाइब्रॉइड होने का रिस्क़ काफ़ी कम हो जाता है।
- इसके अलावा मौसमी फल और सब्ज़ियाँ लगातार लेती रहें और फास्ट फूड से बचें। 'हेल्दी लाइफ़ स्टाइल' इस स्थिति से बचने में मददगार है।

आँख की आम परेशानियाँ

ड्राई आई सिण्ड्रोम

यह तब होता है, जब आँसुओं की मात्रा अथवा उनकी गुणवत्ता में कमी आ जाती है। आँसू आँखों के प्राकृतिक ल्यूबरिकेण्ट्स होते हैं। इसके लक्षणों में आँखों में थकान होना शामिल है। कभी–कभी आँखों के कोनों से सफेद पदार्थ भी निकलता जिसे आँख का कीचड़ कहते है।

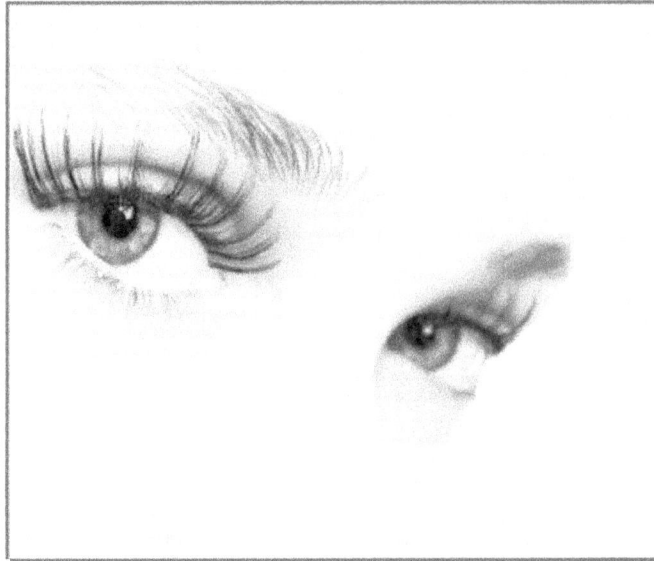

कारण

आँखों की पलकों में पुराने इंफेक्शन, एलर्जिक कंजेक्टिवाइटिस अथवा रूमेटॉयड आर्थराइटिस जैसी बीमारी।

इलाज व बचाव

जिन परिस्थितियों में तकलीफ बढ़ती हो, उनसे बचें। किसी तरह के धमाके के सामने पड़ने और सीधे एयर कण्डिशनर की हवा से बचें। आँखों की नमी बनाये रखने वाली ड्रॉप्स का इस्तेमाल भी कर सकते हैं।

एलर्जिक कंजेक्टिवाइटिस

इसमें आँखें लाल हो जाती हैं, पानी आता है और खुजली होती है। रोगी में इनमें से कोई एक अथवा यह सारे लक्षण हो सकते हैं और यह खासतौर पर मौसम बदलने के समय होता है।

कारण

धूल और प्रदूषण। काण्टेक्ट लेंस लगाने वालों को ज़्यादा खतरा होता है।

इलाज और बचाव

धुएँ और धूल में जाने से बचें। आँखों को ठण्डे पानी से धोयें और डाक्टर के परामर्श से दवा लें।

कम्प्यूटर विज़न सिण्ड्रोम

इसमें आँखों में दर्द, पानी आना, धुँधला दिखायी देना और तनाव महसूस करने की शिकायत होती है, खासकर कम्प्यूटर के सामने बैठकर लम्बे समय तक काम करने के बाद।

कारण

बिना विराम लिये लम्बे समय तक काम करना।

इलाज व बचाव

चश्मा बनवा सकते हैं, थोड़ी–थोड़ी देर पर आँखों को आराम दें (कम्प्यूटर की स्क्रीन से दूसरी ओर की चीज़ें देखें), आँखों की नमी बनाये रखने वाली ड्रॉप इस्तेमाल करें और ज़रूरत पड़े, तो व्यायाम भी करें।

केटरेक्ट (मोतियाबिन्द)

इसमें आँख का प्राकृतिक लेंस धुँधला हो जाता है। इससे स्पष्ट देखने में दिक्कत आती है, रोशनी के चारों ओर आभा नज़र आती है और पढ़ने में दिक्कत होती है।

कारण

आमतौर पर यह उम्र से जुड़ी बीमारी है। मधुमेह और किसी ट्रामा का सामना करने वालों में यह जल्दी भी हो सकती है।

इलाज व बचाव

इससे बचाव को कोई ज्ञात तरीका नहीं है। इसके शुरुआती दौर में आप चश्मा बदलकर कुछ हद तक इससे निजात पा सकते हैं। वैसे इसका बेहतर इलाज सर्जरी है।

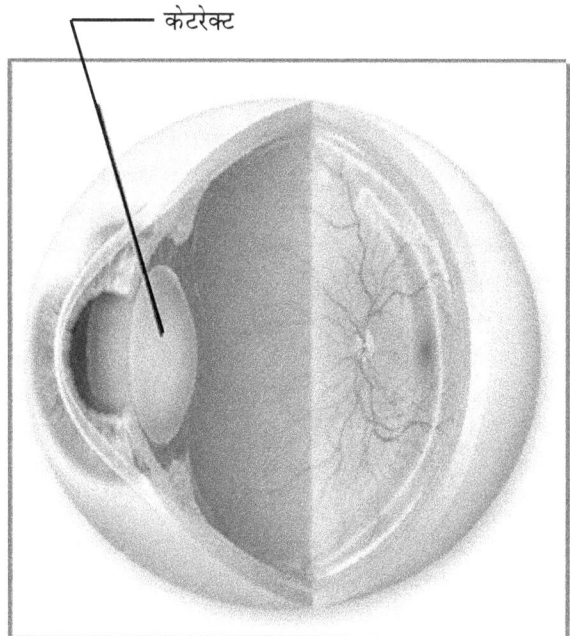

केटरेक्ट

ग्लूकोमा

इसे 'काला मोतिया' के नाम से भी जाना जाता है। यह करीब–करीब अन्धेपन की स्थिति होती है। आँखों में जबरदस्त दबाव की वजह से ऑप्टिकल नर्व को ऐसा नुकसान पहुँचता है, जिसकी भरपाई नहीं की जा सकती। इसके लक्षणों में भारीपन, दर्द, पानी आना और देखने की क्षमता का घटना शामिल है। कभी–कभी कोई लक्षण नज़र नहीं आता और यह सिर्फ आँखों की जाँच के दौरान ही पकड़ में आता है।

कारण

परिवार के लोगों को पहले से यह बीमारी हो, तो दूसरी पीढ़ी को ज़्यादा ख़तरा होता है। इसके अलावा मधुमेह से भी ख़तरा बढ़ता है।

इलाज व बचाव

आँखों के दबाव की नियमित जाँच करायें। अगर आँखों का दबाव सामान्य से ज़्यादा है, तो इसे आई ड्रॉप से कण्ट्रोल किया जा सकता है। दबाव की मात्रा और ऑप्टिकल नर्व को हुए नुकसान के आधार पर सर्जरी अथवा मेडिकल इलाज हो सकता हैं। इसमें लम्बे समय तक नियमित देखभाल जरूरी है।

भोजनजनित रोग

आधुनिक युग में भोजन में रसायनों, कीटनाशक, प्रतिरक्षक रसायनों, उर्वरकों के इस्तेमाल, रंगों के उपयोग इत्यादि के कारण भोजन के प्रदूषित व हानिकारक होने की सम्भावना बढ़ गयी है। भोजनजनित रोग जहरीले भोजन, संक्रमित, सड़े व बासी भोज्य–पदार्थों की मौजूदगी, भोजन को सुरक्षित रखने, पकाने, परोसने, खाने के गलत तरीकों के कारण हो सकते हैं। भोजनजनित रोगों के निम्नलिखित कारण हो सकते हैं।

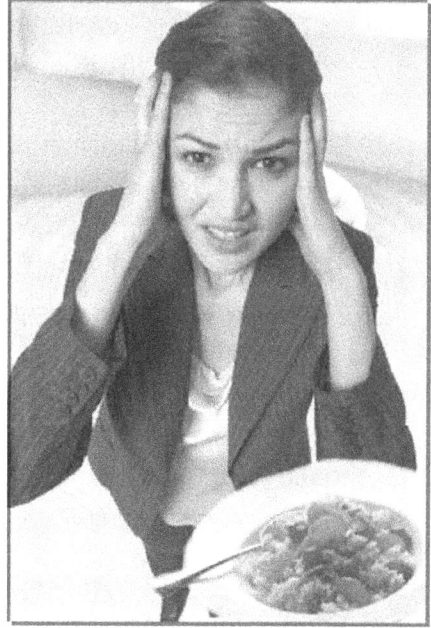

- ➩ यदि भोज्य या पेय पदार्थ गलत ढंग से रखने से, खुला रखने, देर समय तक सामान्य तापमान में रखे जाते हैं, तो संक्रमित हो सकते हैं।

- ➩ भोजन को वितरण करने, रखने, पकाने, परोसने, खाते समय, स्वस्थ सुरक्षित तरीकों का इस्तेमाल नहीं किया गया हो।

- ➩ यदि खाना पकाने या खाने से पूर्व, मलमूत्र त्याग के बाद हाथ साफ़ नहीं किये गये हों।

- ➩ कच्चे भोज्य–पदार्थ विशेषकर खराब होने वाले अण्डे, गोश्त, मछली, चिकन, दुग्ध–उत्पादन, फल, सब्जियाँ इत्यादि सही तापमान पर सुरक्षित नहीं रखे गये हों।

- ➩ जब प्रदूषित भोजन को स्वच्छ भोजन में मिला दिया गया हो।

- ➩ जब भोजन पकाने, परोसने वाले संक्रमित हों।

- ➩ भोजन को सुरक्षित रखने के लिए प्रयुक्त रसायन। कीटनाशक रसायन की मात्रा ज्यादा होने से भी शरीर रोगग्रस्त हो सकता है।

- ➩ कुछ भोज्य–पदार्थों में प्राकृतिक रूप से ही हानिकारक तत्त्व मौजूद रहते हैं, जिनके सेवन से भी रोग–ग्रसित होने का भय रहता है।

- ➩ यदि भोज्य–पदार्थों में मिलावट है, तो भी गम्भीर रोग हो सकते हैं।

भोजनजनित मुख्य समस्याएँ

- गरीब व्यक्ति देश के कुछ इलाकों में गोडू (झुनझुनिया) का सेवन करते हैं, जिनमें मौजूद जहरीले तत्त्व के कारण पेट में पानी उतर सकता है। इससे पीलिया हो सकता है।
- अनाजों–चावल, मक्का, बाजरा, गेहूँ, कपास के बीज को सुरक्षित रखते समय यह फफूँद संक्रमित हो सकते हैं, जो कि एफ्ला टॉक्सिन स्रावित करते हैं। यह यकृत को संक्रमित कर सिरहोसिस, कैंसर पैदा कर सकते हैं।
- बाजरा, ज्वार, राई, गेहूँ इत्यादि की फसलों में ही फफूँद से संक्रमण हो सकता है, जिससे खाद्यान्न में काले दाग पड़ जाते हैं। इन संक्रमित अन्नों के सेवन से मितली, उलटी, दस्त, पेट दर्द व चक्कर आने की समस्याएँ हो सकती हैं।
- सरसों के तेल की 'सत्यानाशी' के तेलों से मिलावट हो सकती है, जो सुरक्षित सीमा से ज्यादा मात्रा में सेवन करने से पैरों में सूजन आ सकती है। दस्त हो सकते हैं व साँस फूल सकती है। मौत तक का भय रहता है।
- कुछ भोज्य–पदार्थों जैसे गोभी प्रजाति की सब्जियों में ऐसे तत्त्व होते हैं, जिनके ज्यादा मात्रा में सेवन से घेंघा हो सकता है। साथ ही इन सब्जियों में कैंसर से बचाव वाले रसायन भी मौजूद होते हैं।
- यदि जानवर संक्रमित या बीमार है, तो इनसे प्राप्त भोज्य–पदार्थ दूध, अण्डा, गोश्त, चिकन, मछली सेवन से भी रोग होना स्वाभाविक है।
- इसी प्रकार यदि जानवर कीटनाशक व रासायनिक उर्वरक मिले चारे का सेवन करते हैं, तो यह तत्त्व भी इन जानवरों के, उत्पादन के सेवन से मनुष्य के शरीर में पहुँचकर रोग उत्पन्न कर सकते हैं।
- यदि जल प्रदूषित है, तो इनमें पलने–बढ़ने वाली मछलियाँ एवं अन्य जल–उत्पादित भोज्य–पदार्थ प्रदूषित हो जाते हैं। जल में मौजूद हानिकारक रसायन पारा, कैडमियम, लेड, आर्सेनिक इनके अन्दर जमा हो जाते हैं, जिनके सेवन से भी रोग हो सकते हैं।
- भोजन को रखने, पकाने, वितरण, परोसने, खाते समय भोजन जीवाणुओं वैक्टीरिया, वायरस, फफूँद, परजीवी से संक्रमित हो सकते हैं। जीवाणुजनित टायफॉयड, कालरा, अमीबीएसिस, केंचुओं, गैस्ट्रो इण्ट्राइटिस, वायरल हिपेटाइटिस इत्यादि रोग हो सकते हैं।
- खाद्यान्न, फलों, सब्जियों को सुरक्षित रखते समय कीटनाशक रसायन का उपयोग किया जाता है। गलत तरीके से इनके इस्तेमाल से या असावधानीवश यह रसायन भी भोजन में मिलकर मनुष्य को गम्भीर रोग प्रदान कर सकते हैं।
- जहरीले मशरूम या अन्य पदार्थों–धतूरे, जहरीले बेरी इत्यादि का सेवन करने से भी रोग हो सकते हैं। यहाँ तक मौत भी हो सकती है।
- भोजन को सुगन्धित करने, इनको आकर्षक बनाने, सुरक्षित रखने के लिए अनेक प्रकार के तत्त्वों व रसायनों का उपयोग होता है। इनमें प्राकृतिक पदार्थ केसर, हल्दी, वनीला, सिरका इत्यादि मनुष्य के लिए सुरक्षित होते हैं। इसी तरह की श्रेणी के एक प्रतिरक्षक भी मानव के लिए अपेक्षाकृत सुरक्षित होते हैं। पर कुछ अनुमोदित रसायन अब वैज्ञानिकों के शक के दायरे में आ गये हैं, जिनके सेवन से रोग होने का खतरा होता है।
- भोज्य–पदार्थों को पैक करने के लिए प्रयुक्त पदार्थ पॉलीथीन, कागज इत्यादि भी भोजन में रिसकर रोग पैदा कर सकते हैं।

- जानवरों को स्वस्थ रखने, उत्पादन–क्षमता बढ़ाने के लिए इनको स्टॉयरायड हार्मोन (आक्सीटोसिन) की गोलियाँ, इंजेक्शन दिये जाते हैं। ये इन जानवरों के उत्पादित पदार्थों गोश्त, चिकन, अण्डों, दूध, दुग्ध–उत्पादन में भी मौजूद होते हैं।

- इसी प्रकार जानवरों के रोगग्रस्त होने पर या इनको रोगों से बचाव के लिए एण्टीबायटिक दवाओं का इस्तेमाल किया जाता है, जिसके कारण इन जानवरों में मौजूद जीवाणु इन दवाइयों के विरुद्ध प्रतिरोधक क्षमता उत्पन्न कर लेते हैं। यह जीवाणु मनुष्य के शरीर में पहुँचकर समस्या उत्पन्न कर सकते हैं।

- कुछ व्यक्तियों को कुछ विशेष भोज्य–तत्त्व से एलर्जी हो सकती है। मछली, झींगे, अण्डे, स्ट्राबेरी, दूध, सूखे मेवा इत्यादि से एलर्जी होने की ज्यादा सम्भावना रहती है। भोज्य–पदार्थ से एलर्जी होने पर पित्ती, मितली, उलटी, दस्त हो सकती है। कुछ को दमा हो सकता है। कभी–कभी भोज्य–पदार्थ से एलर्जी होने पर एलाफाइलेक्सिस होने से मौत भी हो सकती है।

भोजनजनित रोगों से बचाव

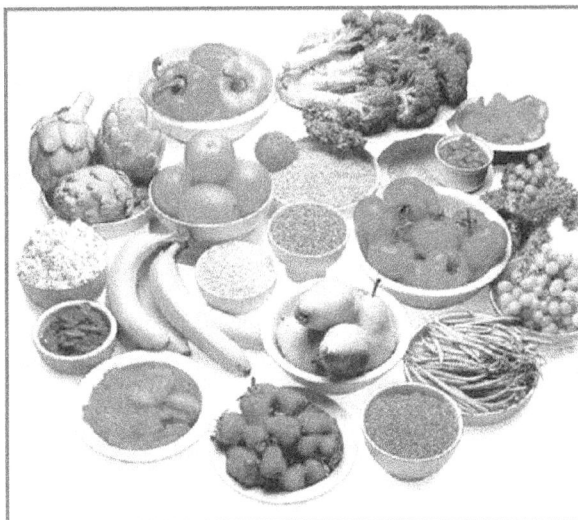

- भोजन को सही जगह पर, सही तापमान, कम आर्द्रता में सुरक्षित रखना चाहिए, जिससे खाद्यान्न खराब न हो, सड़े–गले नहीं, न ही संक्रमित हो पाये। खाद्यान्न में कीटनाशक नहीं मिलाना चाहिए। यदि यह सड़–गल गये हैं या संक्रमित हो गये हैं, तो इन्हें नष्ट कर देना चाहिए।

- भोज्य–पदार्थों को एक स्थान से दूसरे स्थान पर पहुँचाने का सही प्रबन्ध होना चाहिए, खराब होने वाले पदार्थों फल, सब्जियों, गोश्त, चिकन, मछली, दुग्ध–उत्पादनों के लिए वातानुकूलित वाहनों का उपयोग करना चाहिए, जिससे यह खराब न हों।

- भोज्य–पदार्थ सदैव अच्छी मानकता के खरीदने चाहिए। सड़े–गले भोज्य–पदार्थों, खाद्यान्न, फल, सब्जियों, मिठाइयों को नष्ट कर देना चाहिए। बाजार में खुले बिक रहे कटे फलों, मिठाइयों, पेय पदार्थ का सेवन न करें।

- छोटे बच्चों को खुले पार्क, बागों में अकेले खेलने न दें। यहाँ पर यह अनजाने में जहरीले फल–फूल, पानी का सेवन कर सकते हैं।

- फलों, सब्जियों, सलाद को कच्चा खाने से पहले इन्हें साफ पानी से अच्छी तरह से धो लेना चाहिए।

- गोश्त, अण्डा, दूध, समुद्री–उत्पादनों का कभी भी कच्चा सेवन नहीं करना चाहिए। खाने से पहले इन्हें अच्छी तरह पका या उबाल लेना चाहिए।

- भोजन को चूहों, कॉकरोच, धूल, मच्छर, मक्खियों से प्रदूषित होने से बचायें।

- भोजन पकाने का स्थान सदा स्वच्छ होना चाहिए। यह स्थान गन्दगी, कूड़ा-करकट, नाले-नाली, पशु के रहने के स्थान के निकट नहीं होना चाहिए।

- भोजन पकाने, परोसने वाले व्यक्ति को हमेशा स्वस्थ होना चाहिए। यदि कोई व्यक्ति फोड़ा, फुंसी, दस्त, पेचिश, ज्वर, खाँसी से ग्रस्त है, तो इन्हें भोजन पकाना व परोसना नहीं चाहिए।

- भोजन पकाते समय सर न खुजायें, मुँह, नाक में हाथ न लगायें, खाँसे व छींके नहीं। स्वच्छ कपड़े पहनें, यदि बाल लम्बे हैं, तो बाँधें। नाखून छोटे रखें, भोजन पकाने से पहले हाथ जरूर धोयें।

- मल, मूत्र त्याग के बाद साबुन से हाथ धोयें।

- भोजन को पकाते समय तथा परोसते समय हाथों से कम से कम छुएँ और हाथ साफ रखें।

- भोजन पकाने और पीने का पानी हमेशा साफ होना चाहिए।

- भोजन पकाने के बाद इसे ढककर रखें। पकाने के बाद जल्द से जल्द भोजन का सेवन करें। भोजन को पकाने के दो घण्टे से ज्यादा सामान्य तापमान पर न रखें। यदि 4 घण्टे से ज्यादा बाहर रखा है, तो बेहतर है कि उसका सेवन न करें। भोजन को गरम ही फ्रिज में रखने से कोई नुकसान नहीं होता।

- फ्रिज से निकालने के बाद भोजन को अच्छी तरह से गरम करके ही खाना चाहिए।

- डिब्बाबन्द भोज्य-पदार्थों का यदि डिब्बा फूल गया है, खोलने पर झाग निकलता है, तो सेवन न करें। पैकेट में मिलने वाले खाद्य-पदार्थ का यदि पैकेट फटा है, खराब होने की तारीख समाप्त या नष्ट हो गयी है, तो भी सेवन न करें।

स्ट्रेस यूरिनरी इनकोण्टिनेंस

स्ट्रेस यूरिनरी इनकाण्टिनेंस (एसयूआई) वह बीमारी होती है, जिसमें पेल्विस की माँसपेशियाँ कमज़ोर पड़ने के कारण अनजाने में ही पेशाब निकल जाता है। एसयूआई उस समय होती है, जब वाल्व की तरह काम करने वाला स्फिंस्टर पेट में दबाव के समय बन्द नहीं रह पाता और थोड़ी मात्रा में पेशाब निकल जाता है।

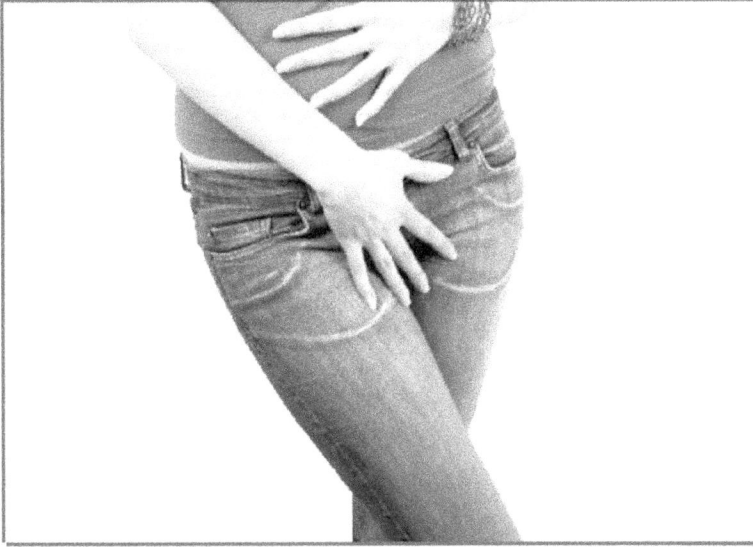

एसयूआई रोग का महिलाओं पर सामाजिक, मानसिक और भावनात्मक रूप से बहुत असर होता है। महिलाएँ इसकी वजह से घर से बाहर निकलने से डरने लगती हैं और अकेले स्थान पर रहने लगती हैं, क्योंकि उन्हें हमेशा यह डर लगता है कि कहीं पेशाब न निकल जाये।

विशेषज्ञों का अनुमान है कि 3 में से 1 महिला को जीवन के किसी भी पड़ाव में एसयूआई का सामना करना पड़ता है। हालाँकि यह बीमारी 35 से 60 वर्ष की महिलाओं में अधिक पायी जाती है, लेकिन यह बढ़ती उम्र का अनिवार्य हिस्सा नहीं है। गर्भावस्था, प्रसव, भारी वज़न उठाते रहने, रजोनिवृत्ति या मोटापे के कारण पेल्विस माँसपेशियों और उससे जुड़े ऊतक कमज़ोर पड़ने से यह बीमारी होती है।

एसयूआई होने के कारण

एसयूआई कई कारणों से हो सकती है, जिनमें में से प्रमुख कारण इस प्रकार हैं—

गर्भावस्था

गर्भावस्था के समय हारमोन–उत्सर्जन की वजह से पेल्विस माँसपेशियाँ कमज़ोर पड़ती हैं और वज़न बढ़ने से और भी दबाव आ जाता है। आधी से ज़्यादा महिलाओं को एसयूआई गर्भावस्था के समय ही होती है।

प्रसव के समय एसयूआई का जोखिम बढ़ जाता है, क्योंकि बच्चा जनते समय पेल्विस के आसपास की माँसपेशियाँ खिंच जाती हैं और कटफट भी जाती हैं।

मोटापे के कारण

पेट के अधिक दबाव से ब्लैडर के एरिया में खिंचाव आता है और इससे एसयूआई का जोखिम बढ़ जाता है। शारीरिक अनुपात के हिसाब से अधिक वज़न वालों, मार्बिड आबेसिटी और लाइलाज मोटापे का शिकार लोगों को एसयूआई का अधिक जोखिम होता है।

रजोनिवृत्ति

रजोनिवृत्ति यानी मेनोपॉज़ के बाद एस्ट्रोजेन स्तर में कमी हो जाती है और इससे यूरेथ्रा पर दबाव आने से एसयूआई का अन्देशा बढ़ जाता है। मेनोपाज़ के बाद महिलाओं का वज़न भी बढ़ने लगता है और यही बीमारी होने का अतिरिक्त कारण बनता है।

हिस्टेरेक्टोमी

हिस्टेरेक्टोमी से पेल्विस क्षतिग्रस्त हो सकता है और इससे एसयूआई का विकार पैदा हो जाता है।

दवा का दुष्प्रभाव

रक्तचाप नियन्त्रित करने वाली कुछ दवा या एण्टी डिप्रेसेण्ट और नींद की दवा के दुष्प्रभाव से एसयूआई हो सकती है।

उपचार

एसयूआई की बीमारी बिना दवा के भी क़ाबू में की जा सकती है।

- जीवनशैली में बदलाव, वज़न घटाने और धूम्रपान बन्द करने, कम मात्रा में तरल पदार्थ लेने से यह विकार ठीक हो जाता है।
- पेल्विस माँसपेशियों के व्यायाम से भी लाभ होता है।
- एसयूआई के उपचार के अन्य विकल्पों में दवा और सर्जरी शामिल हैं।

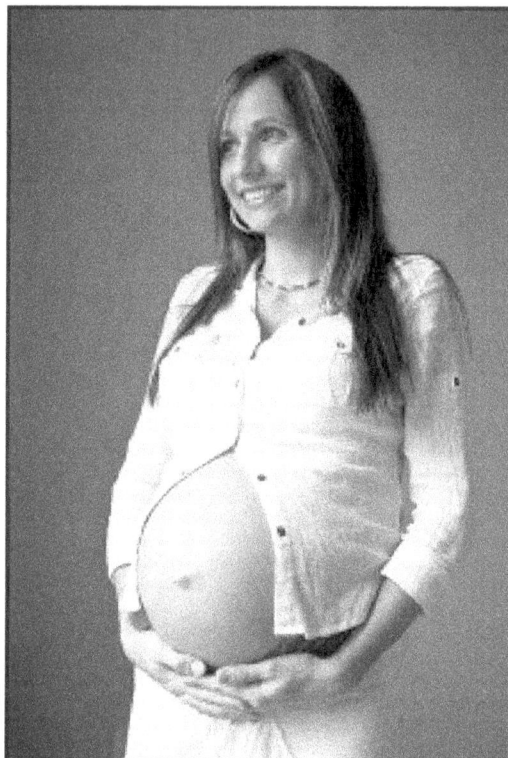

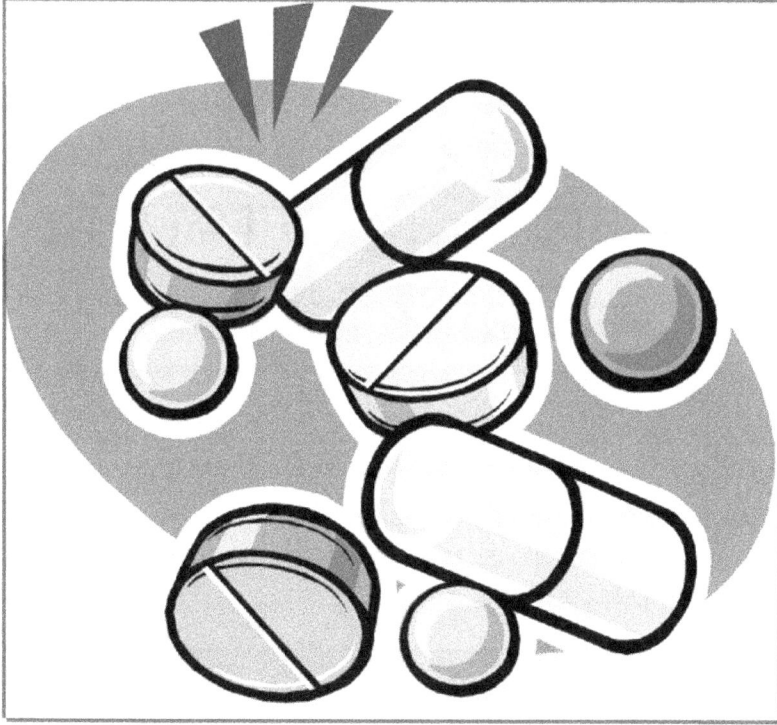

- पैसरीज (हटा सकने वाले मेडिकल उपकरण जिन्हें योनि में लगाया जाता है)।
- ब्लैडर नेक सस्पेंशन–जैसे एमएमके (मार्शल मार्शेटी क्रेंज) और बर्श कोलसस्पेशन।
- यूरेथ्रो के पास दिये जाने वाले बल्किंग एजेण्ट्स जैसे हाड्रोजेल इंजेक्शन (प्रीयूरेथ्रा इंजेक्शन)।
- टेंशनफ्री वेजिनल टेप (टीवीटी)।

यदि सर्जरी की ज़रूरत हो, तो ऐसा सर्जन ढूँढ़ना चाहिए, जो इस प्रक्रिया में विशेषज्ञ हो।

लिथोट्रिप्सी...मूत्रमार्ग की पथरी का बिना आपरेशन इलाज

हमारे देश में 50 लाख से ज़्यादा व्यक्ति मूत्र–पथरी से पीड़ित हैं और रोज़ उनकी संख्या में इजाफ़ा हो रहा है।

अभी तक पथरी निकालने के लिए शल्य–क्रिया ही एकमात्र उपचार था, मगर उसमें अनेक कठिनाइयाँ भी सामने आती थीं और फिर आपेरशन का स्वाभाविक भय अक़सर मरीज़ को उपचार में देर करने के लिए प्रवृत्त करता था, जिससे मुश्किलें बढ़ जाती थीं।

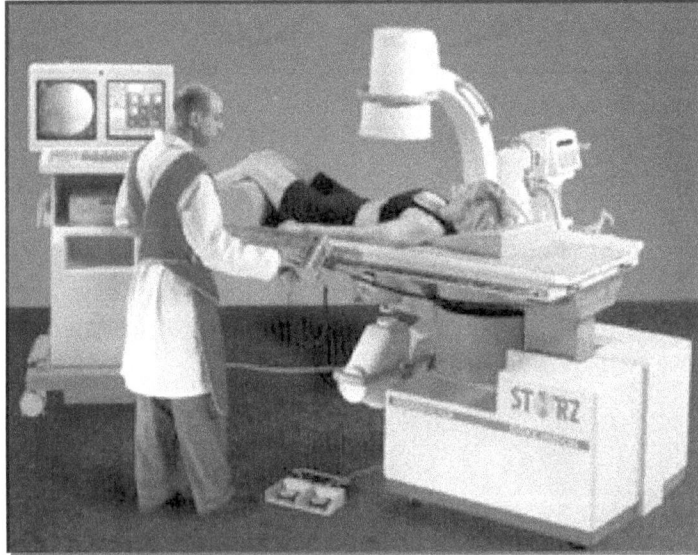

मगर अब पथरी को आपरेशन के बिना निकालने की विधि उपलब्ध हो गयी है, जिसे 'लिथोट्रिप्सी' कहा जाता है। इस विधि का सबसे पहले उपयोग 1980 में किया गया और 1987 से यह विधि भारत में भी उपलब्ध है।

तकनीक का सिद्धान्त

इस विधि में मूत्रमार्ग के किसी भी हिस्से में मौजूद पथरी की अचूक निशानदेही की जाती है और फिर उसपर

अति क्षमता वाली तरंगों की बौछार कर पथरी को तोड़ दिया जाता है, फिर पथरी के टूकड़े मूत्र के साथ बाहर निकल आते हैं। आज यह सर्वाधिक सुरक्षित, सरल और सैद्धान्तिक पद्धति के रूप में मान्यता पा चुकी है।

तैयारी

यदि मरीज़ की बीमारी का निदान हो चुका हो, तो कुछ सामान्य रक्त व मूत्र–जाँचों, गुरदों का एक्सरे और आई.वी.पी एक्सरे की ज़रूरत पड़ती है

आमतौर पर इस प्रक्रिया में मरीज़ को बेहोश करने की ज़रूरत नहीं पड़ती। केवल उपचारित भाग को सुन्न कर देने और नींद का इंजेक्शन लगा देने से यह क्रिया बिना दर्द के सम्पन्न हो जाती है।

कैसे होती है, लिथोट्रिप्सी

इस विधि में लगने वाला समय पथरी के आकार और उसकी संख्या पर निर्भर करता है। आमतौर पर इसे एक शृंखला में किया जाता है, जिसमें एक कड़ी क़रीब 30–40 मिनट की होती है और इन 2 कड़ियों के बीच क़रीब 4 दिन का अन्तर रखा जाता है ताकि शरीर पर ज़रूरत से ज़्यादा तरंगें न पड़ जायें।

जब ये तरंगे शरीर से टकराती हैं, तो बहुधा उनमें से कोई संवेदना उत्पन्न नहीं होती। कुछ मरीज़ ही हलकी चुभन का एहसास करते हैं, मगर पीड़ा नहीं होती।

अधिकांश मरीज़ इलाज के तुरन्त बाद अपने घर लौट सकते हैं। अपवादस्वरूप किसी को 24 घण्टे निगरानी में रहना पड़ सकता है।

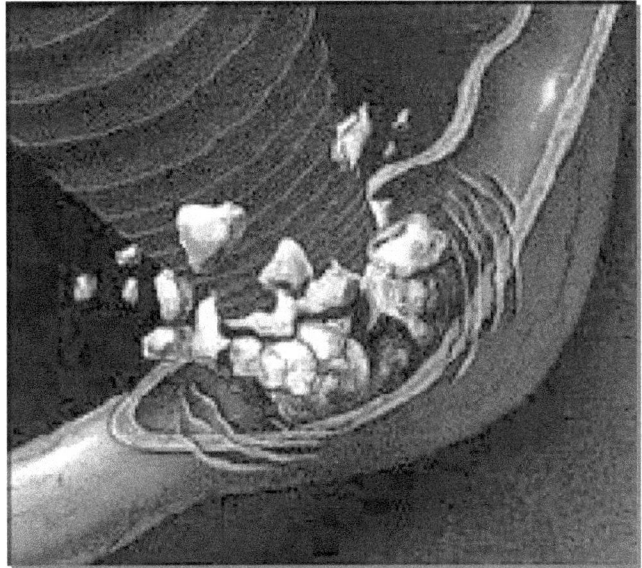

उपचार के पश्चात् मरीज़ को 3 माह बाद पुनः जाँच के लिए आना होता है। तब एक नया एक्सरे करके यह देखा जाता है कि पथरी का कोई अंश बाक़ी तो नहीं रह गया है।

लिथोट्रिप्सी और जटिलताएँ

चूँकि इस विधि के प्रयोग को केवल 8–10 वर्ष हो गये हैं, इसकी दीर्घकालीन प्रतिक्रिया के बारे में अधिक जानकारी इकट्ठा नहीं हो पायी है।

हाँ, उपचार के तुरन्त बाद होने वाली तकलीफ़ों में मूत्र से रक्तस्राव और 1–2 दिन मूत्र में तीव्र पीड़ा कुछ मरीज़ महसूस करते हैं।

सफलता और उपचार का ख़र्चा

अनुमानतः 90 प्रतिशत मरीज़ों को इस विधि से पूर्ण लाभ हो जाता है। कुछ में 2 या उससे अधिक बार इस

क्रिया को दोहराना पड़ सकता है।

प्रति बैठक में क़रीब 8 हज़ार रुपये का ख़र्च आता है, जिसमें अस्पताल के रहने का किराया और चिकित्सक की फ़ीस भी शामिल है।

फिलहाल हमारे देश में यह सुविधा 40–50 शहरों में उपलब्ध है।

लिथोट्रिप्सी के फ़ायदे

- ➪ आपरेशन या चीरा लगाने की ज़रूरत नहीं पड़ती।
- ➪ गुरदों या मूत्रमार्ग को कोई क्षति नहीं पहुँचती।
- ➪ अस्पताल में अल्प समय के लिए रहना पड़ता है।
- ➪ एक सप्ताह में सामान्य दिनचर्या प्रारम्भ कर सकते हैं।
- ➪ बेहोश करने की ज़रूरत नहीं पड़ती।
- ➪ खून की ज़रूरत नहीं होती।

वृद्धावस्था, मधुमेह, उच्च रक्तचाप या हृदयरोग के मरीज़ों में इस विधि को आसानी से अपनाया जा सकता है।

हिस्टीरिया

मनुष्य की इच्छाएँ अनन्त होती हैं। उनमें से कुछ ही इच्छाएँ पूर्ण होती हैं, जबकि कुछ इच्छाएँ पूर्ण नहीं होतीं। वास्तव में हर मनुष्य अपनी सभी इच्छाओं की पूर्ति करना चाहता है। यह स्थिति स्त्री–पुरुष के मानसिक सन्तुलन को प्रभावित करती है।

हिस्टीरिया महिलाओं का ऐसा रोग है, जो अतृप्त इच्छाओं से सम्बन्ध रखता है। विशेषज्ञों का मानना है कि काम–वासना से पीड़ित युवती की इच्छा की जब तृप्ति नहीं होती, तो उसके दिमाग़ में उलझन पैदा होती है, और फिर यही उलझन धीरे–धीरे हिस्टीरिया का रूप धारण कर लेती है।

कुछ विशेषज्ञों के अनुसार निम्नलिखित कारण भी हिस्टीरिया रोग को जन्म देते हैं–

➪ युवती का देर से विवाह होना और वैवाहिक जीवन में अच्छे तालमेल का न होना।

➪ पति–पत्नी के विचारों का न मिलना।

➪ पति का शारीरिक रूप से कमज़ोर होना और अपनी इसी कमज़ोरी की वजह से पत्नी को शारीरिक रूप से सन्तुष्ट न कर पाना।

➪ पति का सम्बन्ध किसी अन्य स्त्री से होना।

➪ यदि पत्नी की उम्र अधिक हो और वह अपने पति को शारीरिक सन्तुष्टि न दे पाती हो।

➪ पतिव्रता स्त्री का पर–पुरुष से शारीरिक सम्बन्ध रखना।

➪ पति का लम्बे समय तक अपनी पत्नी से दूर रहना और पत्नी का परिवार के अन्य लोगों से तालमेल न होना।

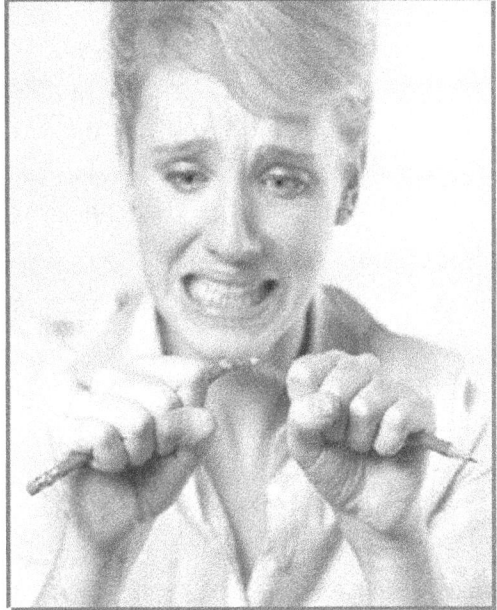

➪ स्त्री का बाँझ होना।

कुँवारी युवतियों में हिस्टीरिया के कारण

➪ प्रेम में सफल न होना और प्रेमी से हमेशा के लिए बिछुड़ जाना।

➪ युवती के प्रेम को उसके परिवार द्वारा अस्वीकार करना।

- अति काम–वासना और उसकी पूर्ति न होना।
- अत्यधिक अश्लील फ़िल्में देखना।

विशेषज्ञों के अनुसार हिस्टीरिया की दो अवस्थाएँ होती हैं और दोनों के लक्षण एक–दूसरे से अलग–अलग होते हैं–

हिस्टीरिया की शान्त अवस्था

- सिर में भयंकर दर्द होना और बार–बार चक्कर आना।
- अत्यधिक मानसिक तनाव।
- अत्यधिक चिन्तित रहना।

हिस्टीरिया की तीव्र अवस्था

यह रोग जब तीव्र अवस्था में होता है, तो रोगी का चेहरा लाल पड़ जाता है। वह हाथ–पैर पटकने लगता है और उसकी आँखों से आँसू बहने लगने लगते हैं। ऐसी स्थिति में रोगी को दौरे भी पड़ने लगते हैं, जिनमें निम्नलिखित लक्षण दिखायी देते हैं–

- रोगी द्वारा बुरी तरह से चीखना–चिल्लाना।
- लम्बी–लम्बी साँसें लेना
- शरीर का काँपना और आँखों की पुतलियों का इधर–उधर घूमना।

बचाव

- दौरा पड़ने पर रोगी को साफ़–सुथरे व हवादार स्थान पर लिटाना चाहिए। इस बात का विशेष ध्यान रखें कि उसके वस्त्र ढीले हों।
- रोगी के मुँह पर ठण्डे पानी के छींटे मारने चाहिए।
- यदि रोगी बेहोश हो जाये, तो उसे 'पिपरमेण्ट' सुँघाना चाहिए। इसके बावजूद भी रोगी की बेहोशी नहीं टूटती, तो किसी डाक्टर को बुलाना चाहिए।
- रोगी को सुबह–शाम अच्छे वातावरण में टहलना चाहिए।
- रोगी को अच्छा साहित्य पढ़ना चाहिए।
- रोगी के साथ किसी प्रकार का तर्क–वितर्क नहीं करना चाहिए।
- रोगी को मिर्च–मसालेदार चीज़ों से परहेज़ करना चाहिए।
- रोगी को धूम्रपान, शराब व अन्य नशीले पदार्थों का सेवन नहीं करना चाहिए।
- देखा गया है कि विवाह के बाद यह रोग अपने–आप कम हो जाता है।
- काम–वासना की तृप्ति इस रोग को शान्त करने में अहम भूमिका निभाती है।

मिरगी

मिरगी (Epilepsy) स्नायुतन्त्र में होने वाली एक गड़बड़ी है, जिसके कारण रोगी के मस्तिष्क में असामान्य क्रियाएँ होने लगती हैं। इसके कई लक्षण होते हैं, जिसे समय–समय पर रोगी में देखने को मिलते हैं–

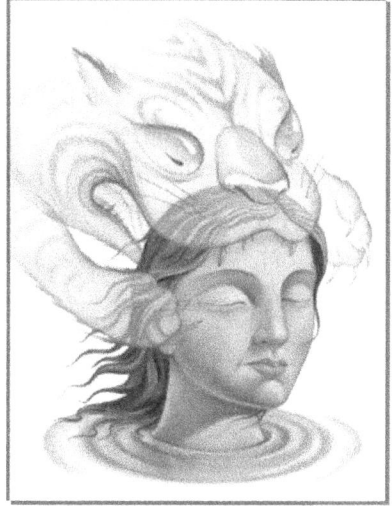

- ⇨ ज़बरदस्त दौरा पड़ना और दौरे के समय रोगी को गिरने से चोट वगैरह लगना।

- ⇨ रोगी का चेतना–शून्य हो जाना और मुँह से झाग का निकलना।

- ⇨ दौरे के समय रोगी का मल–मूत्र कपड़ों में निकल जाना।

- ⇨ याददाश्त का अभाव और शरीर में कँपकँपी का होना।

- ⇨ पूरे शरीर में ऐंठन होना तथा जीभ का कट जाना।

हमारे देश के कुछ हिस्सों में लोग मिरगी को पागलपन समझते हैं। लेकिन यह पागलपन बिलकुल नहीं है। अतः इससे डरने की कोई ज़रूरत नहीं है। इसका इलाज पूरी तरह से सम्भव है। यदि इसका पूरी तरह से इलाज कराया जाये, तो रोगी को मिरगी के दौरों से छुटकारा मिल सकता है।

मिरगी का रोगी विवाह कर सकता है और सामान्य जीवन भी जी सकता है। इसके लिए उसे धैर्य के साथ पूरी तरह से इलाज कराने की ज़रूरत है। मिरगी का इलाज पूरी तरह से सम्भव है। अतः इस बीमारी से घबराना या परेशान नहीं होना चाहिए। मिरगी का दौरा पड़ने पर रोगी के परिजनों को उसके प्रति निम्नलिखित सावधानियाँ बरतनी चाहिए–

- ⇨ मिरगी का दौरा पड़ने पर यदि रोगी बेहोश हो जाये, तो उसके होश में आने का इन्तज़ार करना चाहिए और उसके होश में आते ही डाक्टर के पास ले जाना चाहिए।

- ⇨ यदि दौरा पड़ने पर रोगी अपने शरीर के अंगों को पटकने लगे, तो ऐसे में उसके अंगों को दबाकर नहीं रखना चाहिए।

- ⇨ इस बात का पूरी तरह से ख़्याल रखना चाहिए कि रोगी किसी नुकीली चीज़ या फ़र्नीचर आदि से टकराने न पाये।

- ⇨ रोगी को दौरा पड़ते ही उसके मुँह के अन्दर की क्रियाएँ असामान्य हो जाती हैं। अतः उसके मुँह में

रूमाल आदि फँसा देना चाहिए, जिससे कि उसकी जुबान कटने न पाये।

↪ रोगी के जबड़े को जबरन खोलने का प्रयास नहीं करना चाहिए। ध्यान रहे, रूमाल या कपड़ा रोगी के मुँह के अन्दर भी जा सकता है।

↪ रोगी को चमड़े की चीज़ नहीं सुँघानी चाहिए और न ही उसके शरीर पर धातु की चीज़ रखनी चाहिए।

↪ दौरा समाप्त होते ही रोगी को करवट के बल लिटा देना चाहिए।

↪ रोगी को हमेशा आग, पानी और मशीन से दूर रखना चाहिए।

चक्कर आना

चक्कर आना आम बात है, लेकिन लोगों को इसका अलग–अलग अनुभव होता है। कोई कहता है कि मेरी आँखों के सामने अन्धेरा छा जाता है और कोई कहता है कि चक्कर आने पर मेरा शरीर अपने वश में नहीं रहता। कुछ लोग चक्कर आने पर गिर पड़ते हैं, जबकि कुछ लोग गिरते–गिरते बच जाते हैं। यह सब 'लो ब्लड–प्रेशर' के कारण होता है। इसका एक कारण शरीर में कमज़ोरी भी हो सकती है। यदि चक्कर आते समय नीबू–पानी नमक व चीनी मिलाकर पियें, तो कुछ देर बाद आराम आ जाता है। चक्कर आने के निम्नलिखित लक्षण हो सकते हैं–

↪ जी मिचलाना और उलटी का ख़्याल आना।

↪ ठीक तरह से खड़े न हो पाना और सहारा ढूँढना।

↪ सिर को तेज़ी से घूमता हुआ महसूस करना।

↪ पलंग पर लेटने के बाद चारों ओर की वस्तुओं के घूमने का आभास होना।

↪ सिर में भारीपन, गरदन में दर्द और आँखों में भारीपन का होना।

बचाव

↪ यदि रोगी धूम्रपान कर रहा हो, तो उसे धूम्रपान बिलकुल बन्द कर देना चाहिए।

↪ चाय, कॉफ़ी और नमक का सेवन कम करना चाहिए।

↪ लगातार चक्कर आने की स्थिति में डाक्टर से सम्पर्क करना चाहिए और उसके सुझावों का पालन करना चाहिए।

↪ सिर को ऐसी स्थिति में रखना चाहिए, जिससे कि उसे कोई परेशानी न हो।

ब्रेन स्ट्रोक

बेन स्ट्रोक (Brain Stroke) आज के समय की एक जानलेवा बीमारी है। हार्ट अटैक, कैंसर, डायबिटीज़ जैसी बीमारियों को जितनी गम्भीरता से लिया जाता है, इस बीमारी को उतनी गम्भीरता से नहीं लिया जाता, जब कि उम्रदराज़ लोग ही नहीं, युवा भी तेज़ी से इस बीमारी की चपेट में आ रहे हैं।

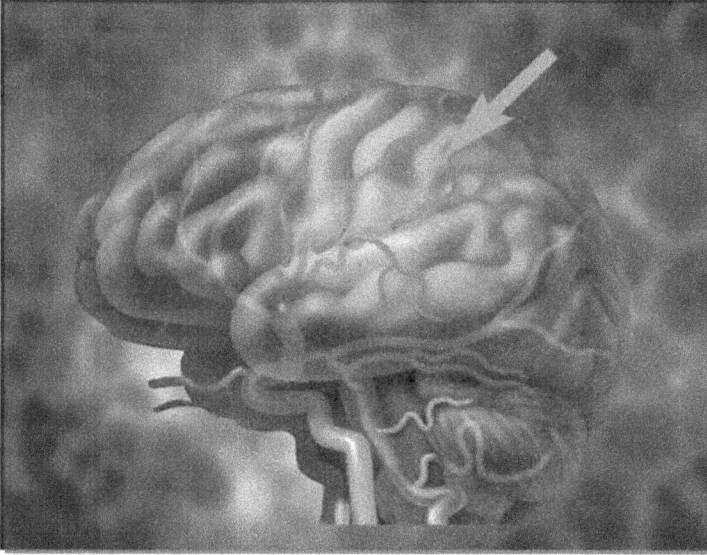

ब्रेन स्ट्रोक में मस्तिष्क की कोशिकाएँ अचानक मर जाती हैं। यह मस्तिष्क में खून के जमने, बहने या ख़ून के सही रूप से संचारण न होने के कारण हो सकता है। रक्त–संचारण में रुकावट आने के कुछ ही मिनट में मस्तिष्क की कोशिकाएँ मृत होने लगती हैं। जब मस्तिष्क को रक्त पहुँचाने वाली नलिकाएँ फट जाती हैं, तो इसे 'ब्रेन स्ट्रोक' कहते हैं। इस कारण लकवा, याददाश्त जाने की समस्या, बोलने में मुश्किल जैसी स्थिति आ सकती है। कई बार 'ब्रेन स्ट्रोक' जानलेवा भी हो सकता है। इसे 'ब्रेन अटैक' भी कहा जाता है।

लक्षण

इसके लक्षण अलग–अलग होते हैं। कई मामलों में तो मरीज़ को पता ही नहीं चलता कि वह ब्रेन स्ट्रोक का शिकार हुआ है। इन्हीं लक्षणों के आधार पर डाक्टर पता लगाते हैं कि स्ट्रोक के कारण मस्तिष्क का कौन–सा भाग क्षतिग्रस्त हुआ है। अकसर इसके लक्षण अचानक दिखायी देते हैं।

इनमें प्रमुख हैं–

- माँसपेशियों का बिगड़ जाना।
- हाथों और पैरों में कमज़ोरी महसूस होना।
- सिर में तेज़ दर्द होना।
- देखने में परेशानी होना।
- याददाश्त का कमज़ोर हो जाना।

कारण

मस्तिष्क को ख़ून पहुँचाने वाली नलिकाओं के क्षतिग्रस्त होने या फट जाने के कारण ब्रेन अटैक होता है। इन नलिकाओं के क्षतिग्रस्त होने का मुख्य कारण 'आर्टियो स्क्लेरोसिस' है। इसके कारण नलिकाओं की दीवारों में वसा, संयोजी ऊतकों, क्लॉट, कैल्शियम या अन्य पदार्थों का जमाव हो जाता है। इस कारण नलिकाएँ सिकुड़ जाती हैं। उनके द्वारा होने वाले रक्त–संचरण में रुकावट आ जाती है या रक्त–कोशिकाओं की दीवार कमज़ोर हो जाती हैं।

बचने के उपाय

यों तो पोषक खाद्य–पदार्थों का सेवन सभी के लिए ज़रूरी है, लेकिन विशेष रूप से उनके लिए बेहद ज़रूरी है, जो स्ट्रोक से पीड़ित हैं। पोषक भोजन खाने से न सिर्फ़ मस्तिष्क की क्षतिग्रस्त हुई कोशिकाओं की मरम्मत होती है, बल्कि भविष्य में स्ट्रोक की आशंका भी कम हो जाती है। ऐसा भोजन लें, जिसमें नमक, कॉलेस्ट्रॉल, ट्रांस फैट और सेचुरेटेड फैट की मात्रा कम हो और एण्टीऑक्सीडेण्ट, विटामिन ई, सी और ए की मात्रा अधिक हो। साबुत अनाज, फलियाँ, सूखे मेवों और ब्राउन राइस का सेवन करें। जामुन, गाज़र और गहरी पत्तेदार सब्ज़ियों में एण्टीऑक्सीडेण्ट की मात्रा बहुत अधिक होती है।

किन्हें है, अधिक ख़तरा?

- डायबिटीज़ टाइप–2 के मरीज़ों में इसका ख़तरा अधिक बढ़ जाता है।
- हाई ब्ल्डप्रेशर और हाइपर टेंशन के मरीज़ भी इसकी चपेट में जल्दी आ जाते हैं।
- मोटापा ब्रेन–स्ट्रोक का एक प्रमुख कारण बन सकता है।
- धूम्रपान, शराब और गर्भ–निरोधक गोलियों के सेवन से ब्रेन–अटैक होने की सम्भावनाएँ ज़्यादा होती हैं।
- बढ़ता कोलेस्ट्रॉल का स्तर और घटती शारीरिक निष्क्रियता भी इसकी वजह बन सकती है।

उपचार

लक्षण नज़र आते ही मरीज़ को तुरन्त अस्पताल ले जाना चाहिए। प्राथमिक स्तर पर इसके उपचार में रक्त–बहाव को सुचारु और सामान्य करने की कोशिश की जाती है, ताकि मस्तिष्क की कोशिकाओं को क्षतिग्रस्त होने से बचाया जा सके।

कई अत्याधुनिक अस्पतालों में थ्रोम्बोलिसिस के अलावा एक और उपचार उपलब्ध है, जिसे 'सोनो थ्रोम्बोलिसिस' कहते हैं। यह मस्तिष्क में मौजूद ब्लड क्लॉट (खून जमने) को नष्ट करने का एक अल्ट्रासाउण्ड तरीक़ा है। इस उपचार में केवल दो घण्टे लगते हैं। इसलिए स्ट्रोक–अटैक के तीन घण्टे के भीतर मरीज़ को, जो उपचार उपलब्ध कराया जाता है, उसे 'गोल्डन पीरियड' कहते हैं।

सरदियाँ बढ़ा देती हैं ख़तरा

जिन्हें ब्लडप्रेशर की शिकायत है, सरदियों में सुबह के समय उनका ब्लडप्रेशर ख़तरनाक स्तर तक बढ़ जाता है। इससे ब्रेन–स्ट्रोक का ख़तरा कई गुना बढ़ जाता है। ऐसे लोगों को इस मौसम में ख़ास ख़्याल रखना चाहिए।

मोटापा

आज हर कोई सुन्दर एवं सुडौल बनना चाहता है। लेकिन कुछ ग़लतियों से शरीर में मोटापा आ जाता है। उन ग़लतियों का उल्लेख नीचे किया जा रहा है।

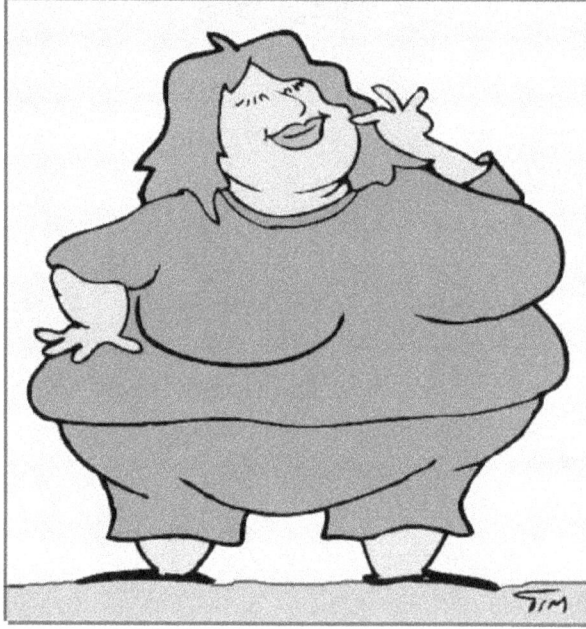

➪ बार–बार खाने की आदत।

➪ ऊर्जा को कम ख़र्च करना।

➪ शारीरिक मेहनत न करना।

➪ हारमोंस का सन्तुलित न रहना।

मोटापा आने के बाद हर किसी का शरीर भद्दा लगने लगता है। कुछ लोग उसका मज़ाक भी उड़ाते हैं। मोटापे के कारण उच्च–रक्तचाप, डायबिटीज़, स्तन–कैंसर, पित्ताशय के रोग तथा कुछ और बीमारियों के होने की सम्भावना रहती है। जिन लोगों का भूख पर नियन्त्रण नहीं होता, जो लोग भूख से अधिक भोजन करते हैं, जो शरीर में ऊर्जा को प्रयुक्त नहीं कर पाते, ऐसे लोगों में मोटापा हो सकता है। यह वंशानुगत भी होता है।

बचने के उपाय

- मरीज़ को अपना वज़न कम करने के लिए चिकित्सकीय सलाह लेनी चाहिए।

- बार–बार खाने की आदत छोड़ देनी चाहिए।

- अपने खान–पान पर नियन्त्रण रखना चाहिए।

- शरीर के लिए आवश्यक कैलोरी से अधिक भोजन नहीं करना चाहिए।

- शारीरिक मेहनत करनी चाहिए। व्यायाम करके भी मोटापे को कम किया जा सकता है।

- मोटापे से पीड़ित लोगों को चीनी, गुड़, आलू, शहद, आम, शरीफ़ा, अंगूर, केला, भैंस के दूध और सोडा–वाटर से परहेज़ करना चाहिए।

- संगीत की धुनों पर लयबद्ध थिरकना चाहिए।

- समय–समय पर अपना वज़न कम करते रहना चाहिए। इससे आपको पता चलता रहेगा कि आपका वज़न घट रहा है या बढ़ रहा है।

ल्यूकोरिया

'ल्यूकोरिया' (Leucorrhoea) स्त्रियों में होने वाली आम बीमारी है। इससे पीड़ित महिला के योनि–मार्ग से सफ़ेद रंग का स्राव होता है, जिसे 'श्वेत–प्रदर' के नाम से भी जाना जाता है।

इसका स्राव मासिक–धर्म और प्रसव के बाद होने वाले स्राव से भिन्न होता है। यही समस्या किसी भी

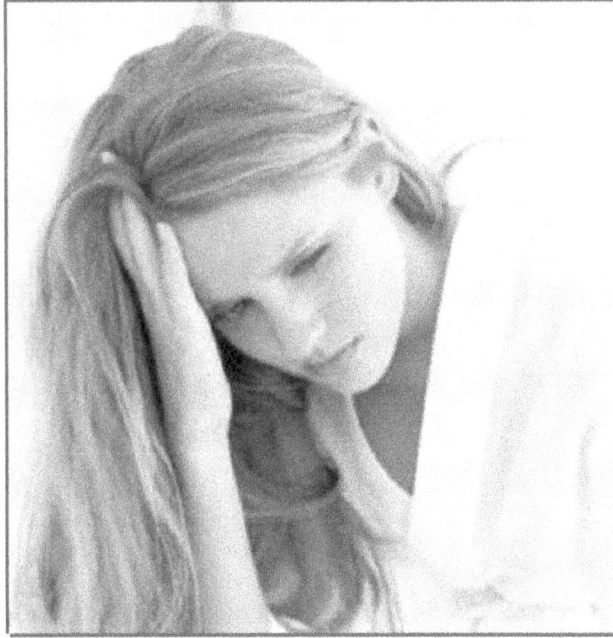

स्त्री के अन्दर हो सकती है। इस बीमारी से घबराना नहीं चाहिए, बल्कि बिना किसी हिचकिचाहट के किसी स्त्री–रोग विशेषज्ञ से परामर्श लेना चाहिए। इस बीमारी के निम्नलिखित कारण हो सकते हैं।

- ➪ बीमारी–ग्रस्त पुरुष से समागम करने पर।
- ➪ हेयर रिमूवर क्रीम या दूसरे की रेज़र के इस्तेमाल से।
- ➪ किसी प्रभावित महिला की पैण्टी पहनने पर
- ➪ गहरे रंग, सस्ती सिन्थेटिक पैण्टी पहनने से।
- ➪ माहवारी के दौरान गन्दे कपड़ों के उपयोग से।

- पब्लिक टायलेट के प्रयोग से।
- किसी अन्य बीमारी में लम्बे समय तक दवा लेने से।
- जल्दी–जल्दी गर्भपात कराने से।
- गर्भाशय में घाव या फोड़े से।
- शरीर में खून की कमी और गुप्तांगों की साफ़–सफ़ाई न होने से।
- योनि में किसी प्रकार का संक्रमण होने से।

स्राव की पहचान

- योनिद्वार से गाढ़ा या पतला पानी या दूध जैसा बदबूदार या बिना बदबू वाला स्राव।
- यह स्राव पीले रंग का भी हो सकता है।
- स्राव चिपचिपा, तार जैसा या गरम पानी जैसा हो सकता है।
- कमर (निचले भाग), पिण्डलियों में दर्द होता है।
- आँखों के चारों ओर काली गोलाइयाँ नज़र आती हैं।
- शारीरिक काम करने पर कमज़ोरी होती है।

घरेलू उपाय

- मुलैठी व अशोक की छाल का काढ़ा बनाकर पीना चाहिए।
- दो–तीन पके केले रोज़ खाने चाहिए।
- आँवले के चूर्ण का सेवन दिन में तीन बार शहद के साथ करना चाहिए।
- गूलर के सूखे फलों को पीसकर चूर्ण बनायें और शहद में मिलाकर उसका सेवन करें।
- हलका भोजन नियमित समय से करना चाहिए और समय से नींद लेना भी रोगी के लिए परम आवश्यक है।
- यदि इनके प्रयोग से राहत न मिले, तो किसी स्त्री–विशेषज्ञ की सलाह पर दवा का सेवन करना चाहिए।

मेनोपॉज़ (रजोनिवृत्ति)

'मेनोपॉज़' (Menopause) ग्रीक शब्द है, जिसमें मेनोज़ का अर्थ है–मासिक और पॉज़ का अर्थ है–रुकना। यानी स्त्रियों के नियमित मासिक–चक्र के रुक जाने को मेनोपॉज कहते हैं। इसे रजोनिवृत्ति भी कहते हैं।

40–45 साल की उम्र में महिलाओं का मासिक–चक्र अनियमित हो जाता है और अण्डाशय से अण्डों का निकलना ख़त्म होने लगता है। कुछ महीनों या सालों के बाद मासिक–चक्र बिलकुल रुक जाता है और स्त्री–सम्बन्धी हारमोन शरीर में बनने बन्द हो जाते हैं।

मेनोपॉज़ की तीन अवस्थाएँ हैं :

प्रीमेनोपॉज़ : इस अवस्था में ओवरीज़ धीरे–धीरे कम काम करने लगती है। मासिक–चक्र नियमित रहता है, लेकिन कुछ लक्षण प्रकट होने लगते हैं।

पेरी मेनोपॉज़ : इस अवस्था में मासिक–चक्र बिलकुल अनियमित हो जाता है और लक्षण तकलीफ़देह होने लगते हैं।

पोस्ट मेनोपॉज़ : एक बार मासिक–चक्र के पूरे साल तक रुक जाने के बाद पोस्ट मेनोपॉज़ अवस्था शुरू हो जाती है।

लक्षण

- मेनोपॉज़ के मुख्य लक्षणों में है, रात को पसीना आना, नींद न आना, हॉटफ्लशेज यानी अचानक छाती, गरदन या चेहरे पर लाली आ जाना और गरमी–सी महसूस करना।
- इस दौरान योनिद्वार में सूखापन, योनि की त्वचा का पतला हो जाना आदि समस्याएँ होती हैं, जिनकी वजह से योनि और पेशाब की नली में इंफेक्शन की सम्भावना बढ़ जाती है।
- सेक्स हारमोन की कमी की वजह से कामेच्छा भी कम हो जाती है। मासिक–धर्म, अनियमित होते–होते एक दिन बन्द हो जाता है। किसी–किसी स्त्री में मासिक–धर्म अनियमित और अधिक मात्रा में होने लगता है।

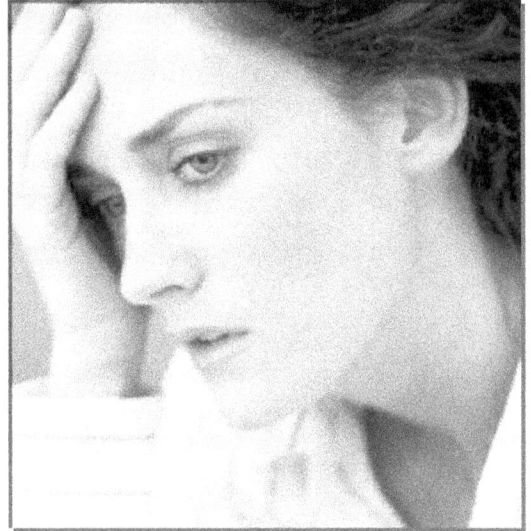

- मेनोपॉज़ की अवस्था में जाने वाली लगभग सभी औरतों की मानसिक अवस्था भी प्रभावित होती है। वे चिड़चिड़ी, बिना बात के रोने वाली और अवसाद से ग्रस्त हो जाती हैं।

- इस समय धमनियों में रक्तसंचार की अनियमितता, ओस्टियोपोरोसिस, मूत्र–संचार की तकलीफ़, वज़न बढ़ना आदि समस्याएँ हो सकती हैं।

स्वयं का रखें ख़याल

इन समस्याओं का मतलब यह कदापि नहीं है कि आप दिन–रात इसके बारे में सोच–सोचकर खुद को और बीमार कर लें। नियमित दिनचर्या, व्यायाम और सही खानपान के द्वारा इस समय भी स्त्रियाँ अपने–आपको स्वस्थ और सुन्दर बनाये रख सकती हैं।

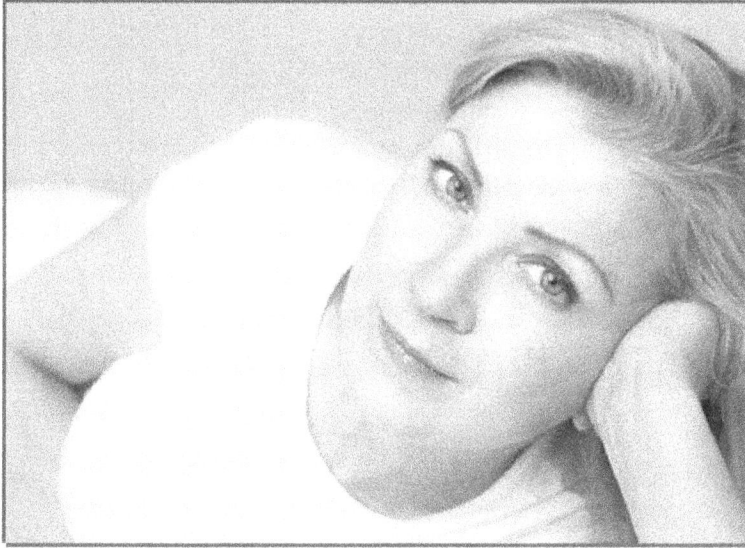

परिवार के सदस्यों का प्रेमपूर्ण व्यवहार और शरीर का उचित ध्यान रखकर आप इस अवस्था को जीवन की सर्वश्रेष्ठ अवस्था बना सकती हैं। सारा जीवन आप परिवार की देखभाल करती हैं, इस समय अपनी देखभाल करें, फिर आपके लिए मेनोपॉज़ शब्द के मायने ही बदल जायेंगे।

क्या है, वैरीकोस वेंस?

28 वर्षीया सोनाक्षी को अपने 9वें महीने की प्रेग्नेंसी में अचानक जाँघ में दर्द महसूस हुआ। जहाँ दर्द हो रहा था, वहाँ एक क़िस्म का उभार या कहें सूज़न हो गयी थी। अगले सात सालों में उसने एक पीड़ादायक वेरीकोस वेन का रूप ले लिया। धीरे–धीरे वे नसें टाँगों के बीच से निकलते हुए उसकी एड़ी तक पहुँच गयी और जिससे उसके लिए चलना तक मुश्किल हो गया।

40 वर्षीया सुषमा एक शॉप चलाती है, जिसमें उन्हें लगभग 12 घण्टे खड़े रहना पड़ता है, इसलिए उनके दोनों पैरों में सूज़न रहने लगी और फिर उनकी एड़ियों में गाँठें–सी पड़ गयीं। बहुत इलाज कराने पर भी जब वह सूज़न और गाँठें ठीक नहीं हुईं, तो पता चला कि उन्हें वैरीकोस वेंस की समस्या है।

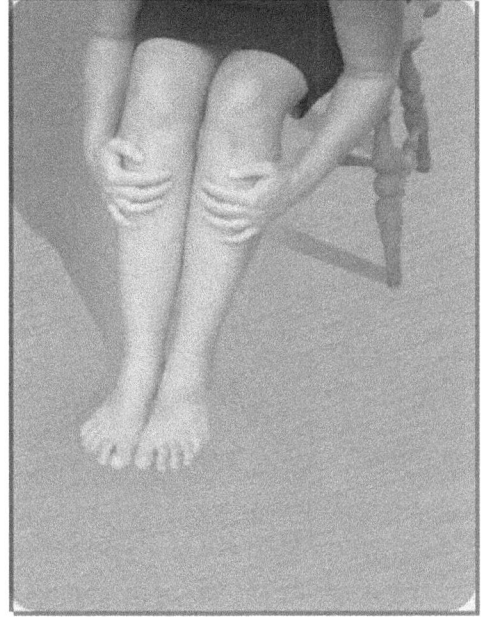

क्या होती है, वैरीकोस वेंस?

वैरीकोस वेंस (Vericos Veins) बड़ी व लम्बी नसें होती हैं, जो सूज़ी हुई और त्वचा की सतह से उभरी हुई होती हैं। उनका रंग गहरा बैंगनी या नीला हो सकता है और वे दिखने में मुड़ी व उभरी हुई होती हैं। ये नसें आमतौर पर घुटने और एड़ी के बीच टाँग के पीछे या टाँग के अन्दर हिस्से में होती हैं। ये तब बनती हैं जब नसों में वाल्व जिनसे रक्त हृदय में प्रवाहित होता है, ठीक से काम करना बन्द कर देती हैं। इस कारण नसों में खून जमा हो जाता है और वे फूलकर बड़ी हो जाती हैं।

क्यों होता है यह?

आनुवांशिक होने के साथ–साथ वैरीकोस वेंस के विकसित होने के कई अन्य कारण भी हैं। बढ़ती उम्र, लम्बे समय तक खड़े रहना, वज़न अधिक होना, प्रेग्नेंसी के दौरान होने वाला हार्मोनल बदलाव, बर्थ–कण्ट्रोल पिल्स का इस्तेमाल, हार्मोनल रिप्लेसमेण्ट थेरेपी लेना, आलथी–पालथी मार कर लम्बे समय तक बैठना, चुस्त अन्दरूनी कपड़े पहनना, खून जमने की समस्या या नसों में चोट लगना इसके कारण हो सकते हैं।

क्या है निदान?

- इसे ठीक करने के लिए कई इंजेक्शन थेरेपी उपलब्ध हैं, पर प्राकृतिक तरीक़ा अपनाया जा सकता है, जिनके लम्बे समय तक फ़ायदे होते हैं। इंजेक्शन या सर्जिकल थेरेपियों के अस्थायी फ़ायदे होते हैं।
- सबसे कारगर उपाय है कि अपना वज़न घटायें। रोज़ सैर पर जायें या जॉगिंग करें। इससे टाँगों की नसें मज़बूत होती हैं। फाइबर युक्त भोजन करें जैसे चपाती, ब्राउन ब्रेड, सब्ज़ियाँ व फल। मैदा व पास्ता जैसे रिफाइण्ड फूड का सेवन न करें।
- लेटते समय अपने पैरों को ऊँचा उठाकर रखें। चाहे तो पैरों के नीचे तकिया रख लें। इस स्थिति में सोना बहुत फ़ायदेमन्द रहता है और इस तरह से आप 7–8 घण्टे तक लेटी रह सकती हैं।
- अगर आप रोज़ सर्वांगासन करती हैं, तो वैरीकोस वेंस कभी विकसित नहीं होंगी। पीठ के बल दीवार के पास सिर लगाते हुए लेट जायें ताकि आपकी टाँगों के लिए सपोर्ट मिल सके।
- अपनी कमर को अपने हाथों से सहारा दें और कोहनियों को ज़मीन पर टिकायें। अपनी टाँगों को सीधा करें ताकि वे अब दीवार को न छुएँ और इसी तरह अपने पैरों व बिप्स को भी एकदम सीधा कर लें। जितना ऊपर खींच सकती हैं, उन्हें स्ट्रेच करें। पेट से साँस लें और साँस लेते हुए उसे फुलायें और साँस छोड़ते समय उसे अन्दर की ओर खींचें।
- अगर आप लॉंग ड्राइव पर जा रही हैं, तो हर घण्टे बाद कार को रोककर अपने पाँवों को स्ट्रेच करें। अगर कम्प्यूटर पर अधिकतर वक़्त गुज़ारती हैं, तो हर आधे घण्टे बाद एक मिनट के लिए खड़े होकर पाँवों का स्ट्रेच करें।

अस्थमा

पूरी दुनिया में तीस करोड़ से ज़्यादा लोग अस्थमा रोग से पीड़ित हैं। अस्थमा या दमा के रोगियों को कई बार सर्दियों के मौसम में समझ में नहीं आता कि वे अपनी इस बीमारी पर क़ाबू पाने के लिए क्या करें?

किसी भी बीमारी पर क़ाबू पाने के लिए सबसे पहले यह जानना ज़रूरी है कि बीमारी है क्या? वह बीमारी किस वजह से होती है और उसका निदान कैसे किया जा सकता है।?

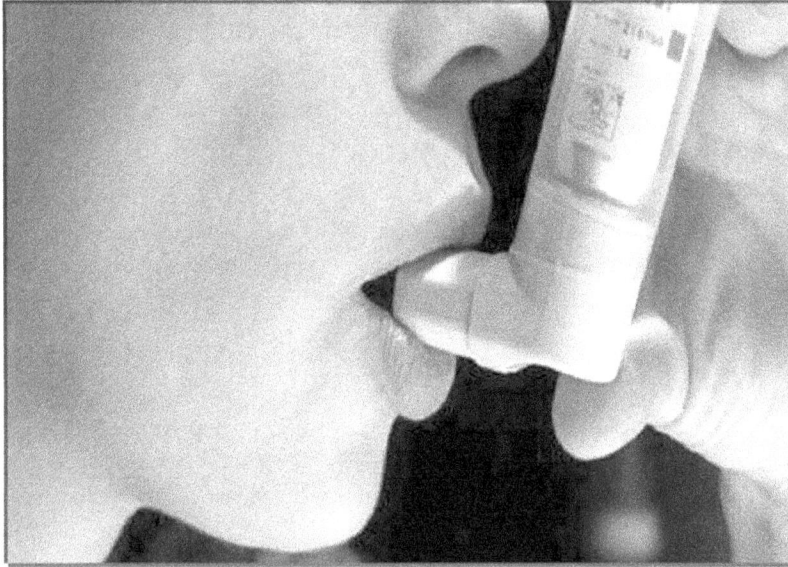

क्या है अस्थमा?

अस्थमा एक ऐसी बीमारी है, जिसमें श्वासनली या इससे जुड़े हिस्सों में सूजन आ जाती है। इसके चलते फेफड़ों में हवा जाने में रुकावट पैदा हो सकती है।

अस्थमा के लक्षण

- जल्दी–जल्दी साँस लेना।
- साँस लेने में तकलीफ़ और खाँसी के कारण नींद में रुकावट।
- सीने में दर्द या कसाव।

- पीक फ़्लो मीटर में पीक फ़्लो रेट में गिरावट (पीक फ़्लो मीटर एक ऐसा आसान और सस्ता उपकरण है, जिसकी मदद से आप अपने फेफड़ों की कार्यप्रणाली पर नज़र रख सकते हैं)।

अस्थमा के कारण

यों तो अस्थमा के कोई स्पष्ट कारण नहीं हैं, लेकिन ऐसा माना जाता है कि यह एक जेनेटिक समस्या है। यानी यह बीमारी तब होने की आशंका ज़्यादा होती है, जब यह आपके पूर्वजों को हो।

अस्थमा होने का एक अन्य कारण यह भी है यदि कोई व्यक्ति पर्यावरण के एलर्जंस या इरिटेण्ट्स के प्रति बहुत ज़्यादा संवेदनशील होता है, तो उसे अस्थमा हो सकता है।

जानकारों के अनुसार अस्थमा का उम्र से कोई रिश्ता नहीं होता। यह किसी भी उम्र में हो सकता है। यदि व्यक्ति की उम्र 30 से कम है, तो उसके अस्थमा के लिए एलर्जिक ज़िम्मेदार हो सकते हैं। यदि व्यक्ति की उम्र 30 से अधिक है, तो हवा में तैरते हवा के कणों के कारण भी अस्थमा हो सकता है। बड़े बुजुर्गों में सिगरेट का धुआँ, ठण्डी हवा और भावनात्मक तनाव से भी अस्थमा हो सकता है।

क्या करें?

- धूप से बचें। याद रखें धूल–कण ऐसे लोगों के लिए बेहद परेशानी का सबब बनते हैं।
- एयरटाइट गद्दे, बक्स स्प्रिंग और तकिये के कवर का इस्तेमाल न करें। इन जगहों पर धूल–कण होते हैं।
- पालतू जानवरों को हर हफ़्ते नहलायें। इससे घर में गन्दगी पर कण्ट्रोल रहता है।
- अस्थमा से प्रभावित बच्चों को उनकी उम्र वाले बच्चों के साथ सामान्य गतिविधियों में भाग लेने दें।
- इस बीमारी के बारे ज़्यादा से ज़्यादा जानकारी रखें, क्योंकि जानकारी होने पर आप अपनी बीमारी क़ाबू में रख सकते हैं।
- बैड शीट और मनपसन्द स्टफ़ड खिलौनों को हर हफ़्ते धोयें, वह भी अच्छी क्वालिटी वाले डिटर्जेण्ट से।
- एलर्जी की जाँच करायें, इसकी मदद से आप अपने अस्थमा ट्रिगर्स के मूल कारणों की पहचान कर सकते हैं।

क्या न करें

- घर में यदि पालतू जानवर हैं, तो उन्हें बिस्तर पर या बेडरूम में न आने दें।
- घर में अस्थमा से प्रभावित लोगों के आसपास धूम्रपान बन्द कर दें, क्योंकि अस्थमा से प्रभावित कुछ लोगों को कपड़ों पर धुएँ की गन्ध से ही अटैक आ सकता है।
- गार्डन या पत्तियों के ढेरों में काम न करें और न ही खेलें।
- अस्थमा का अटैक होने पर घबरायें नही।
- उन माता–पिता को इस बात का विशेष ध्यान देना चाहिए, जिनके बच्चों को अस्थमा है। अटैक के दौरान बच्चों पर आपकी प्रतिक्रिया का असर पड़ता है। आप घबरा जायेंगे, तो उन पर इसका बुरा असर पड़ेगा।

बचाव के लिए घरेलू नुस्ख़े

- लहसुन अस्थमा के इलाज में काफ़ी कारगर साबित होता है। 30 मिली दूध में लहसुन की पाँच कलियाँ उबालें और इस घोल का हर रोज़ सेवन करने से दमें में शुरुआती अवस्था में काफ़ी फ़ायदा मिलता है।

- अदरक की गरम चाय में लहसुन की दो पिसी कलियाँ मिलाकर पीने से अस्थमा क़ाबू में रहता है। सुबह–शाम इस चाय का सेवन करें।

- अस्थमा के रोगी पानी में अज़वाइन मिलाकर इसे उबालें और पानी से उठती भाप लें। काफ़ी फ़ायदा होगा।

- 4–5 लौंग लें और 125 मिली पानी में 5 मिनट तक उबालें। इस घोल को छानकर इसमें एक चम्मच शुद्ध शहद मिलायें और गरम–गरम पी लें। रोज़ दो से तीन बार यह काढ़ा पीने से लाभ होगा।

- अदरक का एक चम्मच ताज़ा रस, एक कप मेथी का काढ़ा और स्वादानुसार शहद मिलायें। यह बेहद फ़ायदेमन्द साबित होता है। मैथी का काढ़ा तैयार करने के लिए एक चम्मच मेथी दाना और एक कप पानी उबालें। सुबह–शाम इसका सेवन करें।

स्त्रियों में पेट की बीमारियाँ

पेट को सभी रोगों की जड़ माना गया है। हम जो कुछ भी खाते हैं, सब पेट के अन्दर ही जाता है। पेट में ही भोजन की पाचन–क्रिया होती है। लेकिन यदि पेट ठीक नहीं है, तो पाचन–क्रिया ठीक ढंग से नहीं होती है। ऐसा क्यों होता ? पेट क्यों ख़राब होता है ?

वास्तव में पेट के अन्दर तरह–तरह के अंग स्थित होते हैं। उन अंगों की संरचना और कार्य भिन्न–भिन्न होते हैं। पेट की बीमारी आमतौर पर संक्रमण से फैलती है। यह संक्रमण अमीबा, वायरस, और जीवाणु जैसे परजीवियों से होता है। ये जीव आकार में बहुत छोटे होते हैं, जो हमें दिखायी नहीं देते। ये जीव दूषित जल, पेय पदार्थ, दूध और भोजन के साथ हमारे भीतर प्रवेश कर जाते हैं। पेट में पहुँचकर ये संक्रमण उत्पन्न करने लगते हैं। इसके अलावा तम्बाकू, शराब और धूम्रपान से भी पेट की बीमारियाँ होती हैं। भोजन में अधिक मिर्च–मसालों का सेवन भी पेट के रोगों को जन्म देता है।

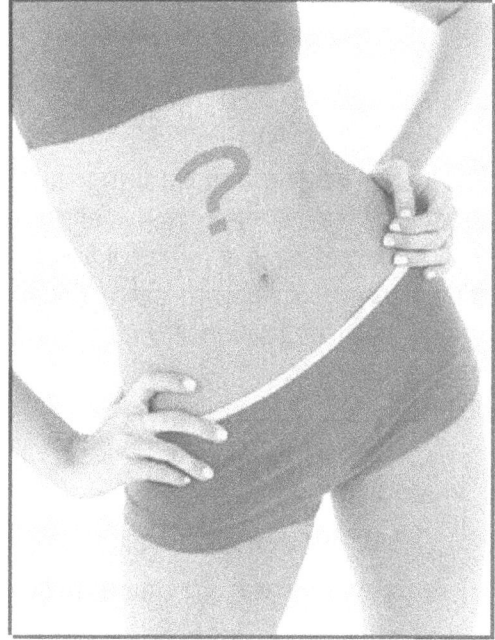

डायरिया

डायरिया जीवाणुओं के संक्रमण से होता है। इसका प्रकोप गरमी और बरसात के मौसम में अधिक होता है, क्योंकि इस मौसम में जीवाणुओं के बढ़ने की सम्भावनाएँ ज़्यादा होती हैं।

लक्षण

1. बार–बार पतले दस्तों के होना। यदि दस्त कई दिनों से बार–बार हो रहे हैं, तो 'क्रोनिक डायरिया' भी हो सकता है। इससे आँत की टीबी होने की सम्भावना रहती है। क्रोनिक डायरिया के होने से शरीर में प्रोटीन पदार्थों की कमी हो जाती है। यह रोग आँत के कैंसर से भी हो सकता है।

बचाव

1. भोजन की साफ़–सफ़ाई पर विशेष ध्यान देना चाहिए।

2. रसोई को साफ़ रखना चाहिए।
3. साबुन से हाथ धोकर भोजन पकाना व खाना चाहिए।
4. भोजन खुला नहीं छोड़ना चाहिए, ताकि उस पर मक्खियाँ न भिनभिनाने पायें।
5. पानी को उबालकर या फिल्टर किया हुआ पानी पीना चाहिए।

पेप्टिक अल्सर

छोटी आँत के ऊपरी भाग, आमाशय या भोजन–नली के निचले भाग में अम्ल की अधिकता के कारण घाव का होना पेप्टिक अल्सर कहा जाता है। इसके मुख्य लक्षण इस प्रकार हैं–

1. पेट के ऊपरी और मध्य भाग में दर्द का बने रहना।
2. पेट में जलन होना और खट्टी डकारें आना।
3. पेट फूल जाना और उलटी का होना।

इस रोग का तुरन्त उपचार न कराया जाये, तो यह घातक भी हो सकता है, जिसके कारण अचानक खून बहना शुरू हो जाता है, आँत भी फट सकती है। रोगी का ब्लडप्रेशर कम हो जाता है। उसे घबराहट और कमज़ोरी महसूस होने लगती है। रोगी को खून की उलटी की शिकायत भी होती है।

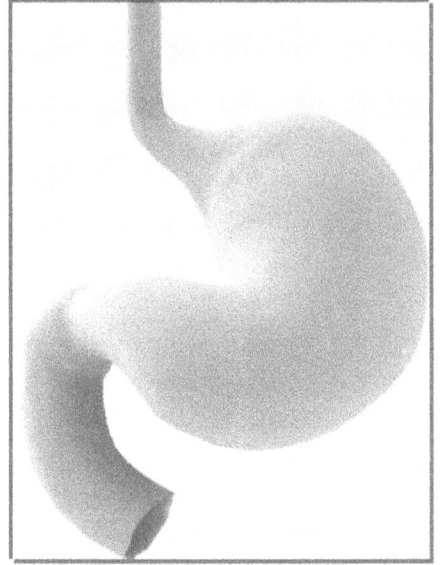

बचाव

1. रोगी को जल्द–से–जल्द डाक्टर के पास ले जाना चाहिए।
2. रोगी को शराब और एलकोहल आदि का सेवन नहीं करना चाहिए।
3. रोगी को तम्बाकू और धूम्रपान के सेवन से भी दूर रहना चाहिए।

पेट के कीड़े

पेट में होने वाले कीड़े कई प्रकार के होते हैं, जिनमें हुकवर्म, टेपवर्म, थ्रेडवर्म और राउण्डवर्म मुख्य हैं। हुकवर्म कीड़े मिट्टी में पाये जाते हैं। खेतों में नंगे पैर चलने से ये कीड़े पैर की त्वचा को छेदकर शरीर में पहुँच जाते हैं, जिसके कारण शरीर में सूज़न आ जाती है, साँस फूलने लगती है और खून की कमी हो जाती है। टेपवर्म कीड़ा फीते जैसा लम्बा होता है। यह अधपके माँस के सेवन से किसी भी स्वस्थ व्यक्ति की आँत में प्रवेश कर सकता है। इससे रोगी के पेट में दर्द होने लगता है, उलटी होती है और उसे मिरगी का दौरा भी पड़ सकता है।

थ्रेडवर्म के कीड़े नाखून में छिपे मैल में होते हैं। स्वस्थ व्यक्ति जब नाखून को अपने मुँह में डालता है, तो ये कीड़े पेट के भीतर प्रवेश कर जाते हैं। पेट में इनके होने से गुदा मार्ग के आसपास खुजली होती है, जबकि राउण्डवर्म के रोगी को वज़न में कमी महसूस होती है। उसे खाँसी आती है, साँस फूलती है और पीलिया होने की सम्भावना बनी रहती है। इन कीड़ों से बचने के लिए निम्नलिखित बातों पर ध्यान देना ज़रूरी है–

1. नाखूनों को सही तरह से काटकर रखना चाहिए और उन्हें मुँह में नहीं डालना चाहिए।
2. बिस्तर को साफ़–सुथरा रखना चाहिए।
3. सब्ज़ी को अच्छी तरह से दो–तीन बार धोकर ही पकाना चाहिए।
4. शौच, शौचालय में ही करना चाहिए।
5. खेतों में नंगे पैर नहीं चलना चाहिए।
6. रोगी को डाक्टर के पास ले जाना चाहिए।

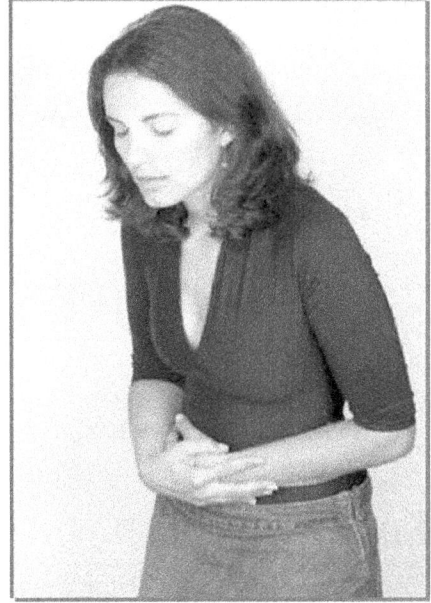

आँत की टीबी

आँत की टीबी माइक्रोबैक्टीरियम ट्यूबरकुलोसिस नामक जीवाणु के संक्रमण से होती है, जिसके कारण छोटी आँत के निचले भाग में घाव हो जाता है।

लक्षण

भूख न लगना, वज़न का कम होना, हलका बुख़ार आना, मलद्वार से खून आना आदि आँत की टीबी के लक्षण हैं।

बचाव

1. कच्चा दूध नहीं पीना चाहिए।
2. खान–पान की वस्तुओं पर सफ़ाई का विशेष ध्यान देना चाहिए।
3. रोगी को तुरन्त डाक्टर के पास ले जाना चाहिए और दवाओं का कोर्स पूर्ण रूप से लेना चाहिए।
4. बी. सी. जी. का टीका लगवाना चाहिए।

पीलिया

यह बीमारी हेपेटाइटिस वायरस से फैलती है, जिसके कारण लीवर में संक्रमण हो जाता है। हेपेटाइटिस के वायरस रोगी के मल से निकलते रहते हैं। इस मल से दूषित जल यदि कोई पी ले, तो यह स्वस्थ होते हुए भी पीलिया का शिकार हो जाता है। यदि किसी के रक्त में पीलिया के कीटाणु हैं और उसका रक्त स्वस्थ व्यक्ति के शरीर में प्रवेश कर जाये, तो उस स्वस्थ व्यक्ति के लीवर में संक्रमण होने की पूरी सम्भावनाएँ बन जाती है। इस संक्रमण से रोगी के लीवर में सूज़न आ जाती है।

लक्षण

1. रोगी की त्वचा और पेशाब का रंग पीला हो जाता है।,
2. रोगी के हाथ–पैर के जोड़ों में दर्द होने लगता है।
3. भूख बिलकुल न लगना, जी मिचलाना, उलटी होना, मूत्र की मात्रा में कमी आना पीलिया के लक्षण हैं।

बचाव

1. रोगी को साफ़ पानी पीना चाहिए।
2. रोगी को यदि खून की ज़रूरत है, तो उसे किसी स्वस्थ व्यक्ति का ही खून चढ़ाना चाहिए।
3. डिसपोजेबल सिरिंज से इंजेक्शन लगवाना चाहिए।
4. हेपाटाइटिस 'बी' से बचने के लिए वैक्सीन का भी सेवन करना चाहिए।
5. डाक्टर की देख–रेख में दवा का सेवन करना चाहिए।
6. शराब का सेवन पूर्णरूप से छोड़ देना चाहिए।

लीवर एब्सिस

यह रोग अमीबा के संक्रमण से होता है, जिसके चलते रोगी के लीवर में फोड़ा बना जाता है। कभी–कभी यह रोग जीवाणुओं से भी हो सकता है।

लक्षण

पेट के दायें हिस्से के ऊपरी भाग में दर्द होना, भूख न लगना और वज़न का कम होना।

बचाव

1. शुद्ध जल का सेवन करना चाहिए।
2. भोजन की स्वच्छता पर विशेष ध्यान देना चाहिए।
3. डायरिया और दस्त होने की स्थिति में इसका तुरन्त उपचार कराना चाहिए।

लीवर सिरोसिस

यह रोग हेपेटाइटिस 'बी' और शराब के अधिक सेवन से होता है, जिसके कारण लीवर की कोशिकाएँ नष्ट हो जाती हैं और लीवर सिकुड़ जाता है। इस रोग के होने से रोगी को भूख नहीं लगती है, उसका शरीर कमज़ोर हो जाता है, पेट में सूजन आ जाती है और कभी–कभी रोगी बेहोश भी हो जाता है। इस रोग से बचने के लिए शराब का सेवन बिलकुल नहीं करना चाहिए और डाक्टर से सम्पर्क करना चाहिए।

गेस्ट्रो एण्टराइटिस

पतले दस्त, उलटी और पेट की बीमारी कई कारणों से होती है। लेकिन गरमी के मौसम में इसके होने से गेस्ट्रो एण्टराइटिस पर ध्यान जाता है। इस रोग के कारण आमाशय और आँत की म्यूकस झिल्ली में सूज़न आ जाती है, जिसके कारण रोगी को उलटी, दस्त और पेट दर्द की शिकायत होती है। कई घण्टे पतले दस्त और उलटी होने से रोगी के शरीर में पानी और खनिज

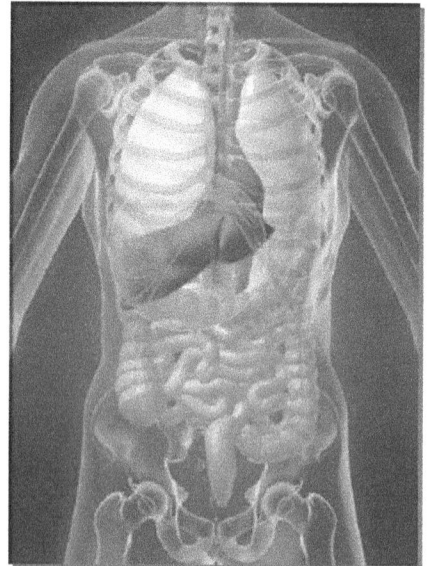

लवणों की कमी हो जाती है, जिससे रोगी की जान भी जा सकती है।

लक्षण

1. दूषित पेय–पदार्थ के पीने के कुछ ही घण्टे बाद पतले दस्त और उलटी का होना।
2. होंठों का सूखना और रोगी को अधिक प्यास लगना।
3. एक दिन में 5 से 50 बार तक पतले दस्त का होना।
4. सिर–दर्द, बुखार और चक्कर का आना।

गेस्ट्रो एण्टराइटिस के कारण

मुख्य रूप से इस रोग में ज़िम्मेदार प्रोटियस, स्टैफ और सालमोनेला जैसे कई जीवाणु होते हैं। वातावरण में गन्दगी और स्वच्छता के प्रति लापरवाही भी इस रोग को जन्म दे सकते हैं। फल और सब्ज़ियों को बिना धोये ही उनका सेवन करना, भोजन को खुला छोड़कर रखना, बरतनों की ठीक तरह से सफ़ाई न करना–इनसे भी ये रोग फैलता है।

बचाव

- इस रोग के उपचार में तनिक भी देरी नहीं करनी चाहिए और तुरन्त डाक्टर के पास जाना चाहिए।
- एक–दो पतले दस्त होने पर ही सावधान हो जाना चाहिए, क्योंकि इलाज में देरी करने पर रोगी की जान भी जा सकती है।
- यदि रोगी को उलटी न हो रही हो, तो पानी, खनिज लवण और ग्लूकोज़ का घोल पिलाना चाहिए। इस बात का ध्यान रहे कि घोल स्वच्छ पानी में तैयार किया जाना चाहिए।
- रोगी को आवश्यकता से अधिक घोल नहीं पिलाना चाहिए।
- पानी को छानकर और उबालकर पीना चाहिए।
- शौच के बाद हाथ अच्छी तरह से साबुन से साफ़ कर लेने चाहिए।
- यदि मिठाई पर मक्खियाँ लगी हों, तो उसका सेवन नहीं करना चाहिए।

मधुमेह

मधुमेह रोग को 'शुगर' और 'डायबिटीज़' के नाम से भी जाना जाता है। इसके कई कारण होते हैं–

अधिक भूख और प्यास लगना

मधुमेह के रोगी को भूख और प्यास अधिक लगती है, क्योंकि ग्रहण किये गये भोजन के अधिकांश तत्त्व ग्लूकोज़ के रूप में मूत्र में निकलते रहते हैं। इसके साथ शरीर से जल भी निकलता है, जिसके चलते रोगी को प्यास लगती है और उसे पानी पीना पड़ता है। शरीर में जल की कमी के कारण उसे अधिक प्यास लगती है। जल के साथ शरीर को ऊर्जा की भी ज़रूरत होती है, जिसके चलते रोगी को भूख अधिक लगती है। यही कारण है कि मधुमेह के रोगी को भूख और प्यास अधिक लगती है और वह जल तथा भोजन को अधिक ग्रहण करता है।

शरीर का कमज़ोर होना

मधुमेह के अधिकांश रोगी अपने शरीर को कमज़ोर बताते हैं। उनके शरीर को जब जल की ज़रूरत होती है, तो इसकी पूर्ति के लिए शरीर की माँसपेशियाँ और वसा के भाग भी ग्लूकोज़ में परिवर्तित होने लगते हैं। इस स्थिति में रोगी को कमज़ोरी महसूस होती है और उसे अपने वज़न में कमी का आभास होता है। मूत्र के साथ कुछ खनिज लवण भी बाहर निकलते हैं, जो रोगी की कमज़ोरी का कारण बनते हैं। ऐसे में रोगी अधिक भोजन करने के बाद भी कमज़ोरी और थकावट की शिकायत करते रहते हैं।

उच्च रक्तचाप

कभी–कभी मधुमेह के कारण उच्च–रक्तचाप भी हो जाता है। अतः उच्च–रक्तचाप वाले रोगी को अपना 'शुगर–टेस्ट' ज़रूर कराना चाहिए, क्योंकि मधुमेह का रोगी यदि उच्च–रक्तचाप से ग्रसित है, तो उसके गुरदों पर मधुमेह का बुरा प्रभाव पड़ता है। इसका दिमाग़ पर भी विपरीत प्रभाव पड़ता है।

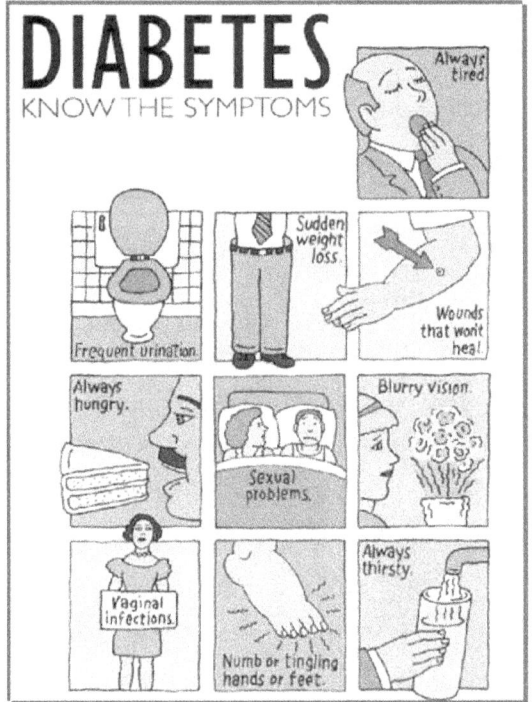

अधिक मात्रा में पेशाब का होना

मधुमेह का रोगी प्रतिदिन कई लीटर पेशाब बाहर निकालता है, जबकि सामान्य व्यक्ति में पेशाब की मात्रा प्रतिदिन लगभग डेढ़ लीटर होती है। मधुमेह से ग्रसित व्यक्ति के सूखे होंठ यह दरसाते हैं कि वह बहुत अधिक प्यासा है। कुछ लोगों में पेशाब की मात्रा सामान्य से अधिक होती है, लेकिन उनके अन्दर शुगर नहीं होती। इसका एक कारण 'गुरदा फेलेयर' भी हो सकता है। इस स्थिति में रात के समय पेशाब अधिक मात्रा में होता है। इस पेशाब का कम मात्रा में होने वाले पेशाब से मिलान करना चाहिए। यदि दोनों में अन्तर दिखायी पड़े, तो इनका परीक्षण करने के बाद ही रिपोर्ट के अनुसार इलाज कराना चाहिए।

मधुमेह का पूरी तरह से इलाज न कराने पर इससे पीड़ित रोगी बेहोश भी हो सकता है। इस दशा से बचने के लिए रोगी को अपना ब्लड-शुगर टेस्ट कराते रहना चाहिए, जिससे बेहोशी की नौबत न आये। डाक्टरों का मानना है कि मधुमेह से पीड़ित रोगी की आँखों की रोशनी भी जा सकती है। मधुमेह के अनियन्त्रित होने पर उसका दुष्प्रभाव आँखों के रेटिना पर भी पड़ता है। अतः मधुमेह के लक्षण दिखायी देने पर ब्लड-शुगर टेस्ट ज़रूर कराना चाहिए, ताकि मोतियाबिन्द से बचा जा सके।

लक्षण

- ⇨ हाथ-पैरों में दर्द होना।
- ⇨ आँखों और मूत्रतन्त्र में संक्रमण होना।
- ⇨ जाँघों और पसलियों में दर्द होना। चेहरे पर फ़ालिज़ का प्रकोप।
- ⇨ भोजन करते समय चेहरे पर अधिक पसीना आना। रात में सोते समय अचानक साँस फूलना।
- ⇨ खून में कमी, शरीर में सूजन, कब्ज़ की शिकायत और मूत्र की मात्रा का सामान्य से कम अथवा अधिक होना।
- ⇨ लीवर के आकार में वृद्धि, अधिक दिनों तक पीलिया बीमारी का बने रहना, जोड़ों में दर्द और मुँह में बदबू तथा पायरिया के लक्षण।

मधुमेह के लगभग चालीस प्रतिशत रोगियों में गुरदा-रोग पाया जाता है। यह किन परिस्थितियों में होता है, इसके बारे में नीचे बताया जा रहा है–

- ⇨ यदि रोगी मधुमेह से काफी समय से ग्रस्त हो।
- ⇨ यदि रोगी के परिवार के लोग भी मधुमेहजनित गुरदा-रोग से पीड़ित रहे हों।
- ⇨ यदि मधुमेह का रोगी उच्च-रक्तचाप से भी ग्रसित हो, तो उसमें गुरदा-रोग होने की सम्भावना होती है।
- ⇨ मधुमेह से पीड़ित चालीस बर्ष से कम उम्र के रोगियों में गुरदा-रोग होने की सम्भावना बढ़ जाती है।
- ⇨ यदि रोगी में मोटापे की समस्या है और रक्त में वसा की मात्रा भी अनियन्त्रित है, तो उसे मधुमेह जनित गुरदा-रोग हो सकता है।

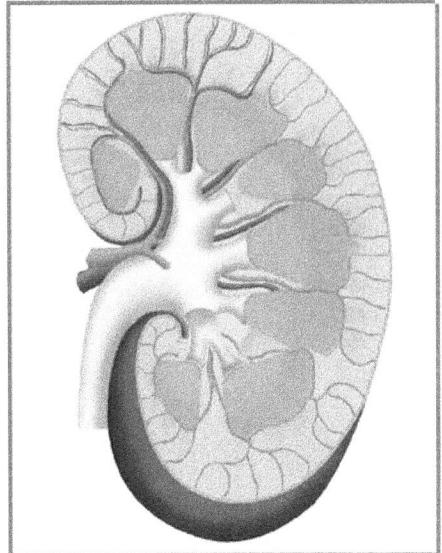

मधुमेहजनित गुरदा–रोग के लक्षण

- थोड़ी–सी मेहनत करने पर थक जाना और साँस फूलना।
- मूत्र की मात्रा का सामान्य से अधिक होना और उसमें झाग बनना।
- हाथ–पैरों और कमर में दर्द की शिकायत होना।
- यदि रक्त में शर्करा की मात्रा नियन्त्रित है और रात को बार–बार पेशाब के लिए जाना पड़ रहा हो।
- रक्त में शर्करा का स्तर बार–बार कम होना। मूत्रमार्ग और छाती में बार–बार संक्रमण होना। अधिक देर खड़े रहने पर पैरों में सूजन आना।
- मधुमेह के रोगी में पहली बार रक्तचाप के लक्षणों का प्रकट होना।

बचाव

- रोगी को तुरन्त अपने रक्त और मूत्र की जाँच करानी चाहिए। उसके बाद विशेषज्ञ डाक्टर के परामर्श पर दवा का सेवन करना चाहिए।
- रोगी को अपना शुगर–स्तर सामान्य के क़रीब रखना चाहिए।
- रोगी को यदि रक्तचाप की बीमारी नहीं है, तो भी उसे अपना रक्तचाप समय–समय पर नपवाते रहना चाहिए।
- रोगी को तले हुए और प्रोटीन युक्त भोजन का कम–से–कम सेवन करना चाहिए।
- रोगी को माँसाहारी भोजन का सेवन नहीं करना चाहिए।
- मधुमेह का रोगी समय पर अपना उपचार कराकर इस प्रकार के गुरदा–रोग से बच सकता है। अतः उसे मधुमेह के उपचार में कोई लापरवाही नहीं करनी चाहिए।

गुरदों की बीमारियाँ

हमारे शरीर में गुरदों का ख़ास स्थान है। शरीर की गन्दगी बाहर करने के अलावा गुरदों का काम हमारे शरीर में बनने वाले अम्ल की मात्रा को भी निर्धारित करना होता है, ताकि हमारा रक्तचाप नियन्त्रित रहे।

गुरदों की एक ख़ास बात यह होती है कि वे बिना किसी बड़ी वजह के दर्द नहीं देते। मतलब अगर आपके गुरदों में या उनके आसापास के हिस्सों में दर्द हो रहा हो, तो इसे नज़रअन्दाज़ बिलकुल नहीं करना चाहिए।

गुरदे की पथरी

- यह समस्या होने पर गुरदे में दर्द तब शुरू होता है, जब पथरी के छोटे–छोटे टुकड़े खिसक कर मूत्र नली में आ जाते हैं।
- पथरी होने की दशा में गुरदे के आसपास कमर में पीछे की तरफ़ दर्द होता है। इस दर्द की तीव्रता बहुत गम्भीर हो सकती है।
- इसके अलावा ध्यान देने वाली बात यह भी होती है कि अगर दर्द काफ़ी तेज़ है, तो मरीज़ को इसके साथ–साथ मितली या उलटी हो सकती है।

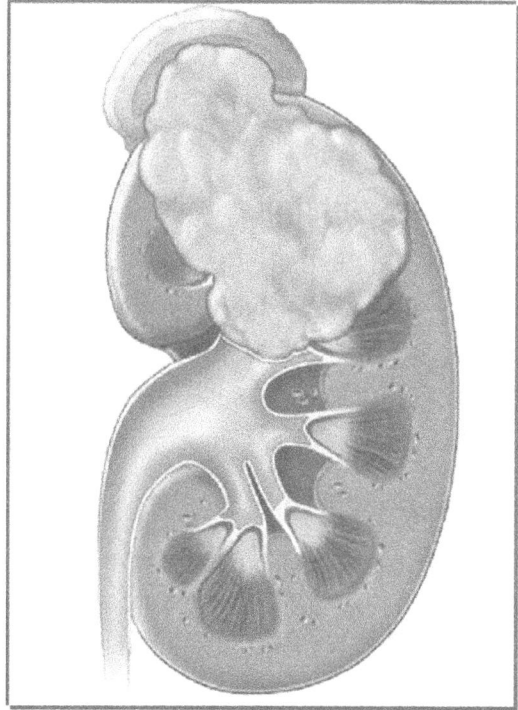

यूटीआई संक्रमण

पेशाब नली में गम्भीर संक्रमण होने पर भी गुरदे में दर्द की शिकायत हो सकती है। यह समस्या होने पर मरीज़ को कमर में गुरदे के आसपास की जगह पर और पेट में दर्द हो सकता है। इसके अलावा यह परेशानी अपने साथ तेज़ बुख़ार लाती है। पेशाब–नली में संक्रमण के शिकार मरीज़ को पेशाब करने में जलन भी होती है।

पेशाब की नली में रुकावट (यूटीओ)

इस समस्या में गुरदे की पथरी खिसक कर जब पेशाब–नली में आ जाती है, तो मूत्र मार्ग में रुकावट आ

जाती है। इसके अलावा रुकावट आने की एक और वजह पेशाब–नली का सिकुड़ना या नली में ट्यूमर होना है। यूटीओ होने पर मरीज़ को हलका या तेज़ क़िस्म का दर्द हो सकता है। पेशाब–नली में अचानक रुकावट आने पर यह दर्द असहनीय हो जाता है। यूटीओ में जो दर्द होता है, वह लगभग वैसा ही होता है, जैसा गुरदे की पथरी होने पर होता है।

पॉलीसिस्टिक किडनी डिज़ीज़ (पीकेडी)

- इस बीमारी में गुरदे में कई गाँठें उभर आती हैं, जिनके बढ़ने पर समस्या जटिल हो जाती है। इस बीमारी में गुरदे का आकार बढ़ सकता है या गुरदा बेकार भी हो सकता है।
- कुछ मरीज़ों में यह गाँठें काफ़ी तेज़ी से बढ़ती हैं और इसमें खून भी आता है, जिससे काफ़ी तेज़ दर्द होता है।
- इसके अलावा इन गाँठों में संक्रमण होने पर गुरदे के आसपास कमर में पीछे की तरफ़ दर्द हो सकता है।
- डाक्टर अकसर ऐसे मरीज़ों को गुरदे में पथरी की जाँच कराने की सलाह देते हैं, ताकि यह स्थापित हो जाये कि मरीज़ को पथरी या सिस्ट की समस्या है।

रिनल सेल कार्सिनोमा

- यह किडनी का कैंसर है और इसमें मरीज़ को एक साथ कई परेशानियाँ हो सकती हैं।
- इसमें कमर में पिछले हिस्से में दर्द होने के अलावा पेशाब में खून आ सकता है और पेट में भी गम्भीर समस्या हो सकती है।
- खून की कमी और मेलिग्नेंसी के चलते मरीज़ के वज़न में तेज़ गिरावट हो सकती है।
- इसका कारण यह होता है कि लाल रक्तकण के निर्माण के चलते गुरदे ठीक तरह से काम नहीं कर पाते।

पेज किडनी

किसी भी कारण से गुरदे में चोट लगने पर किडनी टिश्यू (गुरदे के ऊतकों) में खून आने लगता है। खून आने से गुरदे के भीतरी भागों पर दबाव बढ़ जाता है और हाइपरटेंशन भी हो सकता है। इसके अलावा कमर के आसपास के हिस्से में तेज़ दर्द भी हो सकता है।

लोइन पेन हमाट्यूरिया सिण्ड्रोम

यह एक असाधारण बीमारी है और इसमें मरीज़ को कभी–कभी पेशाब के साथ खून आने की शिकायत होती है और कमर के पीछे की तरफ दर्द भी होता है। डाक्टर ऐसे मामलों में कई तरह की जाँच करने के लिए मरीज़ को सलाह देते हैं, ताकि वे तकलीफ़ के कारणों को लेकर पूरी तरह से आश्वस्त हो सकें।

किडनी सम्बन्धित बीमारी में सर्जरी के विकल्प

लिथोट्रिप्सी

गुरदे में पथरी होने पर अपनायी जाने वाली यह सबसे कम प्रचलित प्रक्रिया है। इसके तहत सधे हुए मगर

तेज़ झटकों के ज़रिये गुरदे या पेशाब नली में मौजूद पथरी पर प्रहार किया जाता है। इससे पत्थर के टुकड़े और भी छोटे कणों में टूट जाते हैं। इस प्रक्रिया में अनुमानित ख़र्च 40 से 60 हज़ार रुपये के बीच आता है।

गुरदे का प्रत्यारोपण

- ➪ यह प्रक्रिया अपनाने की सलाह डाक्टर तब देते हैं, जब मरीज़ के दोनों गुरदे ख़राब हो जाते हैं और उनकी ठीक होने की कोई गुंजाइश नहीं रहती।

- ➪ किडनी के फेल होने पर मरीज़ के क़रीबी रिश्तेदार का गुरदा प्रत्यर्पित किया जाता है। किसी की किन्हीं कारणों से मौत हो गयी हो, उसका भी गुरदा प्रत्यारोपित किया जा सकता है। इसमें यह ध्यान रखा जाता है कि जिस व्यक्ति की किडनी प्रतिरोपित की जा रही है, उसे इससे सम्बन्धित कोई बीमारी या संक्रमण न रहा हो।

- ➪ इस प्रक्रिया में 4 से 6 लाख रुपये तक का ख़र्च आ सकता है।

हेपेटाइटिस

यकृत यानी लीवर शरीर का महत्त्वपूर्ण अंग है। यह भोजन पचाने में अहम भूमिका निभाता है। शरीर में जो भी रासायनिक क्रियाएँ एवं परिवर्तन (मेटाबॉलिज्म) होते हैं, उनमें लीवर विशेष सहायता करता है।

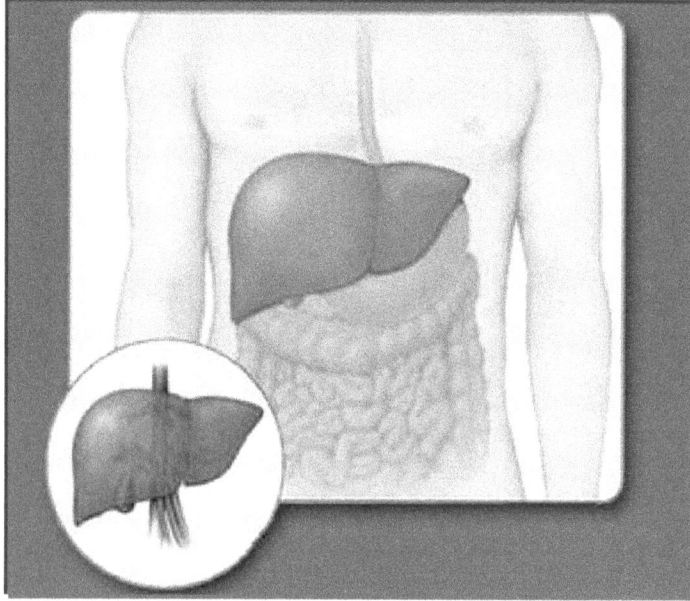

अगर यकृत सही ढंग से अपना काम नहीं करता या किसी कारण वह काम करना बन्द कर देता है, तो व्यक्ति को विभिन्न प्रकार की बीमारियाँ हो जाती हैं। लीवर को नुक़सान पहुँचाने वाला हेपेटाइटिस भी एक गम्भीर और ख़तरनाक रोग है।

हेपेट' का अर्थ है 'जिगर' और 'टाइटिस' का मतलब है–'सूज़न'। हेपेटाइटिस से व्यक्ति के लीवर में सूज़न आ जाती है। परिणामस्वरूप उसका जिगर सुचारु रूप से काम नहीं कर पाता और रोगी बाद में पीलिया का शिकार हो जाता है। अगर रोगी का तुरन्त उपचार न किया जाये, तो उसकी जान भी जा सकती है। यह एक वायरसजनित रोग है, जो आमतौर पर आदमी के लीवर को नुक़सान पहुँचाता है।

अन्तिम स्टेज़ में हेपेटाइटिस लीवर सिरोसिस और लीवर कैंसर का कारण भी बनता है। समय पर इलाज न होने पर इससे मरीज़ की मौत भी हो जाती है।

हेपेटाइटिस के प्रकार

यह मूलतः पाँच प्रकार का होता है। ए, बी, सी, डी, व ई। भारत में अगर अधिक क्रमवार तरीक़े से देखें, तो ए, बी, सी और ई का संक्रमण है, जबकि डी का संक्रमण यहाँ नहीं है।

लीवर शरीर में पाचन–क्रिया का काम करता है। जो कुछ भी हम खाते हैं, वह शरीर में लीवर से होकर गुज़रता है। यह टॉक्सिन व गन्दे पदार्थों को हमारे खून से अलग करता है। हेपेटाइटिस 'बी' व 'सी' इसे ही नुक़सान पहुँचाते हैं।

हेपेटाइटिस एड्स से अधिक ख़तरनाक बीमारी मानी जा सकती है, क्योंकि इस बीमारी से ग्रसित रोगी की अचानक मृत्यु हो सकती है, जबकि एड्स का रोगी दस साल तक बड़े आराम से जी सकता है।

हेपेटाइटिस 'ए'

यह बीमारी दूषित खाने व जल के सेवन से होती है। वैसे तो यह बीमारी तीन–चार हफ़्तों के परहेज़ से ठीक हो जाती है, मगर समस्या तब होती है, जब गर्भवती महिलाओं को पीलिया हो जाता है। तब यह भयानक रूप ले लेती है। ऐसे में माँ और बच्चे दोनों की जान को ख़तरा रहता है।

दरअसल, लीवर में कुछ ऐसे पदार्थ होते हैं, जिनमें बहते खून को रोकने की क्षमता होती है। जब लीवर ख़राब हो जाता है, तो इन पदार्थों की कमी हो जाती है। ऐसे में अगर शरीर के किसी भाग से रक्त बहने लगे, तो यह जानलेवा हो सकती है। हेपेटाइटिस 'बी' और 'सी' के उलट हेपेटाइटिस 'ए' संक्रमण क्रॉनिक लीवर डिज़ीज़ पैदा नहीं करता और कम घातक होता है, लेकिन यह दुर्बलता के लक्षण पैदा कर सकता है।

लक्षण

रोग की शुरुआत में रोगी को ऐसा महसूस होता है–बुख़ार, झुरझुरी, भूख न लगना, खाने को देख जी मिचलाना, उलटी, बदन दर्द, सिगरेट पीने वालों को तम्बाकू से अरुचि। इन शुरुआती लक्षणों के बाद अगर इलाज न हुआ, तो रोगी को 'पीलिया' हो सकता है। इसमें बदन में खुजली, पेट में गड़बड़ी, मल का रंग सफ़ेद होना, आँखों में पीलापन, पेशाब का रंग पीला हो जाता है। और, जब रोग बढ़ जाता है, तो पैरों में सूज़न बढ़ जाती है। जोड़ों में भी दर्द होता है। यदि रोग का निदान इस अवस्था में भी न हो पाये तो 'हेपेटाइटिस' प्राणघातक रूप धारण कर सकता है।

निवारण

साफ़–सफ़ाई का विशेष ख़्याल रखें और हेपेटाइटिस 'ए' का टीका ज़रूर लगवायें।

हेपेटाइटिस 'बी'

शराब के लगातार और लम्बे समय से सेवन के कारण हेपेटाइटिस जैसी गम्भीर बीमारियाँ पनप सकती हैं। और हाँ, नियमित रूप से सेवन के कारण हेपेटाइटिस के मामलों में वृद्धि होती है। यह आपको विशेषकर हेपेटाइटिस 'ए' और 'बी' के प्रति अति संवेदनशील बना सकती है। जिन व्यक्तियों को पहले से ही हेपेटाइटिस 'ए' और 'बी' है और उनके साथ शारीरिक सम्पर्क होने, दूषित संक्रमित जीवाणु वाले चिकित्सा–उपकरण जैसे सुइयों से संक्रमित खून चढ़ाने से, टैटू बनवाने से यह बीमारी हो सकती है।

हेपेटाइटिस की दो अवस्थाएँ होती हैं, पहला, प्रारम्भिक (एक्यूट) और दूसरा पुरानी (क्रॉनिक)। हेपेटाइटिस

की प्रारम्भिक अवस्था रोग शुरू होने के तीन महीनों तक रहती है। किन्तु 6 माह तक जब इसका इलाज नहीं होता, तो यह क्रॉनिक हेपेटाइटिस में बदल जाती है। प्रारम्भिक अवस्था में यदि हेपेटाइटिस के साथ पीलिया भी हो जाये तथा इसका उपचार ठीक से न किया जाये, तो यह क्रॉनिक 'बी' या 'सी' का रूप ले लेती है। यदि फिर भी उचित इलाज न हो सका, तो यह लीवर सिरोसिस में परिवर्तित हो जाती है, जिसके फलस्वरूप पूरा लीवर क्षतिग्रस्त हो जाता है। इसके अलावा लीवर का कैंसर भी हो सकता है।

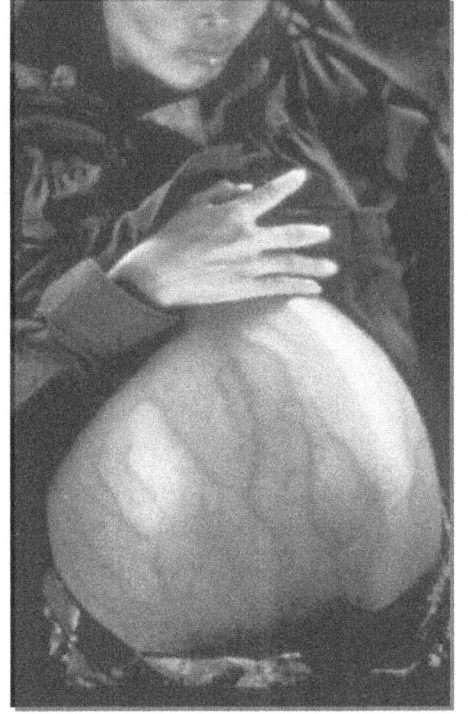

लक्षण

त्वचा और आँखों का पीलापन (पीलिया), गहरे रंग का मूत्र, अत्यधिक थकान, उलटी और पेट दर्द। लोगों को इन लक्षणों से निजात पाने में कुछ महीनों से लेकर एक साल तक का समय लग सकता है। हेपेटाइटिस 'बी' क्रॉनिक लीवर संक्रमण भी पैदा हो सकता है, जो बाद में लीवर सिरोसिस या लीवर कैंसर में परिवर्तित हो सकता है।

सावधानी

- ➪ घाव को खुला न छोड़ें। यदि त्वचा कट–फट जाये, तो उस हिस्से को डिटॉल से अच्छी तरह से साफ़ करें।
- ➪ शराब का सेवन किसी भी सूरते–हाल में न करें।
- ➪ किसी के साथ अपने टूथब्रश, रेज़र, सुई, सिरिंज, नेल फ़ाइल, कैंची या अन्य ऐसी वस्तुएँ, जो आपके खून के सम्पर्क में आती हों, शेयर न करें।

निदान

मौजूदा नियमित टीकाकरण के एक हिस्से के तहत तीन या चार अलग–अलग खुराक में हेपेटाइटिस 'बी' का टीका दिया जा सकता है। नवजात बच्चों, 6 माह और एक साल की आयु के समय में यह टीका दिया जा सकता है। यह कम–से–कम 25 साल तक सुरक्षा प्रदान करता है।

हेपेटाइटिस 'सी'

हेपेटाइटिस 'सी' को ख़ामोश मौत की संज्ञा दी जाती है। शुरू–शुरू में इसका कोई प्रभाव नहीं दिखता और जब दिखता है, तो मौत एकदम से सामने खड़ी होती है। यह खून के संक्रमण से फैलता है। शरीर पर टैटू गुदवाने, संक्रमित रक्त चढ़वाने, दूसरे का रेज़र उपयोग करने आदि की वजह से हेपेटाइटिस 'सी' अन्तिम चरण में सिरोसिस और लीवर कैंसर के लिए ज़िम्मेवार होता है।

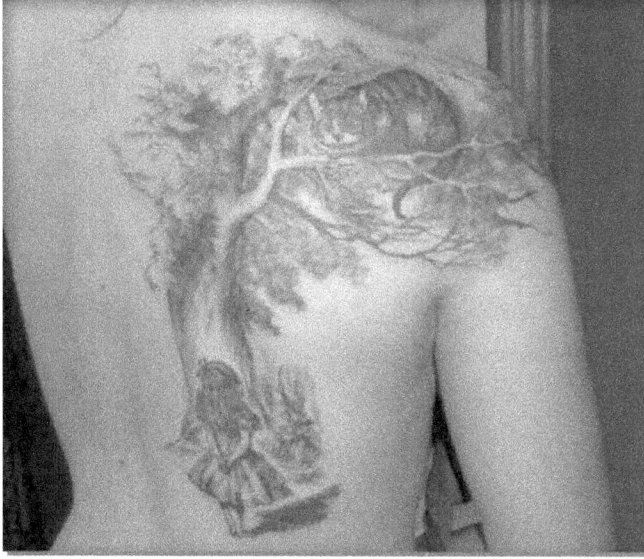

लक्षण

कई लोगों में हेपेटाइटिस के संक्रमित होने पर भी कोई लक्षण नहीं दिखायी देते। अमूमन इसके लक्षण 15 से 150 दिन में विकसित हो सकते हैं। कुछ लोगों में कोई भी लक्षण नहीं दिखायी देता और ऐसे संक्रमित लोग ही वायरस फैलाने में अहम भूमिका निभाते हैं।

हेपेटाइटिस 'डी'

यह वायरस तभी होता है, जब मरीज़ को 'बी' या 'सी' का संक्रमण हो चुका हो। जब कोई व्यक्ति 'डी' से संक्रमित होता है, तो सिर्फ़ 'बी' से संक्रमित व्यक्ति की तुलना में उसके लीवर के नुक़सान का ख़तरा अधिक होता है।

लक्षण

थकान, उलटी, हल्का बुख़ार, दस्त, गहरे रंग का मूत्र।

निदान

एचबी का टीका लेने से कुछ हद तक सुरक्षा मिलती है

हेपेटाइटिस 'ई'

हेपेटाइटिस 'ई' एक जलजनित रोग है और इसके व्यापक प्रकोप का कारण दूषित पानी है। पानी इस महामारी को बढ़ाता है। हालाँकि अन्य देशों की तुलना में भारत के लोगों में हेपेटाइटिस 'ई' न के बराबर है। बन्दर, सूअर, गाय, भेड़, बकरी और चूहे इस संक्रमण के प्रति संवेदनशील हैं।

परहेज़ और बचाव

हेपेटाइटिस के दौरान कुछ परहेज़ ज़रूरी हैं, आइए! जानते हैं उनके बारे में–

- ⇨ चिकनाईयुक्त तथा माँसाहार पूरी तरह से बन्द कर देना चाहिए।
- ⇨ प्रोटीनयुक्त भोजन रोग की शुरुआत में कम लेना चाहिए।
- ⇨ जब स्वास्थ्य में सुधार होने लगे, तो प्रोटीनयुक्त भोजन लें।
- ⇨ पनीर की मात्रा भोजन में धीरे–धीरे बढ़ानी चाहिए। फल तथा गन्ने के रस का प्रयोग करें।
- ⇨ उलटी न आये, इसलिए थोड़ी–थोड़ी देर में कुछ न कुछ खाते रहना चाहिए।
- ⇨ साफ़–सफ़ाई का विशेष ध्यान रखना चाहिए।
- ⇨ दूषित खाद्य–सामग्री तथा दूषित जल का प्रयोग न करें।
- ⇨ रोज़ाना पीने का पानी बदलें।
- ⇨ एहतियात के तौर पर हेपेटाइटिस का टीका पहले ही लगवा लेना चाहिए।
- ⇨ दवाइयाँ डाक्टर से पूछकर लेनी चाहिए और रोग का अन्देशा होते ही परीक्षण कराना चाहिए।
- ⇨ हेपेटाइटिस 'ए' और 'ई' से बचने के लिए ज़रूरी है, साफ़–सुथरा वातावरण, साफ़ पानी और स्वच्छ खाद्य–पदार्थों का सेवन।
- ⇨ हेपेटाइटिस 'ए' के लिए वैक्सीन है, लेकिन हेपेटाइटिस 'ई' के लिए कोई टीका मौजूद नहीं है। हेपेटाइटिस 'बी' और 'सी' से बचाव के लिए ज़रूरी है कि संक्रमित व्यक्ति से यौन–सम्बन्ध बनाते समय कण्डोम का प्रयोग करें।

फ्रिजिडिटी

कई स्त्रियाँ ऐसी होती हैं, जो सहवास के दौरान उत्तेजित नहीं हो पाती हैं। जिससे वे सहवास के दौरान पति को सहयोग भी नहीं दे पाती हैं। ऐसी स्त्रियाँ 'फ्रिज़िड' अर्थात् 'ठण्डी' स्त्री के रूप में जानी जाती हैं।

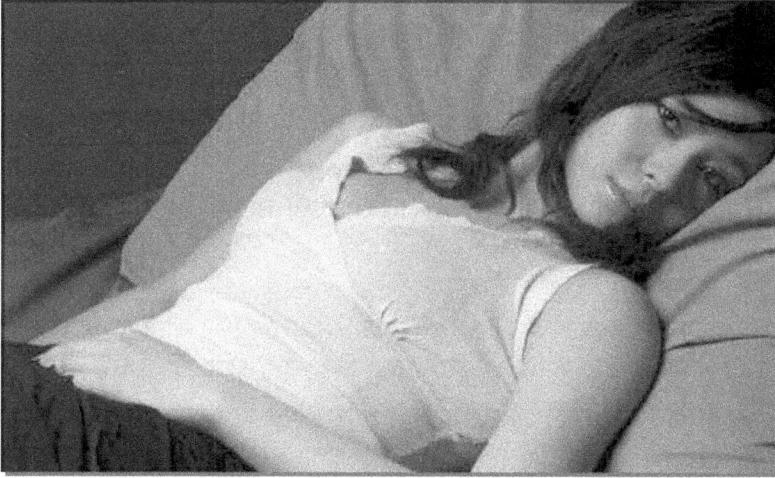

फ्रिज़िड स्त्री की व्यथा को न कोई जान सकता है और न ही समझ सकता है। वह स्वयं भी इस बात को नहीं जान पाती कि वह यौन–सुख से वंचित क्यों है?

जिस प्रकार छप्पन पकवानों से सजी थाली का भोजन–नलिका द्वारा पेट में पहुँचाये जाने पर व्यक्ति को स्वाद का पता नहीं चलता, ठीक उसी प्रकार फ्रिज़िड स्त्री सन्तान को उत्पन्न कर सकती है, लेकिन यौनसुख का अनुभव नहीं कर सकती। पति उसकी फ्रिज़िडिटी (ठण्डेपन) से तंग आकर पत्नी को मानसिक रूप से प्रताड़ित करता है और उसे शारीरिक पीड़ा भी पहुँचाता है। वह समझता है कि उसकी पत्नी उसे जानबूझ कर सहयोग नहीं देती है या कोई अनैतिक सम्बन्ध रखकर उससे बेवफ़ाई कर रही है। इससे पति–पत्नी के बीच दीवार खड़ी हो जाती है और पत्नी को स्वयं को कोसने के सिवा कोई चारा नहीं रह जाता है।

ऐसे बहुत से केस हैं, जिनमें से एक स्त्री की केस हिस्ट्री यहाँ दी जा रही है, जिससे आपको फ्रिज़िड स्त्रियों की व्यथा का पता चल सके।

25 वर्षीय माधवी मासूमियत की प्रतीक थी। खुले दिल से हँसना, तत्परता से काम करना व सबसे मिलजुल कर रहना उसका स्वभाव था। जब एक बड़े घराने में उसकी शादी हुई, तो वह खुशी से नाच उठी।

उसने सोचा कि अब उसे किसी प्रकार की कमी नहीं रहेगी, लेकिन कुछ दिनों में उसका भ्रम टूट गया। उसकी हँसी, उछलकूद, सबसे हिलना–मिलना आदि पर पाबन्दी लग गयी, क्योंकि उस बड़े घराने में इसे अशिष्ट माना जाता था। हमेशा सास और ननद उसकी हँसी उड़ाया करती थीं, जिससे वह धीरे–धीरे स्वयं में खोने लगी।

यहाँ तक कि पति के साथ सहवास के समय पर अत्यन्त आनन्द के क्षणों में मुँह से निकले हुए उद्गार अथवा सिसकारी को दबाने लगी, क्योंकि उसे डर था कि पति उसे बदचलन न समझ लें। धीरे–धीरे वह भावशून्य होने लगी। बच्चे होने पर वह बच्चों में ही अधिक समय बिताने लगी और पति की माँग के कारण केवल एक फ़र्ज़ के रूप में यौन–सम्बन्ध रखने लगी। वह यह भी भूल गयी कि इस सम्बन्ध में सुख भी मिलता है।

शारीरिक कारण

- शारीरिक विकलांग अवस्था में योनि का न होना। वैसे यह कारण बहुत कम स्त्रियों में होता है।
- दुःखद यौन–सम्बन्ध, योनि–शोथ, गर्भाशय–शोथ, रजोनिवृत्ति हो जाना, अण्डाशय और यकृत रोग भी इसका कारण हो सकते हैं।
- गर्भवती और गुप्त–रोग हो जाने की शंकाएँ भी स्त्री को फ्रिज़िड बना देती हैं।
- रक्तचाप कम करने वाली दवाओं का सेवन, नींद की गोलियाँ, ट्रैंक्विलाइज़र्स और 3–4 साल से लगातार गर्भनिरोधक गोलियों का सेवन भी फ्रिज़िडिटी उत्पन्न कर सकता है।

मानसिक कारण

- जब बच्चे बचपन में अनजाने में अपने शरीर को समझने के लिए यौनांगों को छूते हैं, तब उन्हें इसके लिए डाँटा जाता है और कभी–कभी तो माता–पिता उन्हें सज़ा भी देते हैं।
- बचपन से ही कड़े अनुशासनपूर्ण माहौल में परवरिश होने के कारण, जिसमें सैक्स को बुरा या गन्दा मानने वाले विचारों का बच्चे के मन में घर कर जाना, बच्चों द्वारा किये गये सैक्स सम्बन्धित सवालों का जवाब न देना या डाँट देना भी फ्रिज़िडिटी का कारण होता है।
- भावनाओं को दबाना, लड़के और लड़की से किये जाने वाले व्यवहार में भिन्नता, जिसमें लड़की की उपेक्षा करना, लड़की की आयु बढ़ने पर उसमें फ्रिज़िडिटी उत्पन्न कर देता है। इसे मूल कारण समझा जा सकता है।
- धार्मिक शिक्षा, जो सैक्स को पाप मानती है और सहवास को केवल पुत्र–प्राप्ति का साधन मात्र मानती है।
- कई बार पुरुष अपने शीघ्रपतन और नपुंसकता की समस्या को छिपाने के लिए भी पत्नी को फ्रिज़िड कह देता है, जिससे उसका मन आहत हो उठता है और वह फ्रिज़िड बन जाती है।
- मानसिक रोग, जैसे– डिप्रेशन, तनाव, चिन्ता आदि भी फ्रिज़िडिटी पैदा करते हैं।

फ्रिज़िडिटी दूर करने के तरीक़े

- यदि पति–पत्नी एक–दूसरे को समझने का प्रयास करें व पति अपनी पत्नी को उचित प्यार व सहयोग दे, तो यहाँ समस्या हल हो सकती है।

- पत्नी के मन में भी इसे दूर करने की तीव्र इच्छा होनी चाहिए, पति–पत्नी के बीच उत्पन्न तनाव के कारणों को दूर करना चाहिए।

- पति–पत्नी दोनों चिकित्सा का सहारा लेकर भी इसे दूर कर सकते हैं।

- प्रेम, स्पर्श, आलिंगन व प्यार भरी बातों से भी इसे दूर किया जा सकता है।

- इसके अलावा 'सैक्स पॉवर' बढ़ाने वाली एक्सरसाइज़ द्वारा भी इसे दूर किया जा सकता है।

- इसमें सम्मोहन–चिकित्सा बहुत ही लाभकारी होती है, जो मन में बैठे हुए अज्ञात भय को निकालती है।

फ्रिज़िडिटी मानसिक और शारीरिक कारणों से आती है, जिनमें शारीरिक कारण तो बहुत कम होते हैं, लेकिन मानसिक कारण अधिक होते हैं। इसलिए उपर्युक्त उपायों को अपना कर फ्रिज़िडिटी दूर की जा सकती है और विवाहित जीवन को सहज और सुखद बनाया जा सकता है।

रूमेटॉयड आर्थराइटिस
(गठिया व जोड़ों का दर्द)

रूमेटॉयड आर्थराइटिस यानी गठिया और जोड़ों का दर्द ऐसी बीमारी है, जिसके होने की कोई निश्चित वजह बता पाना बहुत ही मुश्किल है। इसलिए मेडिकल साइंस की भाषा में इसे 'आटो इम्यून डिज़ीज़' कहा जाता है। जबकि आम जोड़ों के दर्द यानी आर्थराइटिस में एक बीमारी न होकर कई तरह की परेशानियाँ शुमार होती हैं। इनमें सूजन आना और हाथ–पैरों के जोड़ों में तेज़ दर्द ख़ास हैं।

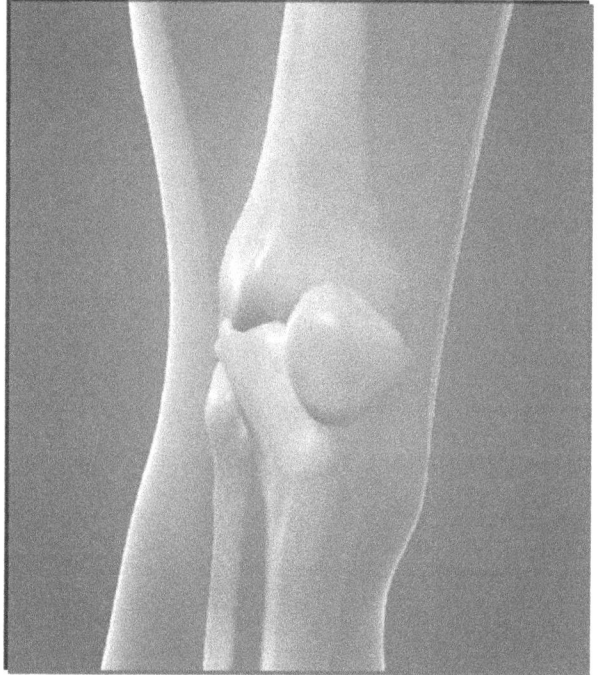

आमतौर पर आर्थराइटिस को बुजुर्गों की लाइलाज बीमारी माना जाता है, लेकिन यह धारणा सही नहीं है। इस बीमारी में होने वाले जोड़ों के दर्द की एक वजह रूमेटॉयड आर्थराइटिस हो सकती है। रूमेटॉयड आर्थराइटिस आमतौर पर मझौली उम्र के लोगों को अपना शिकार बनाती है। यही नहीं, पुरुषों के मुकाबले चार गुणा ज़्यादा महिलाएँ इसकी गिरफ़्त में आती हैं।

रूमेटॉयड आर्थराइटिस

दरअसल, हमारा इम्यून सिस्टम प्रोटीन, बायोकेमिकल्स और कोशिकाओं से मिलकर बनता है, जो हमारे शरीर को बाहरी चोटों और घुसपैठियों, जैसे कि बैक्टीरिया तथा वायरस से सुरक्षा प्रदान करता है। लेकिन कभी–कभी इस सिस्टम से भी ग़लती हो जाती है और यह शरीर में मौजूद प्रोटींस को ही नष्ट करना शुरू कर देता है, जिसमें रूमेटॉयड आर्थराइटिस का असर जोड़ों पर सबसे ज़्यादा होता है, लेकिन एक सीमा के बाद यह स्नायुतन्त्र और फेफड़ों पर भी असर डालने लगता है।

रूमेटॉयड आर्थराइटिस आमतौर पर 30 से 45 साल के लोगों को होता है। सही समय इसका पता चलने

पर दवाओं से इसका इलाज सम्भव है। इसका पता सही समय पर लगाने के लिए रूमेटॉलोजिस्ट की राय से कुछ टेस्ट कराने पड़ते हैं। जब आपको जोड़ों में अकड़न, दर्द या सूजन की शिकायत हो, तो चेत जाना चाहिए। अगर ठीक समय पर इसका इलाज न कराया जाये, तो शरीर बेडौल हो जाने का जोखिम रहता है।

लक्षण

प्रथम चरण : शुरुआत में मरीज़ को बार–बार बुख़ार आता है, माँसपेशियों में दर्द रहता है, हमेशा थकान और टूटन महसूस होती है, भूख कम हो जाती है और वज़न घटने लगता है।

दूसरा चरण : सुबह बिस्तर से उठने का मन नहीं करता, हाथ–पैर इस तरह अकड़ जाते हैं कि सामान्य होने में 15–20 मिनट लग जाते हैं। मगर फिर दिन भर न थकान होती है, न दर्द और न सूजन। इसका मतलब है आपको आर्थराइटिस नहीं, रूमेटॉयड आर्थराइटिस हो गया है।

आख़िरी चरण : शरीर के तमाम जोड़ों में इतना दर्द होता है कि उन्हें हिलाने पर ही चीख़ निकल जाये ख़ासकर सुबह के समय। इसके अलावा शरीर गरम हो जाता है, लाल चकत्ते पड़ जाते हैं और जलन की शिकायत भी होती है। जोड़ों में जहाँ–तहाँ दर्द होता है, वहाँ सूजन आना भी इस बीमारी में आम है। जोड़ों के इर्द–गिर्द सख़्त गोलाकार गाँठें जैसी उभर आती हैं, जो हाथ–पैर हिलाने पर चटकती भी हैं। शरीर के किसी भी अंग को हिलाने पर दर्द, जलन और सूजन की तकलीफ़ झेलनी पड़ती है।

इलाज

आमतौर पर लोग गठिया और जोड़ों के दर्द से परेशान होकर दर्द–निवारक दवाओं को सेवन करना शुरू कर देते हैं, लेकिन यह काफ़ी नहीं है। इसके लिए डाक्टर की सलाह से 'डीएमएआरडी' फॉर्मूले के तहत ख़ास दवाएँ लेनी होती हैं, जिसका मतलब है– 'डिज़ीज़–मोडिफाइड–एण्टीरूमेटिक–ड्रग्स'। हालाँकि ये दवाएँ थोड़ी महँगी ज़रूर होती हैं, लेकिन इनसे जोड़ों के दर्द से होने वाले बुरे प्रभावों से बचा जा सकता है। ऐसे मरीज़ों को फिजियोथैरेपी और कसरत का सहारा भी लेना पड़ता है।

इसके अलावा रूमेटॉयड आर्थराइटिस के मरीज़ों को चाहिए कि वे हमेशा खुद को व्यस्त और शारीरिक तौर पर सक्रिय रखें। लेकिन बीमारी का असर तेज़ होने पर ऐसा करना ठीक नहीं होगा। जब जोड़ों में ज़्यादा दर्द, सूजन या जलन हो, तो आराम करें। ऐसे में हलके व्यायाम से जोड़ों की अकड़न कम हो सकती है। टहलना, ऐरोबिक्स और माँसपेशियों की हलकी कसरत भी मरीज़ को आराम देती है।

यही नहीं, बीमारी के बारे में गहरी जानकारी रखना भी रूमेटॉयड आर्थराइटिस के मरीज़ों की तकलीफ़ कम करने में काफ़ी मददगार साबित हो सकता है। कई लोग साइड इफैक्ट्स के डर से दवाएँ खाने से परहेज़ करते हैं। उन्हें समझ लेना चाहिए कि रूमेटॉयड आर्थराइटिस की दवाएँ पहले की तुलना में काफ़ी एडवांस हो चुकी हैं और इनके साइड इफैक्ट्स भी काफ़ी कम हो गये हैं।

क्या करें, क्या नहीं?

- जल्दी चेतें। यह बीमारी जल्दी इलाज माँगती है। समय से इलाज शुरू कर देंगे, तो तकलीफ़ चरम सीमा तक नहीं पहुँचेगी।
- अपने–आप दवाइयाँ न लें। दर्दनाशक दवा लेने से बीमारी बढ़ भी सकती है और तकलीफ़ भी। इससे आगे चलकर हालात क़ाबू से बाहर भी हो सकते हैं।

- विशेषज्ञ डाक्टर से इलाज के विकल्पों पर विस्तार से चर्चा करें। इलाज की पद्धति आपके मामले में फ़ायदेमन्द हो, उसे ही अपनायें।

- इलाज शुरू होने के बाद दवाओं के विपरीत प्रभाव और साइड इफैक्ट्स के बारे में डाक्टर को विस्तार से जानकारी दें।

- आराम में कोताही न करें। जो भी कसरत करें, उसके बारे में अपने डाक्टर से सलाह ज़रूर लें।

- रूमेटॉयड आर्थराइटिस के मरीज़ों की शादी करने या परिवार बढ़ाने में कोई रुकावट नहीं आती। इस लिहाज़ से परेशान होने की कोई बात नहीं है। लेकिन गर्भधारण करने से पहले डाक्टर की राय अवश्य लें, क्योंकि गर्भावस्था के दौरान इसकी कुछ दवाएँ लेने में सावधानी बरतनी पड़ती है।

त्वचा का कैंसर

त्वचा का कैंसर आमतौर पर तीन तरह का होता है।

- स्क्वेमस सैल कैंसर
- बेसल सैल कैंसर
- मिलेनिन सैल कैंसर

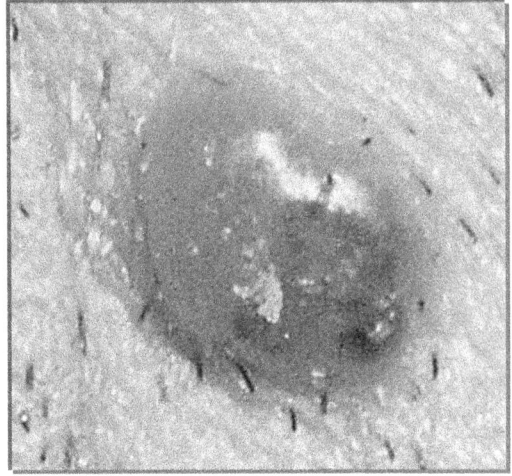

इनमें से मिलेनिन सैल कैंसर ज़्यादा ख़तरनाक होता है, जबकि बेसल सैल कैंसर कम ख़तरनाक होता है।

लक्षण

त्वचा का कैंसर आमतौर पर एक छोटी गाँठ के रूप में प्रकट होता है। यह गाँठ शरीर के किसी भी स्थान पर हो सकती है। जैसे हाथ, पैर, चेहरे आदि पर। गाँठ या तो सामान्य रंग की हो सकती है या फिर काले रंग की। शुरुआती दौर में गाँठ में दर्द नहीं होता है, जिसकी वजह से मरीज़ इस बीमारी के प्रति लापरवाह हो जाता है। इसलिए मरीज़ गाँठ के इलाज की ओर ध्यान नहीं देता।

जब गाँठ बढ़ती है और उसमें दर्द होने लगता है, तब डाक्टर को दिखाने पर पता चलता है कि गाँठ कैंसर की है, जो शरीर के अन्य भागों में भी फैल चुका है।

कभी–कभी नुक़सान न पहुँचाने वाली गाँठ में भी कैंसर हो जाता है, इसलिए किसी भी प्रकार की गाँठ को अनदेखा नहीं करना चाहिए।

निम्नलिखित लक्षणों प्रति सचेत रहें :

- गाँठ में घाव बनना।
- गाँठ का तेज़ी से बढ़ना।
- गाँठ में दर्द होना।
- गाँठ में रंग का बदलना।

ऐसे लक्षण पाये जाने पर तुरन्त किसी विशेषज्ञ से सम्पर्क करें।

कैसे फैलता है?

शरीर के किसी भी अंग का कैंसर या तो खून से फैलता है या फिर लसिका वाहिनियों से। जो कैंसर रक्त के द्वारा फैलते हैं, ज़्यादा ख़तरनाक होते हैं, क्योंकि वे बहुत शीघ्र ही शरीर के सभी अंगों में फैल जाते हैं।

त्वचा का कैंसर आमतौर पर लसिका वाहिनियों के द्वारा ही फैलता है। जिस स्थान की त्वचा का कैंसर है, वहाँ से यह निकट की लसिका ग्रन्थियों में जाता है और फिर वहाँ से केन्द्रीय लसिका ग्रन्थियों में चला जाता है।

इलाज

त्वचा के कैंसर का इलाज कैंसरग्रस्त त्वचा को काटकर किया जाता है। कैंसर–ग्रस्त त्वचा के साथ ही स्वस्थ त्वचा भी काटकर निकाली जाती है, जिससे कैंसर के रह जाने का डर नहीं रहता। कैंसरग्रस्त त्वचा के साथ कभी–कभी लसिका ग्रन्थियों को भी काटकर निकाल दिया जाता है। यह कैंसर की तेज़ी पर निर्भर करता है कि कैंसरग्रस्त ग्रन्थियों को काटकर निकालना है या नहीं।

महिलाओं में कैंसर

महिलाओं में त्वचा का कैंसर अन्य अंगों की त्वचा के कैंसर के मुकाबले गुप्तांगों में अलग क़िस्म का होता है। हालाँकि कैंसर की शुरुआत तो एक छोटी गाँठ या घाव से ही होती है, पर गुप्तांगों की त्वचा के भीतर गाँठें या घाव छिपे रह जाते हैं और जब तक पता चलता है, बहुत देर हो चुकी होती है। कभी–कभी यह देरी गुप्तांगों की बातें करने की झिझक से भी होती है। कैंसर से नहीं, जननांगों की अन्य बीमारियाँ भी झिझक के कारण बढ़ती रहती हैं और उनका पूरी तरह से इलाज नहीं हो पाता।

इलाज

महिला–गुप्तांगों के कैंसर होने की अवस्था में जननांगों की त्वचा काटकर निकाल देते हैं। अगर कैंसर लसिका ग्रन्थियों तक फैल गया है, तो लसिका–ग्रन्थियों को भी काटकर निकालना पड़ता है।

सावधानियाँ

- बहुत दिनों के घाव के प्रति।
- मस्से या दर्दरहित गाँठ के प्रति।
- जननांगों के घाव के प्रति।
- त्वचा पर होने वाली हर गाँठ का परीक्षण ज़रूर करायें।
- अगर कोई गाँठ सालों से है, तो गाँठ की वृद्धि करने की अवस्था में परीक्षण कराना ठीक है।
- अगर त्वचा की गाँठ में दर्द होने लगे, तो सावधान हो जाइए तथा कैंसर का परीक्षण अवश्य करायें।
- अगर गाँठ घाव बन जाये, तो भी सतर्क होना ज़रूरी है
- त्वचा पर होने वाला हर ऐसा घाव, जो 2 सप्ताह में ठीक नहीं होता, कैंसर की तरफ़ इशारा करता, अतः सावधान रहें।

कमर-दर्द

हर किसी को कभी न कभी कमर–दर्द की समस्या से रूबरू होना ही पड़ता है। ख़ासकर महिलाओं के लिए सुबह का समय बड़ा ही चुनौती और तनाव से भरा होता है। नाश्ता तैयार करना, बच्चों को स्कूल और पति को आफ़िस भेजना, महरी से काम कराना। वर्किंग हैं, तो खुद तैयार होकर ऑफ़िस जाना....भागदौड़ के इस आलम में कब कमर–दर्द परेशान करने लगे, कुछ कहा नहीं जा सकता। इस हालत में हिलना–डुलना यहाँ तक कि लेटना तक मुहाल हो जाता है।

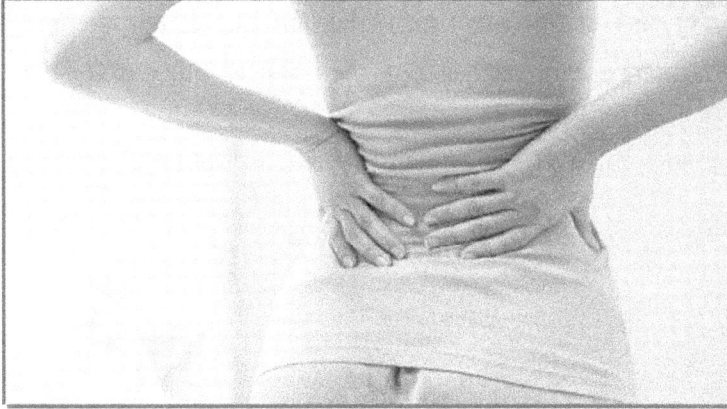

कमर–दर्द के कारण

- गिरने, एक्सीडेण्ट होने या कमर की माँसपेशियों के मुड़ने और खिंचाव पड़ने से।
- एक ही पोजीशन में बहुत देर तक रहने से माँसपेशियों के एक हिस्से पर वर्कलोड बढ़ जाता है और कमर की माँसपेशियाँ दबाव में आ जाती हैं।
- कमर की माँसपेशियों में अचानक हलचल होने से कमर–दर्द उभर सकता है। जैसे– छींकना, कार में बैठने के लिए झुकना या ज़मीन से कोई भारी सामान उठाना।
- ग़लत शारीरिक–मुद्रा रखने से माँसपेशियों को रीढ़ के सपोर्ट के लिए ज़्यादा मेहनत करनी पड़ती है। इस थकावट से कमर–दर्द शुरू हो जाता है।
- चिन्ता, तनाव और काम का अधिक प्रेशर कमर–दर्द की वजह बन सकता है। तनाव से माँसपेशियाँ सिकुड़ जाती हैं और इससे कोशिकाओं में खून का प्रवाह कम हो जाता है।
- अत्यधिक झुकना, भार उठाना या ऐंठने/मुड़ने जैसे बार–बार होने वाली गतिविधियाँ भी कमर–दर्द को प्रभावित करती हैं।
- कई तरह के जोड़ों व हड्डियों से जुड़ी समस्याएँ।

- इनके अलावा, किडनी में गड़बड़ी, प्रेगनेंसी, ट्यूमर आदि में भी कमर–दर्द पैदा होता है।
- अधिक मोटापा व ऊँची एड़ी की जूतियाँ पहनना भी कमर–दर्द को जन्म देता है।

कमर–दर्द से बचाव

- ज़्यादा झुककर कोई भी वस्तु कभी नहीं उठानी चाहिए।
- आरामदायक स्थिति में सोयें।
- अधिक समय तक एक ही स्थिति में बैठे या खड़े न रहें। बीच–बीच में अवकाश लें और टहलें।
- हमेशा आरामदायक कुरसी पर बैठें, जो कमर के उभारों व मोड़ों को आधार दे।

कमर–दर्द से राहत पाने के उपाय

आराम : सबसे अहम है कि दर्द शुरू होते ही आप शरीर को आराम दें, क्योंकि कमर–दर्द अकसर माँसपेशियों पर पड़ने वाले दबाव की वज़ह से होता है। पर ध्यान रखें, आराम ज़्यादा लम्बा न हो। ज़रूरत से ज़्यादा आराम भी नुक़सान पहुँचा सकता है। अपनी सामान्य गतिविधियाँ, घूमना–फिरना, काम पर जाना जारी रखें। इससे जल्दी ठीक होने में सहायता मिलती है। हाँ, भारी सामान उठाने से बचें।

पेन रिलीफ़ क्रीम, जैल या बाम : आप पेन रिलीफ़ क्रीम, जैल या बाम का सहारा ले सकती हैं।

गरम पानी की सिकाई : कपड़ा गरम करके या गरम पानी की बोतल से सेंकने या फिर गरम पानी से नहाने से कमर–दर्द में आराम मिलता है।

एक्सरसाइज़ : कमर–दर्द न हो, इसलिए आप निम्नलिखित एक्सरसाइज़ कर सकती हैं।

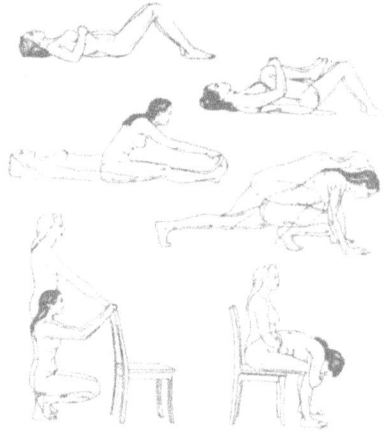

डाक्टरी सलाह : दर्द यदि लम्बा खिंच रहा हो और प्राथमिक इलाजों से कोई फ़र्क़ न पड़े, तो मर्ज़ की हक़ीक़त जानने के लिए डाक्टर से सलाह और दवा ज़रूर लें।

निम्न रक्तचाप

क्या होता है, ब्लड–प्रेशर

हमारे दिल से सारे शरीर को साफ़ खून की सप्लाई लगाातार होती रहती है। अलग–अलग अंगों को होने वाली यह सप्लाई आर्टरीज़ (धमनियों) के ज़रिये होती है। ब्लड को प्रेशर से सारे शरीर तक पहुँचाने के लिए दिल लागातार सिकुड़ता और वापस नॉर्मल होता रहता है–एक मिनट में आमतौर पर 60 से 70 बार।

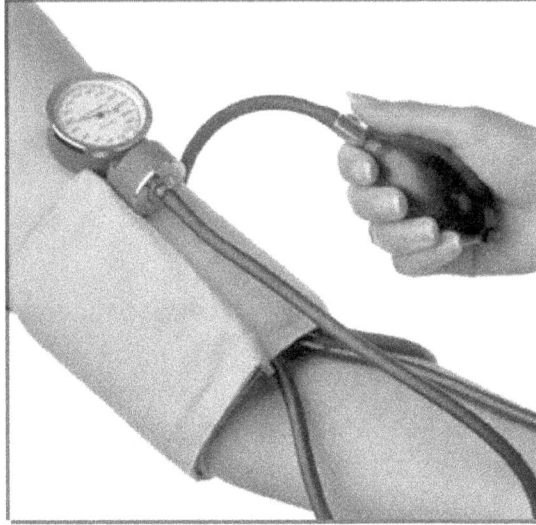

जब दिल सिकुड़ता है, तो खून आर्टरीज़ में जाता है। इसे सिस्टोलिक–प्रेशर कहते हैं। जब दिल सिकुड़ने के बाद वापस अपनी नॉर्मल पोजीशन में आता है, तो खून का दबाव आर्टरीज़ में तो बना रहता है, पर वह न्यूनतम होता है। इस डायास्टोलिक और सिस्टोलिक को ब्लड–प्रेशर कहते हैं। ब्लड–प्रेशर दिन भर एक–सा नहीं रहता। जब हम सोकर उठते हैं, तो अमूमन यह कम होता है। और जब शारीरिक मेहनत का कुछ काम करते हैं, जैसे–तेज़ चलना, दौड़ना या टेंशन, तो यह बढ़ जाता है। बीपी मिलीमीटर्स ऑफ़ मरकरी (एमएमएचजी) में नापा जाता है।

क्या है, लो ब्लड–प्रेशर (निम्न रक्तचाप)

ब्लड–प्रेशर को दो भागों में नापा जाता है। सिस्टोलिक यानी उच्च एवं डायस्टोलिक यानी निम्न ब्लड–प्रेशर।

सिस्टोलिक प्रेशर 100–200 और डायस्टोलिक प्रेशर 60–80 एमएमएचजी की रेंज में रहता है। जब मरीज़ का ब्लडप्रेशर इस रेंज से नीचे चला जाये, तो उसे लो ब्लड–प्रेशर या 'हाइपोटेंशन' कहा जाता है।

लक्षण

थकान, कमज़ोरी, चक्कर आना, धुँधला दिखायी देना, त्वचा में पीलापन और ठण्डा पड़ जाना, निराशा या डिप्रेशन, उलटी–सी महसूस होना, प्यास लगना और तेज़ रफ़्तार से आधी–अधूरी साँसें आना।

कारण

पानी या खून की कमी, उलटियाँ, डेंगू–मलेरिया, हार्ट प्रॉब्लम, सदमे इंफेक्शन, ज़्यादा मोशन (शौच) आना, शरीर से ज़्यादा खून बह जाना, फेफड़ों के अटैक से, हार्ट के वॉल्व के ख़राब हो जाने के अलावा कई दवाओं से भी बीपी लो हो जाता है

शरीर के अन्दरूनी अंगों में खून का रिसाव, पौष्टिक खाने की कमी व खाने–पीने में अनियमितता बरतना भी लो बीपी की वजह हो सकती है। अचानक सदमा लगना, कोई भयावह दृश्य देखना या ख़बर सुनने से भी लो बीपी हो सकता है।

ऐसे होता है, बीपी चेक

किसी के ब्लड–प्रेशर को सिर्फ़ एक बार जाँचने के आधार पर ही नहीं कह सकते कि बीपी 'लो' या 'हाई' है। मरीज़ की दिनचर्या देखी जाती है कि वह शारीरिक मेहनत करता है या नहीं। उसकी फैमिली हिस्ट्री भी देखी जाती है कि उसके माता–पिता को शुगर या बीपी तो नहीं थी। साथ ही कॉलेस्ट्रॉल और किडनी की भी जाँच की जाती है। इन तमाम आधार पर बीपी निकाला जाता है।

इनका बीपी लो हो सकता है

- महिलाओं में 15 से 40 तक की उम्र में एस्ट्रोजन और प्रोजेस्ट्रॉन हार्मोन की वजह से बीपी कम पाया जाता है, पर उसे लो नहीं माना जाता, क्योंकि ऐसा हार्मोंस की वजह से होता है। ऐसी महिलाओं में बीपी 100/60 या 100/65 तक हो सकता है। मेनोपॉज या रजोनिवृत्ति के बाद उन्हीं महिलाओं में बीपी बढ़ने के चांस हो जाते हैं, क्योंकि ये हार्मोंस उस उम्र में बनना कम हो जाते हैं। तब नीचे वाला बीपी 90 से ऊपर तक हो सकता है। जाँच करवाकर दवा लेनी चाहिए।
- जो लोग खिलाड़ी हैं या अच्छी–ख़ासी एक्सरसाइज़ करते हैं, उनका बीपी आमतौर पर कम ही मिलता है। इसे बीमारी नहीं माना जा सकता।

क्या है इलाज

आर्थोस्टेटिक हाइपरटेंशन के लिए हाथ व पैरों की सही आइसोमैट्रिक एक्सरसाइज़, इलेक्ट्रोलाइट करेक्शन, प्रोटीन व न्यूट्रिशन करेक्शन, वैस्कुलर टोन मेण्टेनिंग एक्सरसाइज़ वगैरह करायी जाती है।

इलाज से पहले मरीज़ के लिए अपनी दवाओं के साइड इफेक्ट्स की जानकारी भी ज़रूरी है। हालाँकि इतना तय है कि हार्ट की बीमारी का अच्छा इलाज ही सफलता की गारण्टी है।

यह भी जान लीजिए

- हार्ट अटैक के कारण बीपी लो हो, तो जीभ के नीचे रखने वाली सॉरबिट्रेट जैसी नाइट्रेट बेस्ड दवाएँ न दें। इनसे बीपी और लो हो सकता है। उस वक़्त सिर्फ़ डिस्प्रिन की गोली ही दें।
- हार्ट व हाई बीपी की ज़्यादातर दवाएँ ज़्यादा मात्रा में लेने पर बीपी लो कर देती हैं। डिप्रेशन की दवाएँ और पेनकिलर्स ज़्यादा लेने और ज़्यादा शराब पीने से भी बीपी लो हो सकता है।
- यौन–शक्ति बढ़ाने वाली वियाग्रा जैसी दवाएँ इस्तेमाल करने वाले लोग अगर नाइट्रेट बेस्ड सॉर्बिट्रेट जैसी दवाएँ भी साथ में लेते हैं, तो उससे ख़तरनाक तरीक़े से बीपी लो हो जाता है।
- अगर माता–पिता दोनों को बीपी की शिकायत हो, तो कई बार उनके बच्चों में बीपी काफ़ी हाई (170 तक भी) होने पर भी लक्षण प्रकट नहीं हो पाते। ऐसे में पूरी तरह से चेकअप करना ज़रूरी है।

हाइपरटेंशन

हाइपरटेंशन से ग्रस्त मरीज़ को बीमारी का पता अकसर बहुत देर से चलता है और यही वजह है कि डाक्टर इसे 'साइलेण्ट किलर' या 'शान्त मौत' भी कहते हैं।

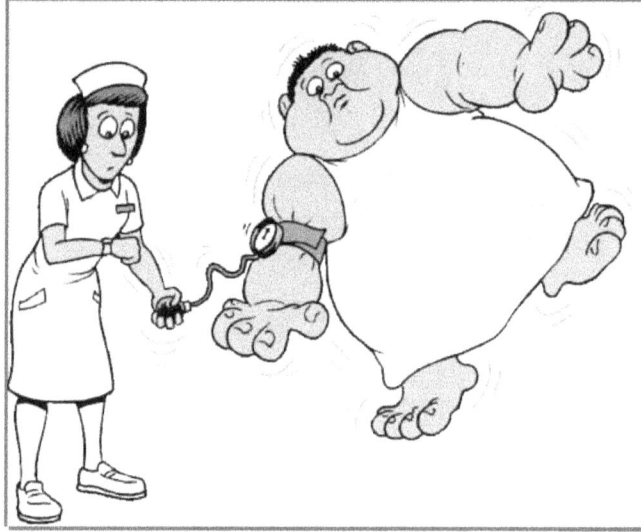

हालाँकि इस बीमारी से निपटने के लिए बहुत तामझाम की नहीं, बस थोड़ी–सी सावधानी की ज़रूरत होती है। हाइपरटेंशन में हाई ब्लड–प्रेशर या उच्च रक्तचाप की नियमित जाँच करवाकर इस बीमारी से आसानी से निपटा जा सकता है। अगर आपके परिवार में किसी को भी उच्च रक्तचाप की समस्या रही हो, तो आपको सावधान रहने की ज़रूरत है।

कारण

इसकी अहम वजह रक्तचाप में अचानक रूप से बढोतरी है, जो आमतौर पर मोटापे के कारण होती है। कई बार अधिक वज़न के लोगों में हाइपरटेंशन के लक्षण नज़र नहीं आते, लेकिन उन्हें अपने ब्लड–प्रेशर पर ख़ासतौर से नज़र रखनी चाहिए।

लक्षण

- सिरदर्द।

- नाक से खून आना।
- धुँधला दिखायी देना।
- आलस्य।
- घबराहट।
- ज़रूरत से ज़्यादा पसीना आना।
- साँसें तेज़ी से लेना।
- बिस्तर पर पेशाब निकल जाना।
- अत्यधिक गरमी व सरदी बरदाश्त न कर पाना।
- पेशाब में खून आना।

बचाव

- मोटापे से दूर रहें।
- सन्तुलित भोजन करें।
- खाने में नमक और सोडियम की मात्रा कम करें।
- वज़न को कम करें।
- शारीरिक रूप से सक्रिय रहें।
- शराब और धूम्रपान से बचें।
- रोज़ाना एक्सरसाइज़ करें।

सावधानी

हो सके तो 24 घण्टों के एम्बुलेटरी ब्लड–प्रेशर की निगरानी करें। इससे हाइपरटेंशन की समय रहते पहचान हो जाती है। एम्बुलेटरी ब्लड–प्रेशर की निगरानी करना इसलिए भी ज़रूरी है, क्योंकि कुछ मरीज़ों का ब्लड–प्रेशर डाक्टर के यहाँ जाने पर बढ़ जाता है। इसे 'ह्वाइट कोट हाइपरटेंशन' या 'ह्वाइट कोट सिण्ड्रोम' भी कहते हैं।

इसी तरह 24 घण्टे एम्बुलेटरी ब्लड–प्रेशर की निगरानी कर हमें ह्वाइट कोट के विपरीत लक्षण वाली बीमारी 'मास्कड हाइपरटेंशन' या 'रिवर्स ह्वाइट कोट हाइपरेटेंशन' के लक्षणों का भी आसानी से पता चल सकता है।

कोलोन कैंसर

श्रीमती मीना राय को अचानक कमज़ोरी महसूस होने के साथ-साथ अपना वज़न भी कम महसूस होने लगा और भूख भी कम लगने लगी। स्टूल (मल) के साथ खून निकलने पर उन्होंने पाइल्स का घरेलू इलाज किया, लेकिन समस्या बढ़ने पर जब वे डाक्टर के पास गयीं, तो जाँच में पाया गया कि उन्हें कोलोन कैंसर है।

दुनिया भर में कैंसर से होने वाली मौतों का तीसरा बड़ा कारण 'कोलोन कैंसर' है। पुरुषों में जहाँ लंग्स कैंसर और प्रोस्टेट कैंसर के बाद कोलोन कैंसर से होने वाली मौतों का आँकड़ा सामने आ रहा है, वहीं महिलाओं में ब्रेस्ट-कैंसर और सर्वाइकल कैंसर के बाद होने वाली मौतों का कारण कोलोन कैंसर बताया जा रहा है।

इस सन्दर्भ में आइए देखें जाने-माने विशेषज्ञों से बातचीत का सार—

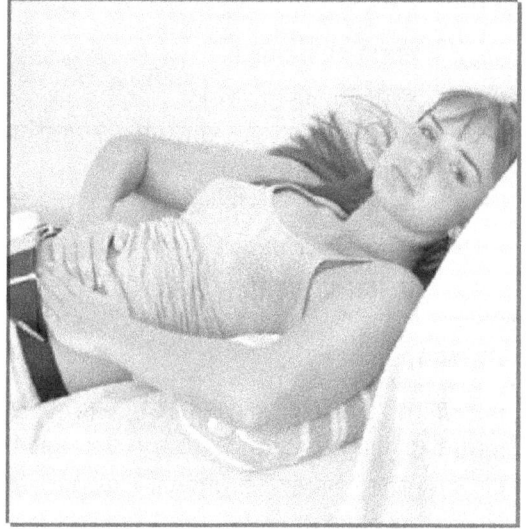

क्या है कोलोन?

कोलोन हमारे शरीर का एक आवश्यक अंग है, जिसे बोलचाल की भाषा में 'बड़ी आँत' कहा जाता है। यह एपेण्डिक्स से शुरू होकर मलद्वार तक 8 फुट लम्बी होती है। इसकी लम्बाई के आधार पर इसे 3 भागों में बाँटा गया है—एसेण्डिंग कोलोन, ट्रांसफर कोलोन और डिसेण्डिंग कोलोन। डिसेण्डिंग कोलोन के बाद कोलोन थोड़ी से मुड़कर सिगमेण्ड कोलोन कहलाती है। सिगमेण्ड कोलोन का ही अगला हिस्सा 'रेक्टम' है, जिसमें स्टूल जमा होता है।

इस कैंसर से होने वाली मौतों का कारण क्या है?

भारत में कोलोन कैंसर से होने वाली मौतों का कोई निश्चित आँकड़ा उपलब्ध नहीं है, लेकिन अमेरिकी आँकड़ों के हिसाब से हर साल 1 लाख से ज़्यादा लोग इस रोग से पीड़ित होते हैं और हर साल 50 लाख से ज़्यादा लोगों की इस बीमारी से मौत हो रही है।

क्या यह एक आनुवंशिक बीमारी है?

हाँ, यह एक आनुवंशिक बीमारी है। पीढ़ी–दर–पीढ़ी चलने वाली इसे बीमारी को 'फेमिलियल एडिनोमेटस पोलिपोसिस' का नाम दिया गया है। यह बीमारी एक ही परिवार के कई लोगों को हो सकती है। कोलोन में उभरे हुए पोलिप्स से बीमारी का पता चलता है। पोलिप्स की अगली स्टेज है कैंसर, ऐसे में फैमिली के एक मेम्बर में यह बीमारी डायग्नोस होते ही सभी के लिए जाँच कराना ज़रूरी होता है।

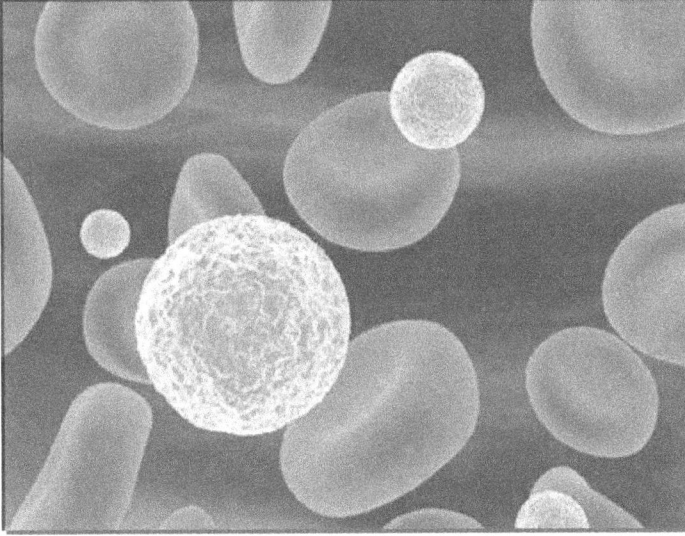

यह कैंसर कहाँ–कहाँ जड़ें जमाता है?

यह कैंसर मलद्वार तक अपनी जड़ें जमा सकता है। दाहिनी ओर एसेण्डिंग कोलोन होता है और इसमें कैंसर धीरे–धीरे बढ़ता है, जिससे वह जल्दी पकड़ में नहीं आ पाता, जबकि बाईं ओर का कैंसर बहुत जल्दी पकड़ में आ जाता है, क्योंकि इसमें मरीज़ को ज़्यादा दर्द होता है।

इस कैंसर से बचाव के उपाय क्या हैं?

खाने में फैट ज़्यादा और फाइबर कम होने से कोलोन कैंसर के केसोंस की संख्या में वृद्धि हुई है। स्मोकिंग, ड्रिंकिंग और नॉनवेज फूड भी कोलोन को प्रभावित करता है और कैंसर के रिस्क को बढ़ाता है। इसलिए इससे बचने के लिए फाइबर से भरपूर भोजन लें। हरी सब्ज़ियाँ, फल, सलाद का सेवन ज़्यादा करें। मिल्क प्रोडक्ट खायें, खूब पानी पीयें और सही अन्तराल में खाना खायें।

इस कैंसर के इलाज के लिए कितना ख़र्चा आ जाता है?

सरकारी अस्पताल में सारी सेवाएँ मुफ़्त होती हैं। सरकार आपरेशन में लगने वाली उपयोगी उपकरण स्टेपलर का ख़र्च उठाती है। ये स्टेपलर क़ीमती होते हैं, जबकि प्राइवेट अस्पताल में दवा सहित 2–3 लाख से ज़्यादा ख़र्च होता है। कीमो और रेडियोथेरैपी के बिना मरीज़ 10 दिन में ठीक हो जाता है, जबकि कीमो, रेडियोथेरैपी कराने की नौबत आने पर मरीज़ को ठीक होने में 2 से 3 महीने लग जाते हैं।

इसका निदान क्या है?

कैंसर प्रारम्भिक स्टेज में हो, तो उसे आपरेशन के द्वारा निकाला जाता है और ज़्यादा बढ़ा हुआ हो, तो कीमोथेरैपी, रेडियोथेरैपी के द्वारा कैंसर कम करके आपरेशन किया जाता है।

इसका एक अन्य इलाज 'कोलोस्टोमी' है। इसमें मलद्वार के पास कैंसर होने पर डाक्टर मलद्वार के साथ रैक्टम निकालने के लिए मजबूर हो जाते हैं। लिहाज़ा, उनके पास रैक्टम के विकल्प के रूप में एक थैली जोड़ने के अलावा और कोई चारा नहीं बचता। इस थैली को पेट में छेद करके नली द्वारा जोड़ा जाता है।

शरीर के बाहर लटकने वाली इस वाटर थैली में स्टूल धीरे–धीरे इकट्ठा होता रहता है। यह पूरी प्रक्रिया कोलोस्टोमी कहलाती है। कोलोस्टोमी के साथ लोग नॉमर्ल ज़िन्दगी जी रहे हैं। यहाँ तक कि ऐसी थैली के साथ लोग स्विमिंग भी कर लेते हैं। दिन में 2 या 3 बार इस थैली को खाली किया जाता है।

मोतियाबिन्द

मोतियाबिन्द उम्र से जुड़ी हुई बीमारी है और अकसर 50 साल से अधिक उम्र के लोगों को अपना शिकार बनाती है। आँख में चोट लगने या आँख की कोई अन्य बीमारी होने पर भी मोतियाबिन्द हो सकता है या फिर यह जन्मजात या जन्म के 1 साल बाद भी हो सकता है।

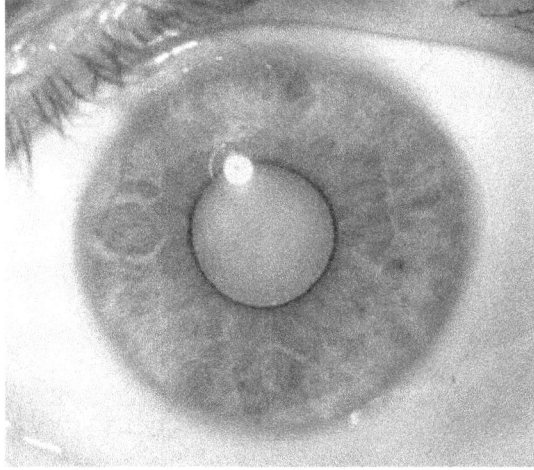

मोतियाबिन्द में आँख के भीतर का कुदरती लेंस सफ़ेद होने लगता है, जिससे आँख की रोशनी धीरे–धीरे कम होने लगाती है। इसे सफ़ेद मोतियाबिन्द भी कहते हैं। आरम्भिक अवस्था में भले ही चश्मे के प्रयोग से दृष्टि में सुधार आता है, पर जैसे–जैसे मोतियाबिन्द बढ़ता जाता है, वैसे–वैसे चश्मे को बदलने की ज़रूरत महसूस होती है। एक अवस्था के बाद चश्मे को बदलने पर भी सुधार नहीं आता। इस समय इस का एकमात्र स्थायी उपचार आपरेशन ही है।

आधुनिक तकनीक

मोतियाबिन्द के आपरेशन को अधिक सुविधाजनक बनाने के लिए एक अति आधुनिक तकनीक का विकास हुआ है, जिसे 'फैको इमल्सिफिकेशन' तकनीक कहा जाता है। इस तकनीक से मोतियाबिन्द निकालने के लिए 3 मि. मी. का छोटा–सा चीरा आँख पर लगाया जाता है, जिसमें फैको मशीन द्वारा ऊर्जा दी जाती है, तो वह मोतियाबिन्द को अन्दर–ही–अन्दर घोल कर आँख के बाहर खींच लेती है।

अब इसी छोटे से चीरे में से फोल्ड होने वाला लेंस आँख में फिट कर दिया जाता है, जो कि आँख के अन्दर जाकर खुद ही खुल जाता है। चूँकि यह चीरा बहुत छोटा होता है, इसलिए इसमें टाँका लगाने की ज़रूरत नहीं पड़ती। अतः इसे बिना टाँके वाला आपरेशन भी कहते हैं।

लाभ

इस आपरेशन से विशेष लाभ यह है कि अगले ही दिन व्यक्ति साफ़ देख सकता है और 1 दिन बाद अपने काम पर भी जा सकता है। एक हफ़्ते बाद उसे फाइनल चश्मे का नम्बर दे दिया जाता है, जबकि टाँके वाले आपरेशन में 2 माह बाद नम्बर दिया जाता है।

दर्द–रहित चिकित्सा

फैको मशीन द्वारा आपेरशन काफी सावधानीपूर्वक किया जाता है, इसे करने में डाक्टर को अपनी आँखों, दोनों हाथों व दोनों पैरों में तालमेल स्थापित करने की ज़रूरत पड़ती है। एक पैर फैको मशीन पर चलता है और दूसरे पर आपरेशन की माइक्रोस्कोप को आँख के लिए फोकस करता है। एक हाथ फैको मशीन से सुई को घुमाता है, दूसरा हाथ एक यन्त्र से मोतियाबिन्द को इस सुई में भर लेता है।

तकनीक में महँगी मशीनों का प्रयोग होता है। इसलिए यह तकनीक साधारण आपरेशन से महँगी पड़ती है। फैको मशीन मोतियाबिन्द के मरीज़ों के लिए एक वरदान साबित हो रही है, क्योंकि इसके द्वारा किया गया आपरेशन आसान, पीड़ारहित व कम समय में किया जा सकता है।

कैंसर

दुनिया में कैंसर की वजह से होने वाली मौतों की संख्या लगातार बढ़ रही है। सन् 2008 में 76 लाख मौतें कैंसर की वजह से हुई। यह संख्या कुल मौतों का लगभग 13 फ़ीसदी थी। एक अनुमान के अनुसार 2030 में यह संख्या बढ़कर एक करोड़ दस लाख हो सकती है। चिन्ता की बात यह है कि कैंसर महानगरों और दिल्ली जैसी मैट्रो सिटीज़ में अधिक बढ़ रहा है।

आइए! जानते हैं कैंसर क्या है तथा इससे बचने के लिए हमें क्या–क्या करना चाहिए?

कैसर क्या होता है?

शरीर में कोशिकाओं के समूह की अनियन्त्रित वृद्धि कैंसर है। आमतौर पर कोशिकाओं के बनने–बिगड़ने के दौरान सेल्स की होने वाली अनियन्त्रित वृद्धि और उनके विकास से कैंसर की स्थिति उत्पन्न हो जाती है। जब ये कोशिकाएँ ऊतकों (टिश्यू) को प्रभावित करती हैं, तो स्वस्थ ऊतक संक्रमित होकर पूरे शरीर में फैलने लगते हैं। क्या आप जानते हैं कि कैंसर किसी भी उम्र में हो सकता है। यह गले में, मुँह में, ब्रेस्ट में और यहाँ तक की भ्रूण में भी कैंसर हो सकता है।

देश में कैंसर का प्रकोप दिन–प्रतिदिन बढ़ता जा रहा है। दरअसल, कैंसर का इलाज सम्भव तो है, लेकिन यदि इसका समय पर पता न लगाया जाये, तो मौत का कारण भी बन सकता है। इसलिए डाक्टरों की यही सलाह होती है कि शुरुआती चरणों में ही इसका पता लगा लिया जाये, तभी इसे बढ़ने से रोका जा सकता है।

कारण

कैंसर का कारण कोशिकाओं का अनियन्त्रित रूप से बढ़ना और उनका विकास होना है। लेकिन कुछ और भी महत्त्वपूर्ण कारक हैं, जिनसे कैंसर होने की आशंका बढ़ जाती है। इनमें हैं उम्र का बढ़ना, धूम्रपान और तम्बाकू का सेवन, शारीरिक–निष्क्रियता, आनुवंशिक कारण, असन्तुलित खानपान, किसी प्रकार का संक्रमण होना तथा दूषित वातावरण आदि।

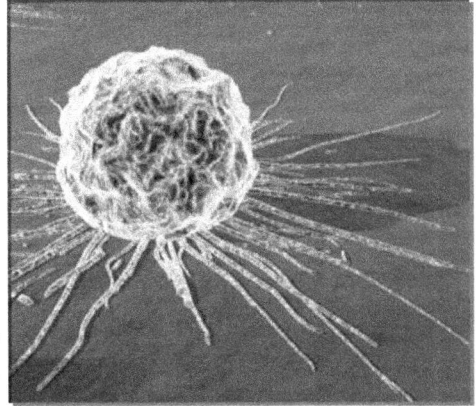

लक्षण

- सामान्य से अधिक खाँसी और खाँसी के दौरान खून आना।

- शरीर के किसी हिस्से में रह–रहकर दर्द उठना।
- शरीर में कहीं गाँठ का महसूस होना और सूजन आना।
- पेशाब या मल के दौरान खून आना।
- मेनोपॉज (रजोनिवृत्ति) के बाद ब्लड आना।
- एनीमिया या लम्बे समय तक एसिडिटी की शिकायत।
- शारीरिक कमज़ोरी या हीमोग्लोबिन में कमी।
- वज़न अचानक बहुत बढ़ना या घटना।
- ऐसा ज़ख़्म, जो भरता नहीं।

बचाव के उपाय

- आहार का ख़ास ध्यान रखें। खाने में प्रोटीन, विटामिन, मिनरल्स, कैल्सियम और आयरन की कमी न होने दें।
- चटपटे और तले भोजन से दूर रहें।
- वज़न नियन्त्रित करें।
- नियमित रूप से सैर, व्यायाम, योग करें।
- साफ़ और स्वस्थ रहें।
- तनाव और डिप्रेशन से बचें।
- पर्याप्त नींद लें।
- अल्कोहल और धूम्रपान से दूर रहें।
- नुक़सान पहुँचाने वाले इलेक्ट्रानिक गैजेट्स से बचें।
- अनावश्यक एक्स–रे करवाने से बचें।
- घर के आसपास साफ–सफ़ाई का ख़ास ध्यान रखें।
- समय पर वैक्सीन के इंजेक्शन लगवायें।

घर में किये जाने वाले छोटे–छोटे उपाय

हल्दी- औषधीय गुणों से भरपूर हल्दी के सेवन से कैंसर के होने की आशंका को कम किया जा सकता है। हल्दी को दूध में डालकर पीना बहुत फ़ायदेमन्द होता है।

टमाटर- टमाटर में लाइकोपीन नामक पदार्थ बहुत अधिक मात्रा में पाया जाता है, जो विभिन्न प्रकार के कैंसर को रोकने में न सिर्फ़ फ़ायदेमन्द है, बल्कि इस पदार्थ से कैंसर के पनपने की आशंका बहुत हद तक ख़त्म हो जाती है।

ग्रीन टी- ग्रीन टी के सेवन से कैंसर के सेल्स का बनना बन्द हो जाता है। 2–3 बार ग्रीन टी के सेवन से शरीर में कैंसर के सेल्स पनपने की आशंका ख़त्म हो जाती है।

पुदीना और तुलसी- पुदीना और तुलसी में कई तरह के कैंसर–निरोधक और पाचक तत्त्व पाये गये हैं,

जो फ्री रेडिकल को नष्ट कर सकते हैं। बबूल और गौखरू के पौधों में भी कैंसर–निरोधक एंजाइम पाये जाते हैं।

क्या आप जानते हैं?

- ➪ भारत में हर साल फेफड़े, पेट, लीवर और ब्रेस्ट–कैंसर से सबसे अधिक मौतें होती हैं।

- ➪ लगभग 30 फ़ीसदी कैंसर से होने वाली मौतों के पीछे ये पाँच कारण ज़िम्मेदार होते हैं–मोटापा, शारीरिक निष्क्रियता, तम्बाकू और धूम्रपान का अधिक सेवन, अल्कोहल लेना, फल और सब्ज़ियाँ काफ़ी कम खाना या न खाना।

- ➪ यह भी एक तथ्य है कि कैंसर से मरने वालों में महिलाओं का प्रतिशत अधिक है। दिल्ली में गर्भाशय कैंसर से पीड़ित महिलाएँ लगभग 10.6 फ़ीसदी हैं।

- ➪ भारत में हर साल लगभग दस लाख लोग कैंसर से पीड़ित होते हैं। इतना ही नहीं, भारत में सबसे ज़्यादा महिलाओं को 'सर्विकल कैंसर' होता है।

- ➪ एक अनुमान के अनुसार अपने यहाँ कैंसर के 30 लाख से ज़्यादा मरीज़ हैं।

- ➪ भारत में क़रीब हर सातवें मिनट में एक महिला की मौत का कारण सर्विकल कैंसर है और लगभग एक लाख 32 हज़ार महिलाएँ हर साल सर्विकल कैंसर से पीड़ित होती है, जिनमें से लगभग 74 हज़ार की मौत हर साल होती है।

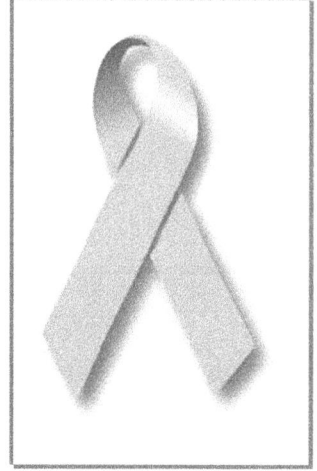

मुँह का स्वास्थ्य

क़रीब 90 फ़ीसदी लोगों को कभी–न–कभी दाँतों से सम्बन्धित बीमारी होती है। लेकिन ढंग से साफ़–सफ़ाई के साथ–साथ हर महीने में रेग्युलर चेकअप कराते रहें, तो दाँतों की ज़्यादातर बीमारियों को काफ़ी हद तक रोका जा सकता है। दाँतों में ठण्डा–गरम लगना, कीड़ा लगना (कैविटी), पायरिया (मसूड़ों में खून आना), साँस में बदबू और दाँतों का बदरंग होना जैसी बीमारियाँ आम हैं।

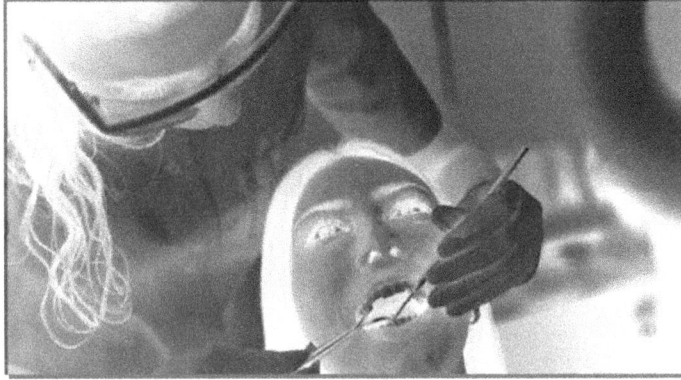

दाँत का दर्द

दाँत का दर्द बीमारी नहीं, बीमारी का लक्षण है। दर्द की अलग–अलग वजहें हो सकती हैं, मसलन कैविटी, मसूड़ों में सूजन, ठण्डा–गरम लगना आदि। ज़्यादातर मामलों में दर्द की वजह कैविटी होती है। दरअसल, मीठी और स्टार्च वाली चीज़ों में बैक्टीरिया पैदा होते हैं, जिससे दाँत ख़राब होने लगते हैं और उनमें सूराख बन जाता है। इसे ही कीड़ा लगना या कैविटी कहते हैं। लार और दाँतों का गठन भी कई बार कैविटी का कारण बन जाता है। दाँतों की अच्छी तरह से सफ़ाई न करने पर उन पर, परत जम जाती है। इसमें जमा बैक्टीरिया टॉक्सिंस बनाते हैं, जो दाँतों को नुक़सान पहुँचाते हैं।

कैसे पहचानें?

अगर दाँतों पर काले–भूरे धब्बे नज़र आने लगें, खाना फँसने लगे और ठण्डा–गरम लगने लगे, तो कैविटी हो सकती है। इस हालत में फ़ौरन डाक्टर के पास जायें। शुरुआत में ही फिलिंग कराने पर कैविटी बढ़ने से रुक जाती है।

कैसे बचें?

कीड़ा लगने से बचने का सबसे सही तरीक़ा है, मीठा और स्टार्च आदि की चीज़ें कम खायें और बार–बार न

खायें। खाने के बाद ब्रश करें। ऐसा मुमकिन न हो, तो अच्छी तरह से कुल्ला करें।

राहत के लिए

अगर दाँत में दर्द हो रहा हो, तो बहुत ठण्डा–गरम न खायें। इसके अलावा, एक कप गुनगुने पानी में आधा चम्मच नमक डालकर कुल्ला करें। इससे कैविटी में फँसा खाना निकल जायेगा। जहाँ दर्द है, वहाँ लौंग के तेल में भिगोकर रुई का फाहा रख सकते हैं। यह तेल केमिस्ट से मिल जाता है। ध्यान रहे कि तेल दर्द की जगह पर ही लगे, आसपास नहीं। तेल नहीं है, तो लौंग भी उस दाँत के नीचे दबा सकते हैं। ज़रूरत पड़ने पर पैरासिटामोल, कॉम्बिफ़्लेम या आइबू–प्रोफिन बेस्ड दर्दनिवारक दवाएँ ले सकते हैं। हालाँकि कोई भी दवा लेने से पहले डाक्टर से सलाह कर लें। कई लोग एस्प्रिन लेते हैं, जोकि ब्लीडिंग की वजह बन सकती है। जिन्हें अस्थमा है, वे कॉम्बिफ़्लेम की बजाय वोवरॉन लें। जितना जल्दी हो सके, डाक्टर के पास जाकर फिलिंग करायें।

दूसरी वजहों के लिए

अगर दर्द मसूड़ों में सूजन की वजह से है, तो भी गुनगुने पानी में नमक या डिस्प्रिन डालकर कुल्ला करने से राहत मिल सकती है। मसूड़ों के दर्द में गलती से लौंग का तेल न लगायें। इससे मसूड़ों में जलन हो सकती है और छाले बन सकते हैं। फ़ौरी राहत के लिए ऊपर लिखे गये पेनकिलर्स ले सकते हैं, लेकिन जल्द–से–जल्द डाक्टर के पास जाकर प्रॉपर इलाज कराना बेहतर है।

साँस में बदबू

आमतौर पर लोग मानते हैं कि पेट ख़राब होने या साइनस की प्रॉब्लम होने से साँस में बदबू होती है, लेकिन 95 फ़ीसदी मामलों में मसूड़ों और दाँतों की ढंग से सफ़ाई न होने और उनमें सड़न व बीमारी होने पर मुँह से बदबू आती है। खाने के बाद जब हम ढंग से दाँत साफ़ नहीं करते, तो खाने के बचे हुए हिस्सों पर 'बैक्टीरिया' सल्फर–कम्पाउण्ड बनाता है, जिससे साँस में बदबू हो जाती है। यह बदबू मुँह के निचले हिस्से में बनती है। लहसुन, प्याज़ जैसी चीज़ें भी बदबू की वजह बनती हैं। पेट में कीड़े होने और दाँतों में कीड़ा लगने पर भी साँस में बदबू हो सकती है। जिस वजह से साँस बदबू है, उसी के मुताबिक इलाज किया जाता है। फिर भी फ़ौरन राहत के लिए सौंफ, तुलसी या पुदीने के पत्ते चबा सकते हैं। जिनको साँस में बदबू की शिकायत रहती हैं, उन्हें मिण्ट आदि की शुगर–फ्री चुइंग–गम चबानी चाहिए। इससे ज़्यादा स्लाइवा बनता है, जो बदबू को कम करता है। ज़्यादा पानी पीने से भी स्लाइवा का मोटापन कम होता है और साँस की बदबू कम होने की उम्मीद होती है।

ठण्डा–गरम लगने पर

दाँत के टूटने–पीसने, किरकिराने, मसूड़ों की जड़ें दिखने पर ठण्डा–गरम लगने लगता है। कई बार बेहद दबाव के साथ ब्रश करने से भी दाँत घिस जाते हैं और मुँह में संवदेनशीलता बढ़ जाती है।

क्या करें?

ज़्यादा ठण्डा–गरम न खायें। आमतौर पर डाक्टर ठण्डा–गरम लगने पर मेडिकेटिड टूथपेस्ट व माउथ वॉश की सलाह देते हैं। इनमें कोलगेट सेंसिटिव, सिक्वेल ए डी आदि यूज कर सकते हैं। अगर हफ़्ते–10 दिन इस्तेमाल करने पर भी संवेदनशीलता बनी रहती है, तो डाक्टर को दिखायें। ये पेस्ट या माउथवॉश एक महीने से ज़्यादा इस्तेमाल न करें।

छालों का इलाज

टेंशन, एलर्जी, विटामिन की कमी, पाचन–क्रिया सही न होना, किसी दाँत को बेहद तीखा होना, खराब ब्रश से मुँह में कट लगना, डेंचर का बेहद शार्प होना या मुँह में चोट लगना आदि छालों की वजह हो सकती हैं। आमतौर पर छाले 6–7 दिन में खुद ही ठीक हो जाते हैं।

क्या करें?

पानी खूब पीयें। डाइजेशन सुधारने की कोशिश करें। शहद या ग्लिसरीन में थोड़ा बोरिक पाउडर मिलाकर भी छालों पर लगाायें। ग्लिसरीन बेस्ड गमपेस्ट या दर्द से राहत देने वाला जैल लगा सकते हैं। साथ में, सुबह–शाम पाँच दिन तक मल्टी विटामिन कैप्सूल (विटामिन बी कॉम्प्लेक्स या विटामिन सी) खायें।

ध्यान दें

मुँह काफ़ी सेंसटिव है। इसमें कोई भी चोट या कैविटी बड़ी बीमारी की वजह बन सकती है। 15 दिन तक छाले ठीक न हों, तो डाक्टर के पास ज़रूर जायें।

कुछ सुझाव

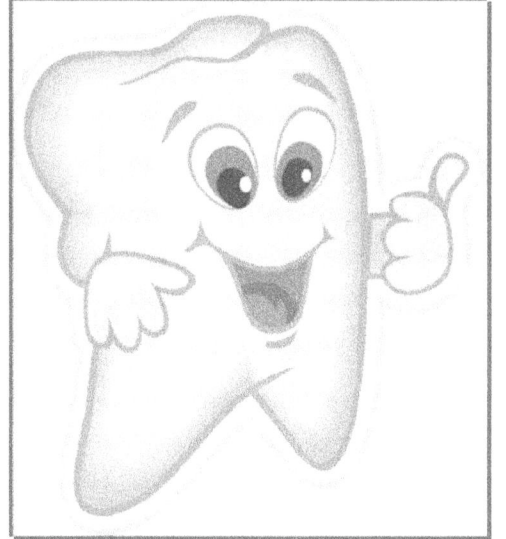

- रोज़ाना दो बार ब्रश करें। सोने से पहले और जागने के बाद। हर बार कम से कम तीन मिनट तक ज़रूर ब्रश करें।
- जीभ को टंग क्लीनर या ब्रश से साफ़ करें।
- दाँतों के बीच फँसी गन्दगी को साफ़ करने के लिए फ्लॉस का इस्तेमाल करें।
- कुछ भी खाने–पीने के बाद कुल्ला ज़रूर करें।
- अगर रात को सोते हुए दाँत चबाने की आदत है, तो गार्ड्स पहनें। इससे दाँत घिसेंगे नहीं।
- दाँतों पर कुछ भी नहीं रगड़ें। दाँतों पर रगड़ने से इनेमल ख़राब होने का ख़तरा होता है।
- हल्के हाथ से उँगलियों से मसूड़ों की मसाज़ नियमित रूप से करें।
- जंक और पैक्ड फूड ज़्यादा न खायें, क्योंकि इनमें मौजूद शुगर कण्टेण्ट पर बैक्टीरिया जल्दी अटैक करते हैं।
- बार–बार मीठा न खायें। च्यूइंग–गम टॉफी व दाँतों में चिपकने वाली चीजों से परेहज़ करें।
- नींबू जैसी खट्टी चीज़ें ज़्यादा न खायें। इनसे दाँतों पर बुरा असर पड़ता है।
- पान–तम्बाकू, गुटका आदि के सेवन से बचें। चाय–कॉफ़ी भी कम पियें।
- खाली पेट न रहें। खाली पेट से साँसों में बदबू हो सकती है।

भाग-4
सौन्दर्य-सम्बन्धी

जानें नये ब्यूटी टिप्स

आज ज़रूरत खूबसूरती पाने की ही नहीं, बल्कि उसे निखारने और बरक़रार रखने की भी है। तभी तो पुराने तौर–तरीक़ों को छोड़कर अब खूबसूरती को और निखारने के लिए नये–नये एक्सपैरिमेण्ट व ट्रीटमेण्ट का दौर चल पड़ा है। यही वजह है कि सुन्दरता अब नेचर की ही मुहताज़ नहीं, बल्कि ब्यूटी को निखारने का काम अब ब्यूटीपार्लर्स द्वारा भी बखूबी किया जाने लगा है।

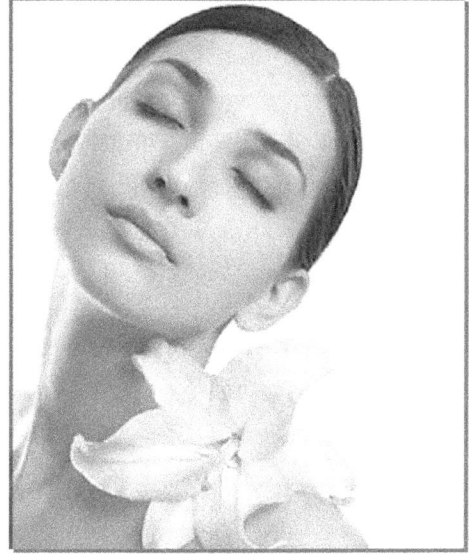

मुँहासों को कहें बाय–बाय

- मुँहासों के लिए नींबू के बजाय आक्साइड या सैलिसाइक ऐसिडयुक्त क्लींजर का इस्तेमाल करने के बाद टोनर का प्रयोग ज़रूर करें। इससे 1 हफ़्ते में मुँहासे दूर हो जायेंगे।
- मुँहासे होने पर प्रभावित जगह पर बिना जैल वाला टूथपेस्ट 15 मिनट तक लगाकर रखें और बाद में ठण्डे पानी से धो लें। यह मुँहासे सुखाने में मदद करेगा।

हेयर स्पा से लायें बालों में ताज़गी

अगर आप शैम्पू व कण्डीशनर के पुराने तरीक़ों को आजमा–आजमा कर बोर हो चुकी हैं, तो अपने बालों में फिर से नयी जान लाने के लिए 'हेयर स्पा थेरैपी' आजमा सकती हैं।

चूँकि स्पा में पानी के लेवल को मेण्टेन किया जाता है, इसलिए यह बालों के बेजान व रूखा होने, डैण्ड्रफ, फंगल इंफेक्शन, उनके झड़ने जैसी सभी समस्याओं से छुटकारा दिलाने का नया व अनोखा ट्रीटमेण्ट है। स्पा में अलग–अलग क़िस्म के बालों के लिए अलग–अलग क़िस्म के 'स्पा मसाज' उपलब्ध हैं, जैसे एक्स्ट्रा केयर हेयर स्पा, कलर शील्ड स्पा, मोइश्चराइजर बूस्ट स्पा, स्मूथ शील्ड स्पा, स्मूथ ऐण्ड सॉफ़्ट स्पा, डैण्ड्रफ कण्ट्रोल स्पा, ग्रोथ इनहैंसिंग स्पा, एवर यंग हेयर स्पा आदि।

लगातार झड़ते बालों के लिए बायोटीनयुक्त ड्रिंक लें। केले को दही, शहद व लो फैट दूध के साथ मिलाकर कुछ हफ़्तों तक रोज़ाना पीयें।

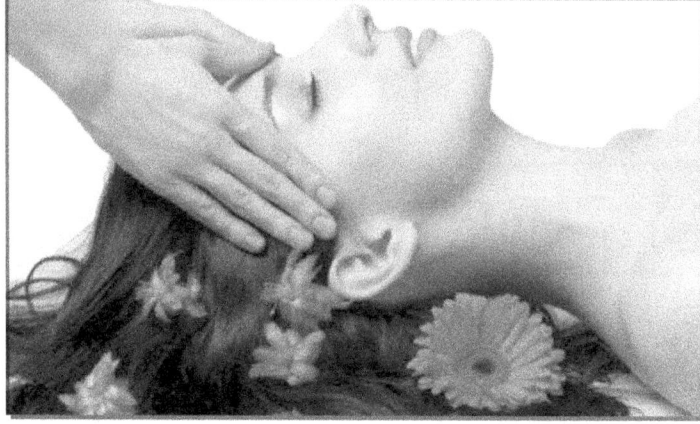

टैनिंग

- त्वचा पर जगह–जगह आई टैनिंग को कम करने के लिए नींबू को एलोवेरा जैल व क्रीम के साथ मिक्स कर प्रभावित स्थानों पर लगायें।
- बादाम, पुदीने की पत्तियाँ, दलिया व बादाम के तेल को मिलाकर पेस्ट बनायें और त्वचा पर लगायें, इससे भी त्वचा में आये कालेपन को कम किया जा सकता है।
- वैक्सिग करने पर हाथों में दाने और रैशेज की समस्या होना काफ़ी आम बात है, इसलिए ऐसी स्थिति से बचने के लिए प्रीवैक्सिग लोशन और पोस्टवैक्सिग लोशन का उपयोग किया जा सकता है। प्रीवैक्सिग लोशन अलकोहल बेस्ड होता है, जो बाजुओं व टाँगों में आयी नमी और चिपचिपाहट को हटाने में कारगर है। पोस्टवैक्सिग लोशन क्रीम बेस्ड होता है, जिसे वैक्सिग के तुरन्त बाद रोमकूपों को बन्द करने के लिए लगाया जाता है।

ड्राइफ्रूट्स करते हैं कमाल

- ड्राइफ्रूट्स हमारी सेहत के लिए बेहद फ़ायदेमन्द हैं। इन दिनों इनका इस्तेमाल जमकर फेस पैक स्पा में होने लगा है, जिससे स्किन पॉलिशिंग व सक्रबिंग कर त्वचा की खोई चमक को लौटाने में बेहतर नतीजे मिल रहे हैं। ड्राइफ्रूट्स में विटामिन ई, मिनरल्स व ऑयल का सत्त्व मौजूद होता है, जो त्वचा को कोमल व चमकदार बनाता है।

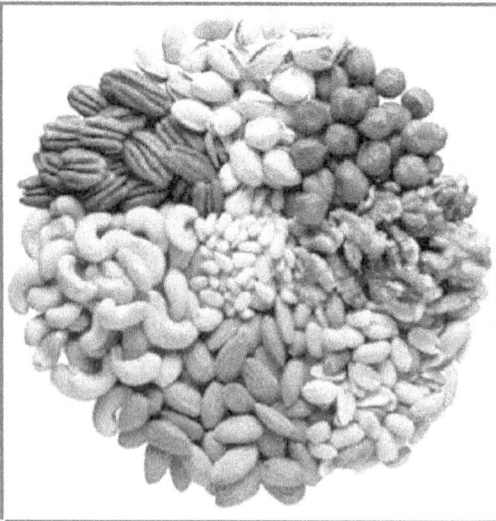

- **अखरोट :** चेहरे की खोई रौनक पाने के लिए अखरोट के छिलकों को महीन पीसकर उसमें मुल्तानी मिट्टी, खसखस और दही मिलाकर फेस पैक बनायें, इसे चेहरे पर कुछ देर लगाकर रखें और बाद में ठण्डे पानी से चेहरे को साफ़ करें। बॉडी मसाज़ ऑयल के तौर पर भी अखरोट बेहद उपयोगी है। इसके लिए इसके तेल को लैवेण्डर व तिल में मिक्स कर बॉडी मसाज़ करें।

- **नारियल :** नारियल बाज़ार में आसानी से उपलब्ध है। यह चेहरे की झुर्रियों, मुँहासों व दाग़धब्बों को दूर करने का कारगर उपाय है। धूप के सम्पर्क में आने से त्वचा जल जाती है। ऐसे में सूर्य की हानिकारक किरणों से बचने के लिए नारियल के तेल में ऐलोवेरा जैल मिलाकर त्वचा पर लगायें। नारियल के साथ–साथ उसका पानी भी चेहरे व त्वचा के दाग–धब्बे हटाने में लाभदायक सिद्ध होता है। नारियल पानी में 1 चम्मच चन्दन पाउडर, 1 चम्मच केओलिन पाउडर में चुटकी भर हल्दी को मिलाकर पेस्ट तैयार कर दाग–धब्बों पर लगायें। इससे दाग–धब्बे तो कम ही होंगे ही, साथ ही त्वचा का रंग भी चमक उठेगा। पिगमेण्टेशन व स्किन सम्बन्धी समस्याओं को दूर करने के लिए रोज़ाना नारियल का पानी पीयें।
- **काजू :** काजू एक ऐसा ड्राइफ्रूट है, जो ऑयली, खुश्क, मिलीजुली सभी तरह की स्किन के लिए लाभदायक है। अगर आपकी त्वचा ऑयली है, तो पेस्ट बनाने से पहले काजुओं को रात भर दूध में भिगोकर रखें। सुबह उन्हें महीन पीसकर उसमें मुलतानी मिट्टी, नींबू का रस या दही की थोड़ी मात्रा मिलाकर चेहरे पर लगायें, ऑयली स्किन वालों के लिए किशमिश और अंजीर का पेस्ट भी फ़ायदेमन्द रहता है।
- अगर आपकी त्वचा रूखी है, तो केले, शहद व दही का मिक्सचर बनाकर 15 मिनट चेहरे पर लगाने से त्वचा में खिंचाव आता है।
- चेहरे के दाग–धब्बों को कम करने के लिए 1 चम्मच हल्दी–दूध या पानी, किसी के एक साथ रोज़ाना लें। इससे आपका रंग तो साफ़ होगा ही, साथ ही दाग–धब्बे भी कम हो जायेंगे।

बॉडी में भी लायें निखार

- बॉडी को कोमल बनाने के लिए एवोकैडो फ्रूट को कद्दूकस कर लें। फिर इससे कम से कम 20 मिनट तक बॉडी मसाज़ कर शॉवर लें। एवोकैडो नैचुरल मोईश्चराइज़र के रूप में बेहद उपयोगी है।

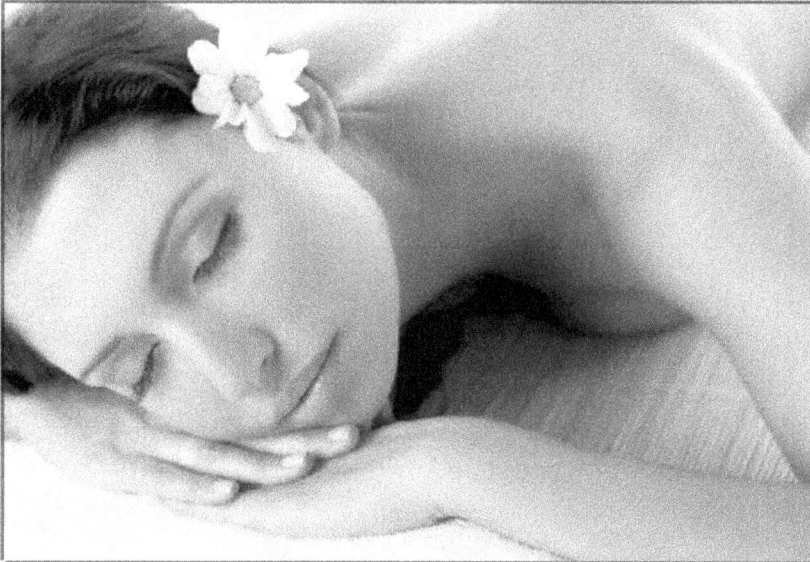

- एक्सफोलिएशन भी बॉडी के लिए बेहद ज़रूरी है। यह एक तरह की स्किन पॉलिशिंग व स्क्रबिंग है, जो बॉडी की डेड स्किन को हटाने में मदद करती है और इससे स्किन कोमल व साफ़–सुथरी नज़र आती है। लेकिन एक्सफोलिएशन बार–बार कराने से बचें।

- ब्लू वाटर स्पा का प्रयोग भी इन दिनों बॉडी में चमक व रौनक लाने के लिए होने लगा है। इसके अन्तर्गत ब्लू चार्ज वाटर व ब्लू चार्ज ऑयल का ट्रीटमेण्ट दिया जाता है।

- इन सबके अलावा आजकल कोस्मोडेरेमा मैडी स्पा, जोकि एक तरह का मैडिकल ट्रीटमेण्ट है, के ज़रिये भी बॉडी व फेस स्कार्स, एक्ने, डार्क सर्कल्स, डबल चिन, बर्न, कट जैसे निशानों को पूरी तरह से ठीक किया जा सकता है।

- ब्लैकहैड्स की समस्या को दूर करने के लिए 1/2 चम्मच चन्दन पाउडर, 1 चम्मच कपूरकाची, थोड़ी–सी मुलतानी मिट्टी, चुटकी भर हल्दी, दही या छाछ में मिलाकर चेहरे पर लगायें।

- पलकों की सूजन हटाने के लिए कैस्टर ऑयल से धीरे–धीरे मसाज़ करें।

कॉस्मेटिक सर्जरी बनाये खूबसूरत

सुन्दर दिखने में सबसे अहम भूमिका निभाता है, हमारा चेहरा। चेहरे की सुन्दरता परखते समय कजरारी आँखों के अलावा सबसे अधिक लोगों की निगाहें टिकती हैं, नाक और होंठों पर। यदि ये अंग कुदरती खूबसूरत नहीं हैं, मसलन नाक मोटी, भद्दी या दबी हुई है या फिर होंठ बहुत पतले या मोटे हैं, तो आज के इस वैज्ञानिक युग में पूरी जिन्दगी इन कमियों के साथ रहने की ज़रूरत नहीं।

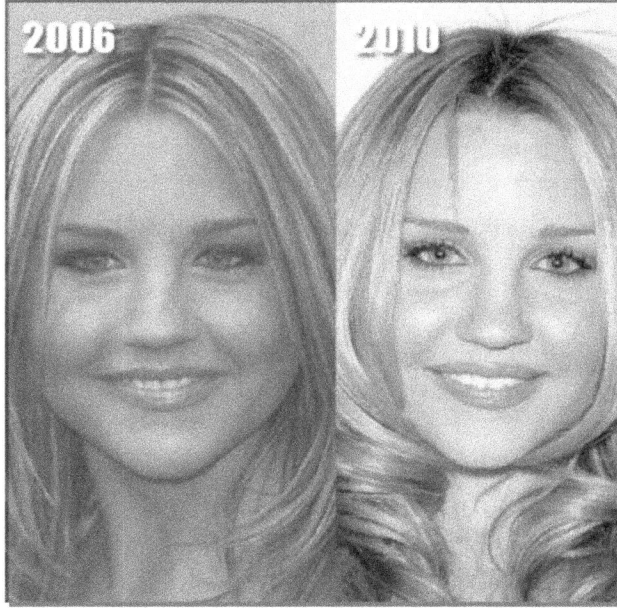

आज ज़माना कॉस्मेटिक सर्जरी का है और इन्हें चेहरे के अनुरूप स्थायी रूप से ठीक करा कर पर्सनैलिटी में निखार लाया जा सकता है। कॉस्मेटिक सर्जन सुचिन बजाज के मुताबिक कॉस्मेटिक सर्जरी आज सिर्फ़ अमीर लोगों के लिए नहीं है, वरन मध्यवर्ग के लोगों की भी ज़रूरत बन गयी है, क्योंकि ज़्यादातर लोग फ़ैशन और ग्लैमर के क्षेत्र में जाने के लिए और कैरियर बनाने में खूबसूरती को अहम मानने लगे हैं। यानी ज़माना 'ब्यूटी विद ब्रेन' का है।

राइनोप्लास्टी

'नाक' चेहरे की सुन्दरता का आधार है। इसकी कॉस्मेटिक सर्जरी को मेडिकल टर्म में 'राइनोप्लास्टी' या 'नोज

जॉब' कहा जाता है। नाक ज़्यादा लम्बी, छोटी, चौड़ी या टेढ़ी–मेढ़ी हो, तो चेहरे की खूबसूरती कम हो जाती है। इसीलिए चेहरे को आकर्षक बनाने के लिए आजकल नाक की सर्जरी सबसे ज़्यादा करायी जाती है।

सर्जरी से पहले

नाक को किसी भी प्रकार का आकार देने से पहले डाक्टर के लिए यह जानना बेहद ज़रूरी होता है कि क्लाइण्ट को अपनी नाक में क्या खामियाँ दिखायी देती हैं। वह अपनी नाक का आकार किस प्रकार का रखना चाहता है।

सर्जरी से पहले डाक्टर क्लाइण्ट की नाक का गहन अध्ययन करते हैं, क्योंकि चेहरे के सभी कोणों को सही आकार में बैठाना बहुत ज़रूरी होता है। सर्जरी से पहले नाक की हर एंगल से फ़ोटो ली जाती है, ताकि नाक की सर्जरी के बाद, पहले और अब वाली नाक की बनावट की तुलना हो सके।

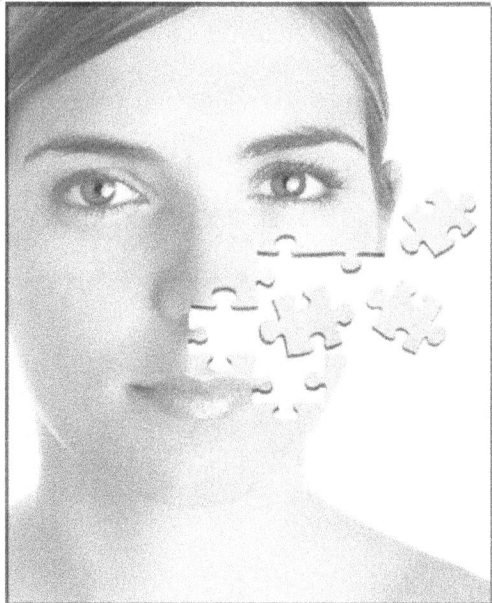

सर्जरी

सर्जरी नाक के अन्दर से होती है, जिसके कारण नाक पर कोई निशान नहीं आता है। नाक ज़्यादा उठी हो, तो सर्जन नाक की हड्डी और कार्टिलेज़ काटकर पास–पास ले आते हैं। यदि नाक चपटी हो, तो उसे सुन्दर बनाने के लिए नाक में हड्डी डालकर उसे सही शेप दी जाती है, जिसे बोन ग्राफ़्ट या कार्टिलेज ग्राफ़्ट कहा जाता है।

नाक के नथुने बहुत बड़े हों, तो उन्हें छोटा करना हो, तो हलका–सा निशान नथुने के फोल्ड में आयेगा, जो दिखायी नहीं देगा। डा. बजाज कहते हैं कि अकसर लड़कियों को अपनी नाक की टिप व ब्रिज से काफ़ी शिकायत रहती है। ज़्यादा गोल टिप है, तो नाक के कार्टिलेज़ को तराश कर पतला कर दिया जाता है। यदि टिप में उठाव नहीं है, तो कार्टिलेज़ की सहायता से उसे नुकीला बना दिया जाता है। नाक का ब्रिज यदि टेढ़ा है या कम उभरा है, तो उसे भी डाक्टर ठीक करते हैं।

नयी तकनीक–एण्डोस्कोपी सर्जरी

आजकल कॉस्मेटिक सर्जन नाक के अन्दर की सर्जरी के लिए इस तकनीक यानी एण्डोस्कोपी का इस्तेमाल करते हैं। इस यन्त्र से नाक के अन्दर की पूरी तस्वीर साफ़ पता चल जाती है तथा सर्जरी करने में भी सुविधा होती है।

सर्जरी से पहले सारे मेडिकल टेस्ट होते हैं, ताकि कोई बीमारी है, तो उसका पता चल जाये, 40–45 की उम्र की महिलाएँ यदि नाक की सर्जरी कराना चाहती है, तो अन्य टेस्टों के अलावा ई.सी.जी. भी कराना पड़ता है। सर्जरी करने से पहले व्यक्ति को एनस्थीसिया के ज़रिये बेहाश कर दिया जाता है ताकि कोई परेशानी न हो। कुछ केसों में नाक पर 2 दिन के लिए पैक लगा दिया जाता है और क्लाइण्ट को मुँह से साँस लेनी पड़ती है। पूरी तरह से सही होने में 3 सप्ताह का समय लग जाता है।

साइड इफेक्ट

इंफेक्शन, नकसीर, बेहोशी की दवा का कुप्रभाव, राइनोप्लास्टी के कुछ साइड इफेक्ट हैं। किसी–किसी की नाक की त्वचा पर छोटे–छोटे लाल धब्बे भी हो जाते हैं।

सावधानी बरतें

कई बार ऑप्रेशन की जगह के आस–पास मामूली–सी सूजन हो जाती है। इसके लिए सर्जन पेन किलर्स आदि देते हैं, जिससे सूजन ठीक हो जाती है। जब तक नाक सही आकार में नहीं आ जाये, तो उसे चोट आदि से बचाकर रखा जाता है। यानी 6 महीने तक ख़ास सावधानी बरतनी पड़ती है।

इस सर्जरी की ख़ासियत यह है कि इसमें लगभग 2 से 3 घण्टे का समय लगता है। अस्पताल में रहने की ज़रूरत नहीं। मरीज़ सर्जरी कराकर घर जा सकता है। इस सर्जरी में ख़र्चा बीस हज़ार से अस्सी हज़ार तक आता है।

यदि आप अपनी नाक को सुन्दर बनाना चाहती हैं, तो राइनोप्लास्टी के लिए तैयार हो जायें, पर सर्जन का चुनाव सोच–समझ कर करें, ताकि आपके लुक्स और बेहतर लगें तथा लोग आपकी नाक को देखते रह जायें।

होंठों की सर्जरी

➪ जब होंठ बहुत पतले होते हैं, तो उन्हें सही आकार देने के लिए फिलर्स का इस्तेमाल किया जाता है। ये फिलर्स दो प्रकार के होते हैं। एक नेचुरल, दूसरे आर्टिफिशियल। नेचुरल फिलर्स के लिए शरीर के किसी हिस्से से त्वचा लेकर होंठ के कोने में स्पेशल नीडल द्वारा इंजेक्ट कर दिया जाता है। ये फिलर्स हमेशा बने रहते हैं, पर आर्टिफिशियल फिलर्स टेम्परेरी होते हैं। हालाँकि आजकल बहुत अच्छी क्वॉलिटी के फिलर्स आ गये हैं, पर ये स्थायी नहीं होते। ये फिलर्स 6 महीने से लेकर दो साल तक चलते हैं।

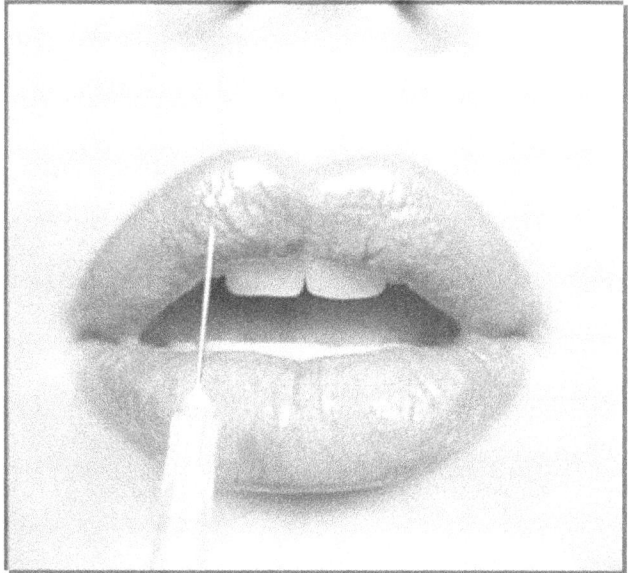

➪ यदि होंठ बहुत बड़े हैं, तो उन्हें छोटा किया जाता है। यह सर्जरी होंठ के अन्दर की तरफ़ से की जाती है। बाहर कोई निशान नहीं आता है।

➪ कुछ लोगों के हँसने पर दाँतों के साथ–साथ मसूढ़े भी दिखायी देते हैं या फिर उनके हँसने व मुस्कराने पर दाँत दिखते ही नहीं। इन दोनों कमियों को भी कॉस्मेटिक सर्जरी द्वारा ठीक किया जा सकता है।

नाक की तरह इसमें भी लड़कियों में 16 साल और लड़कों में 18 साल में होंठ की सर्जरी करायी जा सकती है। इसे कराने के लिए इसके आगे उम्र का कोई बन्धन नहीं है। सर्जरी कराकर घर जा सकते हैं। इस सर्जरी में डेढ़ से दो घण्टे लगते हैं। 4–5 दिन पेन किलर और एण्टीबायोटिक्स दी जाती है।

सावधानी

- 3–4 दिन ध्यान से रहना होता है, क्योंकि इंफेक्शन, सूजन आदि का ख़तरा रहता है। भोजन में लिक्विड डाइट दी जाती है।
- इस सर्जरी में 20 से 30 हज़ार रुपए तक का ख़र्चा आ जाता है। यह सब निर्भर करता है कि एक व्यक्ति अपने होंठों के लिए क्या व कितना काम कराना चाहता है।
- यदि आपके होंठ आपके चेहरे के मुताबिक नहीं हैं, तो मन में हीनभावना न पालें, बल्कि कॉस्मेटिक सर्जरी का विकल्प अपनायें, पर ऐसा ज़्यादा ज़रूरत होने पर ही करें।

खूबसूरत बाल

बालों का निर्माण 'कैटोरीन' नाम प्रोटीन से होता है। इसकी उत्पत्ति का मुख्य स्थान खोपड़ी है। खोपड़ी की सतह के नीचे फोलिकन नामक जैली से बाल उत्पन्न होते हैं। बालों की जड़ों में सक्रिय कोशिकाओं के साथ कुछ तैलीय ग्रन्थियाँ भी होती हैं, जिनके कारण बाल सुन्दर और चमकीले दिखायी देते हैं। इस प्रकार जहाँ बाल उत्पन्न होते हैं, उसके नीचे तीन परतें होती हैं। इनमें किसी प्रकार के विकार पैदा होने से बाल झड़ने लगते हैं। फिर धीरे–धीरे सिर में गंजापन आ जाता है।

वास्तव में, बाल छिद्रयुक्त होते हैं। जब हम बालों में कोई चीज़ लगाते हैं, तो खोपड़ी के नीचे ऊपरी सतह की ओर उसका प्रभाव दिखायी देने लगता है अर्थात् जब हम किसी रसायन से बालों को रंगते हैं, तो खोपड़ी के नीचे की यह सतह प्रभावित होती है। इससे बाल रूखे और बेरौनक हो जाते हैं।

बालों को स्वस्थ रखने के लिए उनकी बाहरी देखभाल करना और शारीरिक रूप से स्वस्थ होना आवश्यक है। क्योंकि स्वास्थ्य के ख़राब होने अथवा मस्तिष्क में हर समय तनाव रहने से बाल उत्पन्न करने वाली फोलिकन ग्रन्थियाँ प्रभावित होती हैं।

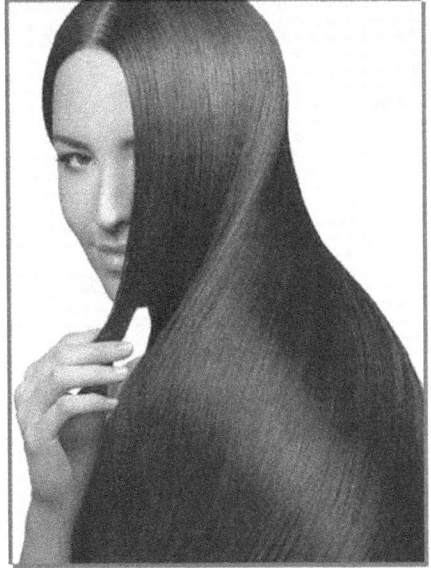

विभिन्न समस्याएँ

बालों की देखभाल के तहत आपके समक्ष विभिन्न समस्याएँ उत्पन्न हो सकती हैं। ऐसे में उपचार किया जाना ज़रूरी है। प्रस्तुत हैं, बालों की कुछ ख़ास समस्याएँ और उनके उपाय।

रूखे बाल

बहुत से पुरुषों और महिलाओं के बाल हर समय रूखे दिखायी देते हैं। रूखे बालों को शक्ति और पोषण देने के लिए अनेक बातों की आवश्यकता होती है। बालों का रूखापन समाप्त करने के लिए अनेक प्रकार के शैम्पू बाज़ार में उपलब्ध हैं। अण्डेयुक्त शैम्पू बालों का रूखापन दूर करने में काफ़ी उपयोगी हैं।

उपाय

➭ जैतून के तेल को थोड़ा गरम करके बालों की जड़ों में लगाना चाहिए। इससे बालों को पोषण मिलता है।

- बालों की जड़ों में हलका गरम तेल लगाने से पहले एक साफ़ तौलिये को गरम पानी में भिगोकर निचोड़ लें। इससे सिर के रोमछिद्र खुल जाते हैं। कुछ देर बाद गरम तौलिये को हटाकर बालों की जड़ों में तेल लगा लें।
- खोपड़ी में भाप देने से पहले भी तेल लगाने से बालों को पोषण मिलता है। क्योंकि इससे बालों की जड़ों में रक्त-संचार बढ़ता है और उनकी नीचे की तैलीय ग्रन्थियाँ सक्रिय हो जाती हैं। इसलिए बाल धोने से पहले तेल लगाने से बालों का रूखापन दूर करने में सहायता मिलती है।

चिकने बाल

जिस प्रकार रूखे बाल एक समस्या हैं, उसी प्रकार बालों की चिकनाई भी एक प्रकार का रोग है। बालों को रूखा होने से वे झड़ने लगते हैं, जबकि बालों में अधिक चिकनाई होने से वे कमज़ोर हो जाते हैं। इसलिए अधिक चिकने अथवा तैलीय बालों के लिए उपाय का तरीक़ा बिलकुल अलग है।

उपाय

- चिकने बालों में ब्रश करना चाहिए तथा बालों के अनुरूप हेयर टॉनिक का भी प्रयोग करना चाहिए। टॉनिक ऐसा हो, जिससे सिर की त्वचा को पोषण एवं शक्ति मिले, किन्तु चिकनाई न बढ़े।
- यदि आपके बाल अधिक चिकने हैं, तो इन्हें दूसरे-तीसरे दिन धोना चाहिए। इसके लिए अच्छी क्वालिटी का तरल शैम्पू इस्तेमाल करना चाहिए।

सफ़ेद बाल

बालों का सफ़ेद होना भी एक समस्या है। सफ़ेद बाल वृद्धावस्था की निशानी हैं। परन्तु कई महिलाओं के बाल समय से पहले सफ़ेद होने लगते हैं। वास्तव में, शरीर में एक प्राकृतिक पदार्थ 'मेलानिन' होता है। उसके नष्ट होने अथवा चिन्ता एवं रोग के कारण भी बाल जल्दी सफ़ेद हो जाते हैं। सिर से पूरी तरह से रक्त का भ्रमण न होने से और बालों को हानि पहुँचाने वाले बनावटी तेलों के उपयोग से भी बाल जल्दी सफ़ेद होने लगते हैं।

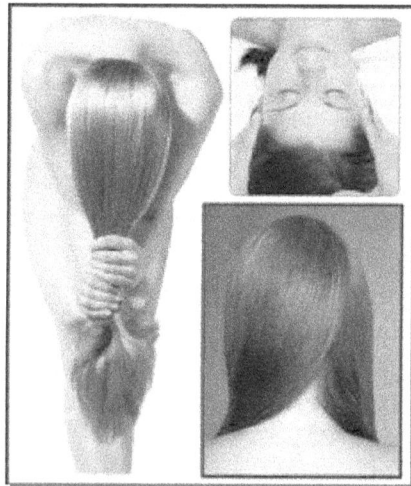

उपाय

- बालों को काला करने के लिए रतनजोत, मेहँदी, भाँगरा के पत्ते और आम की गुठली की गीरी–100–100 ग्राम पीसकर लुगदी बना लें। इस लुगदी को दो दिन तक पानी में भिगोये रखें। इसके बाद पानी को निथार कर एक कि.ग्रा. सरसों के तेल में मिलाकर उबाल लें। इस तेल को प्रतिदिन सिर में लगाने से बाल असयम सफ़ेद नहीं होंगे।
- स्नान से पहले नींबू के रस को आँवले के रस या तेल में मिलाकर बालों की जड़ों में लगाने से बाल काले होते हैं।
- हरे आँवले लेकर उन्हें कद्दूकस कर लें। फिर बारीक साफ़ कपड़े में डालकर उसका रस निचोड़ लें। अब आँवले के रस में उतना ही काले तिलों का तेल अथवा नारियल का तेल मिलाकर धीमी

आँच पर गरम करें। फिर आँवले का रस पूरी तरह सूख जाये, तो तेल को नीचे उतारकर ठण्डा कर लें और मोटे साफ़ कपड़े से छान कर बोतल में रख लें। इस तेल की मालिश बालों में प्रतिदिन करने से बाल काले, घने और मज़बूत होते हैं।

- काली मेहँदी और कॉफ़ी पाउडर को अच्छी तरह से पानी में घोलकर उसका लेप बना लें। इस लेप को सिर में लगायें। फिर सिर पर प्लास्टिक अथवा काग़ज़ का टुकड़ा लगाकर कपड़ा बाँध लें। इससे बालों में से रस टपकना बन्द हो जायेगा। यह लेप काफ़ी देर तक सिर में लगे रहने से बाल काले हो जायेंगे।
- सूखे आँवले अथवा आँवले का चूर्ण रात्रि के समय पानी में भिगो दें। सुबह इससे सिर धोयें। कुछ ही दिनों में बाल काले हो जायेंगे।
- दही का प्रयोग करने से भी बाल काले होते हैं। आधा कप दही में एक नींबू का रस निचोड़कर भली प्रकार घोल बना लें। धीरे–धीरे इसे बालों और उनकी जड़ों में मलें। आधा घण्टे बाद सिर धोने से बाल फूल की तरह मुलायम प्रतीत होंगे। इससे बाल काले भी हो जाते हैं।
- प्याज़ में बिना कुछ मिलाये उसकी चटनी–सी बना लें और उसे बालों में लेप करें। ऐसा करने से सफ़ेद होते हुए बाल जड़ से काले निकलने लगते हैं।
- भिलावे के पानी में सींची गयी मेथी को सब्ज़ी के रूप में प्रयोग करने से बाल काले बने रहते हैं।
- सफ़ेद होते हुए बालों को रोकने के लिए तिलों का भी प्रयोग किया जाता है।
- यदि बाल सफ़ेद होने के साथ–साथ झड़ने भी लगते हों, तो नियमपूर्वक रोज़ थोड़े–से तिल खायें। बाल लम्बे, मुलायम और काले होने लगेंगे।

अनावश्यक बाल

महिलाओं को चेहरे पर अनावश्यक बाल होने से उनकी खूबसूरती नष्ट हो जाती है। अतः इनसे छुटकारा पाना ज़रूरी है। लेकिन इसके लिए बाज़ार में उपलब्ध क्रीम अथवा लोशन के बजाय घरेलू वस्तुओं का प्रयोग करना हितकारी सिद्ध होता है।

उपाय

- बेसन में हल्दी मिलाकर उबटन की तरह बाल वाले स्थान पर लगायें। जब उबटन सूखकर कड़ा होने लगे, तो उसे धीरे–धीरे रगड़कर उतारने का प्रयत्न करें। सप्ताह में एक–दो बार ऐसा करने से चेहरे के अनावश्यक बाल समाप्त हो जाते हैं।
- हल्दी के उबटन में चन्दन का बुरादा और नीम की हरी पत्तियाँ पीसकर लेप करने से भी चेहरे तथा शरीर के अनावश्यक बाल नष्ट होते हैं। इससे चेहरे का कालापन भी दूर होता है।
- चुटकी भर हल्दी में बेसन तथा तेल मिलाकर उबटन बना लें। उसमें आवश्यकतानुसार पानी डालकर स्नान से पूर्व चेहरे पर लगायें। जब उबटन सूखने लगे, तो इसे धीरे–धीरे मसलकर उतार दें। इस प्रकार करते रहने से चेहरे के अनावश्यक बाल समाप्त हो जाते हैं। चेहरा धोने के बाद साफ तौलिये से त्वचा को धीरे–धीरे दबाकर सुखा लें।

पैरों की देखभाल

''आपके पाँव बेहद हसीन हैं। इन्हें ज़मीन पर मत रखियेगा, वरना मैले हो जायेंगे।''

बेशक यह एक फ़िल्मी डायलॉग है, जिसे फ़िल्म 'पाक़ीजा' में राजकुमार ने बोला था, पर इस डायलॉग से यह ज़रूर साबित होता है कि पाँवों की सुन्दरता की विशेष अहमियत है।

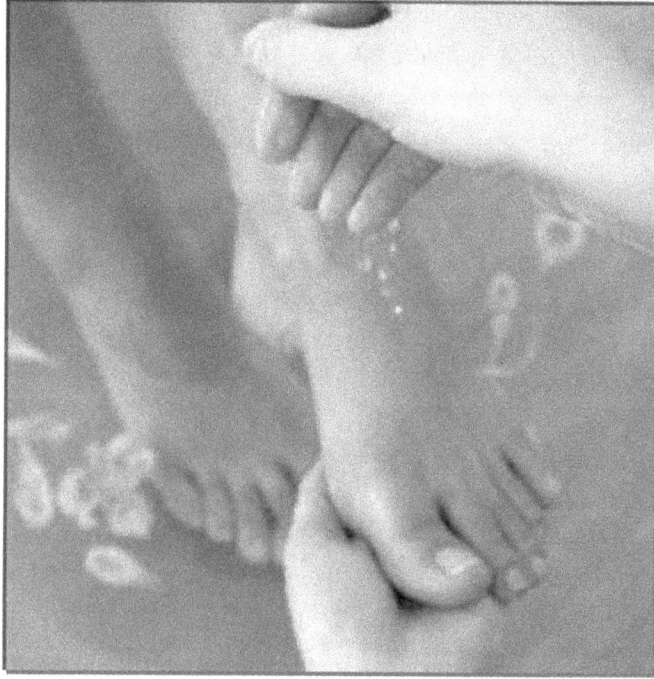

आप चेहरे से बहुत सुन्दर हैं, लेकिन आप के पैरों की हालत ख़राब है, इसका आपके व्यक्तित्व पर बहुत असर पड़ता है। इससे पता चलता है कि आप अपनी ग्रूमिंग (सजने–सँवरने) पर कितना ध्यान देती हैं। ब्यूटी एक्सपर्ट (सौन्दर्य–विशेषज्ञ) रजनी गुप्ता कहती हैं कि आपके पैर आपकी पर्सनैलिटी के बारे में बहुत कुछ बयाँ कर देते हैं।

अगर आप अपने पैरों की खूबसूरती बढ़ाना चाहती हैं, तो उनकी केयर करें। यह सही है कि पेडिक्योर (पैरों की सफाई) करवा कर आप अपने पैरों की देखभाल करती हैं, लेकिन हर समय पेडिक्योर करवाना भी सम्भव नहीं होता। ऐसी स्थिति में आप घर पर अपने पैरों की देखभाल करें, तो भी वे बहुत सुन्दर दिखेंगे।

पैरों की देखभाल के लिए किन–किन ख़ास बातों का ध्यान रखना चाहिए, आइए जानते हैं–

- अपने पैरों की नियमित सफ़ाई करें।
- पैरों की एक्सरसाइज़ करें। टहलना पैरों के लिए अच्छी एक्सरसाइज़ है।
- जब आप दिन भर की थकान के बाद घर आती हैं, तो अपने पैरों को क्रमशः गरम और ठण्डे पानी में डुबोएँ, इस पानी में थोड़ा नमक डाल लें।
- यदि आपके पैरों में खुजली हो रही है, तो उस स्थान पर थोड़ा नींबू और सिरका लगायें।
- जूते या सैण्डिल ख़रीदते समय सावधानी बरतें। इनका आरामदेह होना सबसे महत्त्वपूर्ण है। ऐसे फुटवियर लें, जो नाप में सही हों और जो पैरों पर दबाव न डालें।
- सुबह के समय ख़ाली पैर घास पर घूमना चाहिए।
- पैरों और एड़ियों पर नियमित रूप से माश्चराइज़र का प्रयोग करें। इससे त्वचा नहीं फटती।

फटी एड़ियों की समस्या

जाड़े के दिनों में एड़ियों का फटना एक आम समस्या है। त्वचा रूखी होने से एड़ियाँ फटने लगती हैं। एड़ियों के किनारे की स्किन (त्वचा) कड़ी हो जाती है। उसका रंग गहरा अथवा पीला हो जाता है। दरारें गहरी हों, तो चलते वक्त तेज़ दर्द भी होता है। खून भी बह सकता है। कई दफ़ा इसमें खुजली भी होने लगती है।

कारण

- ड्राई स्किन (खुश्क त्वचा)
- निष्क्रिय स्वेद ग्रन्थियाँ
- बहुत देर तक खड़े रहना
- मोटापा
- ओपन बैक वाले फुटवियर पहनना
- फ्लैट फीट
- थायराइड की बीमारी
- डाइबिटीज़

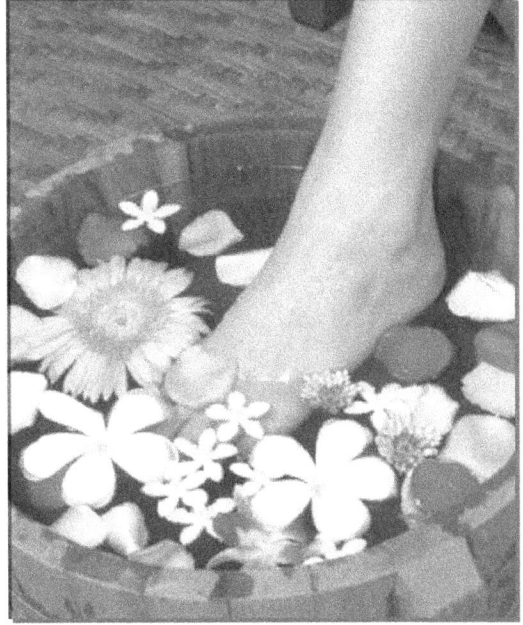

उपचार

- अपने पैरों को हलके गरम पानी में डुबोएँ और फिर प्यूमिस स्टोन या फुट स्क्रब की सहायता से डेड स्किन हटायें। इससे एड़ियाँ मुलायम बनेंगी। अब पैरों को धोकर हल्दी, शहद, मेथी , अदरक जैसे कुदरती तत्त्वों से युक्त फुटकेयर क्रीम या स्पेशल क्रैक्ड हील क्रीम लगायें। कोई अच्छा माश्चराइज़र या वैसलीन भी लगा सकती है। क्रीम लगाने के बाद मोजे पहन लें।
- नारियल का तेल गरम करें। इसमें कुछ वैक्स मिलायें और ठण्डा होने दें। अब इसे एड़ियों पर लगायें।

☞ 30 ग्राम पैराफिन वैक्स में 100 ग्राम मस्टर्ड आयल व चुटकी भर हल्दी मिलायें। इस मिश्रण को आग पर गरम कर अच्छी तरह से मिला दें। ठण्डा होने पर रात में एड़ियों में लगायें और सुबह धो दें। 10–15 दिनों में असर दिखने लगेगा।

गन्दे नाखूनों की सफ़ाई

वैसे तो नाखूनों की सफ़ाई हर मौसम में करनी चाहिए। लेकिन बारिश के दिनों में बारिश के कीचड़ से फुटवियर्स गन्दे हो जाते हैं और मैल नाखूनों में घुस जाता है। नाखूनों को साफ और ट्रिम करें तथा किनारों को नेल फाइलर से घिसकर उन्हें 'यू' शेप दें।

ट्रेण्डी लुक

पैरों को साफ़ रखने के साथ ही इनकी खूबसूरती बढ़ाने के लिए नेल्स (नाखूनों) पर ड्रैस (परिधान) से मैच करता (मिलता) हुआ नेलपॉलिश लगायें। फैशन के मुताबिक आप पायल व बिछिया पहन सकती हैं। वैसे फैशनेबल लुक के लिए आप टो रिंग व एंकलेट्स भी ट्राई (उपयोग) कर सकती हैं। इन सबके बाद एक अच्छी फिटिंग के ट्रेण्डी फुटवियर पहनेंगी, तो इनकी खूबसूरती दिखने से कोई नहीं रोक सकता।

❀

मेकअप का सलीका

मेकअप चेहरे की सुन्दरता बढ़ाने के लिए किया जाता है, लेकिन अगर यह सलीके से न किया जाये, तो यह चेहरे की सुन्दरता को बढ़ाने के बजाय कम कर देता है। मेकअप ऐसा होना चाहिए कि वह आपकी सुन्दरता में चार चाँद लगाये न कि ऐसा लगे कि आपने इसे जबरन थोपा हुआ है। वास्तव में मेकअप एक कला है। आइए जानते हैं, इस कला की कुछ अहम बातें–

फाउण्डेशन

ग़लत शेड का फाउण्डेशन चुनने से त्वचा का अलग रंग दिखायी देता है। फाउण्डेशन का रंग त्वचा से मेल खाता हुआ चुनें। कौन–सा फाउण्डेशन आपके लिए ठीक है, यह जानने के लिए कुछ शेड्स की लकीरें अपने जॉ लाइन पर बनायें, फिर बाहर जाकर प्राकृतिक रोशनी में शीशे में देख कर जाँचें। फिर भी शेड चुनने में किसी तरह की दुविधा महसूस हो रही हो, तो मेकअप प्रोडक्ट काउण्टर पर शेड चुनने में मदद के लिए पूछने से नहीं हिचकें। हाथ में लगाकर भी फाउण्डेशन का रंग न जाँचें।

फाउण्डेशन को त्वचा पर हमेशा बिन्दु के रूप में लगाने के बाद गीले स्पंज की सहायता से फैलायें, इससे त्वचा पर शेड एकसार लगता है। जब भी फाउण्डेशन लगायें, गरदन, कान, वक्ष के ऊपरी भाग और पीठ पर लगाना न भूलें।

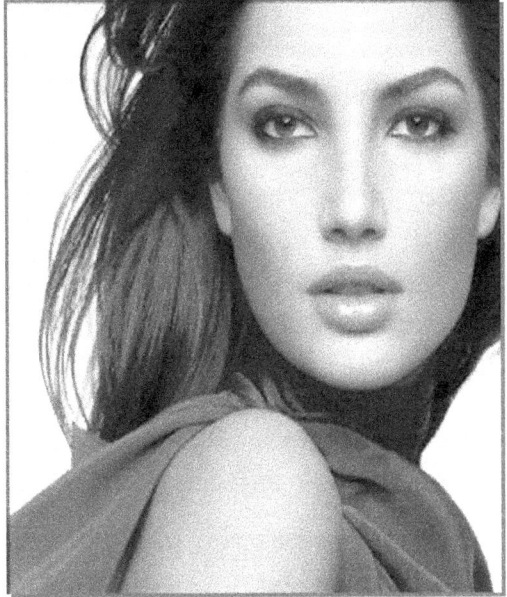

कंसीलर

कंसीलर का प्रयोग मेकअप में आँखों के नीचे गहरे धब्बों को छिपाने के लिए किया जाता है, लेकिन ज़्यादातर महिलाएँ इसे चेहरे के दाग़–धब्बों पर भी प्रयोग करती हैं। चूँकि यह स्किन टोन से 1 या 2 टोन हलका होता है, इसलिए कई बार इसे बाक़ी चेहरे पर भी लगा लिया जाता है। चेहरे के दाग़ हटाने के लिए यदि कंसीलर न हो, तो त्वचा से बिलकुल मेल खाती फाउण्डेशन स्टिक भी प्रयोग की जा सकती है।

आँखों का मेकअप

आँखों के मेकअप के उत्पादों को प्रयोग करने का सही ढंग इस प्रकार हैं :

आई शैडो

मेकअप के अच्छे प्रभाव के लिए कभी भी आईशैडो लगाने के लिए अँगलियों का इस्तेमाल न करें। इसके लिए विशेष ब्रश व उपकरणों से अच्छे प्रभाव दिखायी देते हैं। छोटी आँखों को बड़ा दिखाने के लिए हलके शेड का आई शैडो लगायें। ब्लू रंग के आई शैडो गरमी में कूल दिखायी देते हैं। गोरी महिलाएँ हलके पाउडर का ब्लू आईशैडो लगायें, गेहुएँ रंग की महिलाएँ डीप ब्लू और साँवली कोबाल्ट व इण्डिगो ब्लू रंग के आई शैडो का इस्तेमाल करें। किसी भी गहरे रंग की लिपस्टिक के साथ गहरे रंग का आई शैडो का प्रयोग न करें। इससे चेहरे की मासूमियत कम हो जाती है।

आई लाइनर

वाटरप्रूफ़ आई लाइनर इस्तेमाल करें। उससे पहले वैक्स युक्त प्राइमर लगायें। प्राइमर लगाने से यह फैलेगा नहीं। ऊपरी बरौनियाँ नीचे की बरौनियों से हमेशा गहरी होनी चाहिए। आँखें बड़ी दिखाने के लिए पलक के ऊपरी और निचले हिस्से पर बरौनियों से सटाते हुए आई लाइनर से लाइन खींचें। इन दोनों लाइनों को बाहर निकालते हुए मिला दें।

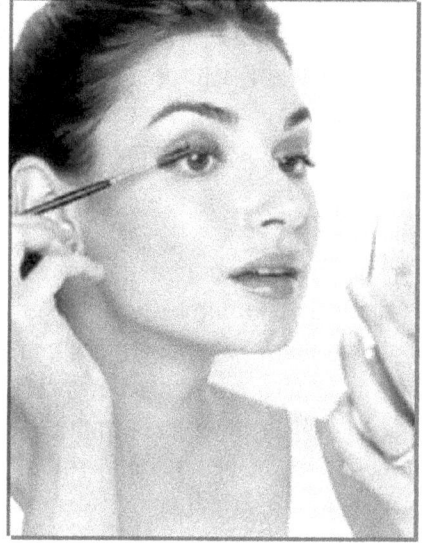

मस्कारा

मस्कारा लगाने से पहले ब्रश में लगे अतिरिक्त मस्कारे को निकाल दें। इसे बरौनियों में लगाने के बाद इसका प्रभाव अच्छा दिखायी देता है। मस्कारा सूख जाये, तो उसे पानी से गीला करके इस्तेमाल न करें। दिन भर मस्कारा टिका रहे, इसके लिए बरौनियों के टिप्स पर मस्कारा लगायें। ऐसा करने से मस्कारा नहीं फैलता, आँखों के अन्दरूनी कोने की छोटी बरौनियों पर भी मस्कारा ज़रूर लगायें। इससे आँखें उभरी और खूबसूरत नज़र आती हैं।

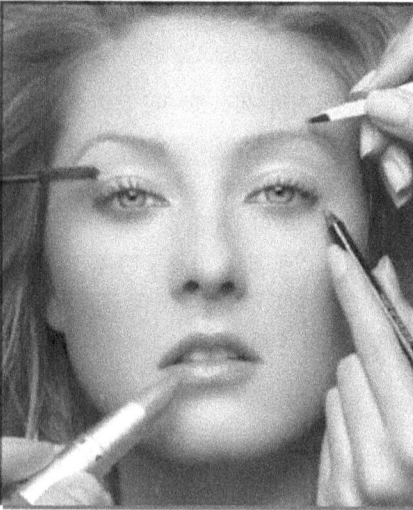

लिपस्टिक

एकदम नेचुरक लुक के लिए लिपस्टिक लगाने के बाद होंठों की लाइन बनायें और यदि ज़रूरत हो, तो लिप ब्रश की सहायता से इसे एकसार कर देना चाहिए। यदि लिपस्टिक को लम्बे समय तक होंठों पर टिकाये रखना है, तो पहले होंठों को लिप पेंसिल से पूरा भर लें और फिर लिपस्टिक लगायें। पतले होंठों को चौड़ा दिखाने के लिए मध्यम से हलके रंग प्रयोग करें या फिर लिपग्लॉस भी बहुत हद तक इस समस्या को कम कर सकता है। गहरे रंग पतले होंठों को और पतला दिखाते हैं, लिपस्टिक का रंग जितना हलका रखेंगी, वह आपकी स्किन टोन से उतनी ही मैच करेगी।

ब्लशर

ब्लशर लगाने के लिए सही ब्रश का इस्तेमाल करें। ब्लशर में लगे अतिरिक्त ब्लशर को झाड़ का इस्तेमाल करें। क्रीमी ब्लशर के मुकाबले पाउडर वाला ब्लशर ज़्यादा दिखायी देता है। ब्लशर चेहरे को अतिरिक्त उभार या चमक देता है, चाहे तो मुस्करायें और फिर गालों की हड्डी पर ब्रश घुमायें। हेयर लाइन से होते हुए पीछे की ओर लाइन घुमायें। इसके बाद नीचे ले जाते हुए ब्लशर ब्लेण्ड कर दें।

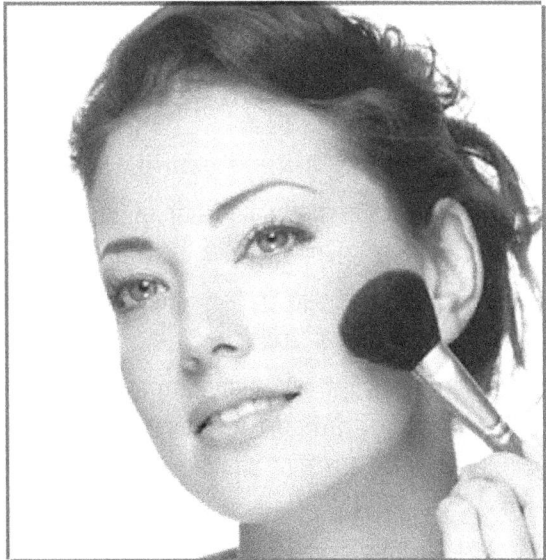

कुछ सुझाव

- लिपस्टिक लगाने के बाद होंठों के बीच में क्लियर लिपग्लौस से हलका टच दे दें। होंठों की खूबसूरती देखते ही बनेगी।
- अगर आप लिपस्टिक नहीं लगाना चाहती हैं, तो सिर्फ़ लिपग्लौस लगायें। आप ग्लेमरस लगेंगी।
- लम्बे समय तक लिपस्टिक टिकी रहे, इसके लिए आप लिपस्टिक का एक कोट लगााकर, उस पर काम्पैक्ट लगाकर थपथपा लें, इसके बाद लिपस्टिक लगा लें।
- अगर आपकी आँखों से दिन भर की थकान नज़र आ रही हो, तो फ्रैश दिखने के लिए आईलाइनर लगायें और हलका–सा लाइट शेड आई शैडो लगा लें।
- ज़्यादा देर तक मेकअप टिका रहे, इसके लिए चेहरे पर बरफ़ मलें, फिर ऑयल फ्री मोइश्चराइज़र लगायें, इसके बाद मेकअप करें।
- अति व्यस्तता के कारण यदि आप आपने बाल नहीं धो पा रही हों, तो आगे के माथे के ऊपर के थोड़े से बालों को गीला करके, ब्लोड्राई कर लें और छोटे–छोटे बालों की लटों को गालो पर छोड़कर, बाक़ी बालों की पोनी टेल बना लें या छोटा–सा जूड़ा बनाकर हेयर डू लगा लें।
- अचानक किसी पार्टी में जाना पड़ जाये, तो अपने बालों को पीछे की ओर बाँधकर पिनअप कर लें और फिर हेयर ऐक्सेसरीज़ से बालों को सजा लें।
- यदि आपके बाल बहुत उलझे हैं, तो हेयर सीरम लगाकर बाल बनायें, बाल सँवर जायेंगे।
- अगर आपके पास थोड़ा–सा वक़्त है, तो बालों को शैम्पू से धोकर 2 मिनट तक कण्डीशनर लगाये रखें, फिर धोकर तौलिये से सुखायें और अपनी अँगुलियों से लटों को सुलझाती और पंखे की हवा में सुखाती जायें। बाल सूखने के बाद बहुत सुन्दर दिखेंगे। किसी विशेष हेयर स्टाइल की आपको ज़रूरत नहीं पड़ेगी।
- चेहरा बुझा हुआ लग रहा हो, तो एक मुलायम कपड़े को भाप के ऊपर हलका–सा गरम करके, चेहरे की त्वचा पर जगह–जगह रखते हुए घुमायें। इससे रक्त–संचार बढ़ेगा और फिर ठण्डे पानी के छींटे मारें। त्वचा एकदम फ्रैश और जवाँ लगेगी।

- फाउण्डेशन लगाने के लिए 2 शेड्स का प्रयोग करें। हलका शेड आँखों व नाक के नीचे लगायें तथा डार्कशेड चिन व चीक्स पर लगायें।
- पूरे चेहरे पर फाउण्डेशन लगाने के बजाय आप थोड़े डार्क हिस्सों पर ही इसे लगायें, तो भी खूबसूरती बनी रहेगी। जैसे कि नाक व होठों के आसपास के हिस्सों पर फिर काम्पैक्ट लगा लें।
- अगर जल्दी में एग्जीक्यूटिव मीटिंग में जाना हो, तो गॉर्जियस दिखने के लिए मेकअप में पिंक, पीच, जैसे सॉफ़्ट शेड्स का प्रयोग करें।
- बोल्ड और ब्यूटीफुल दिखने के लिए अपने मेकअप में डलगोल्ड, मजेण्टा, डीप मैरून तथा कौपर जैसे स्टाइलिश शेड्स का इस्तेमाल करें।
- मॉडर्न लुक लाने के लिए आप कम समय में आपने होंठों पर शिमरी लिपस्टिक लगायें। इससे आपके होंठ आकर्षक लगेंगे।
- छोटी आँखों को आकर्षक बनाने के लिए ग्रे, ब्राउन, बेज आदि शेड के आई शैडो लगायें और आईलिड के किनारे पर डार्कशेड लगाकर भीतर की तरफ उसे हलके से मलते हुए स्मज कर हलका कर दें। इस तरह आपकी आँखें आकर्षक व बड़ी दिखेंगी।
- स्मोकी लुक पाने के लिए काजल पेंसिल का इस्तेमाल करें। नये लुक के लिए नीले और हरे रंग की आई पेंसिल को मिलाकर यानी दोनों का इस्तेमाल करें।
- यदि आपके होंठ बड़े हैं, तो ग्लॉसी लिपस्टिक न लगायें। इसके लगाने से ये और बड़े दिखेंगे।
- साँवली रंगत पर गहरे शेड का लिप कलर इस्तेमाल न करें।

यदि आप मेकअप करते समय इन बातों का ध्यान रखेंगी, तो महफिल में केवल आप ही नज़र आयेंगी।

मेकअप ऐसे हटायें

जब आपको किसी पार्टी में जाना होता है, तो मेकअप करने में आपको बहुत समय लगता है, लेकिन जब वापस आकर मेकअप हटाने की बारी आती है, तो आप झट से मुँह धोकर चेहरा साफ़ कर लेती हैं, जो बिलकुल ग़लत तरीक़ा है।

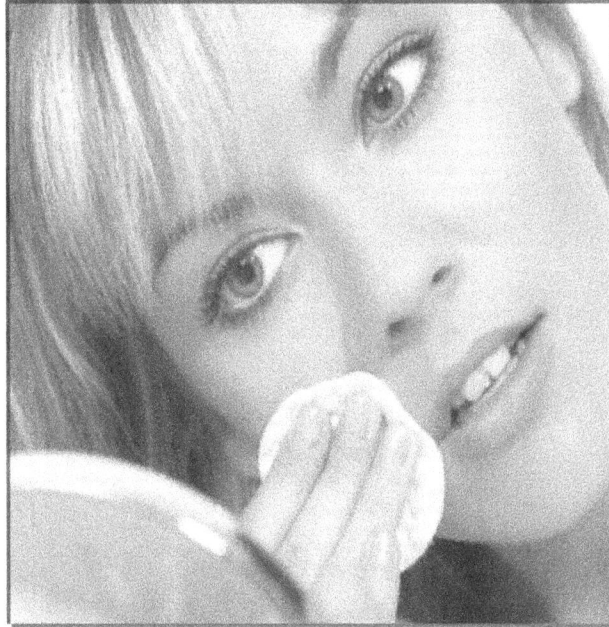

अगर आप सही तरीक़े से मेकअप हटाती हैं, तो उसकी सारी लेयर हटने से रोमछिद्र खुल जायेंगे और आपकी स्किन ग्लो करने लगेगी।

मेकअप हटाने के लिए सामान

- आई मेकअप रिमूवर या बेबी ऑयल।
- क्लींज़र।
- मॉइश्चराइज़र।
- पैट्रोलियम जैली।
- फेसवाश

मेकअप हटाने का सही तरीक़ा

आँखों का मेकअप : आँखों का मेकअप करते समय हम मसकारा, आई शैडो और आई लाइनर इस्तेमाल करते हैं। इन्हें साफ़ करने के लिए आँखों के आस–पास की जगह पर रूई से आई मेकअप रिमूवर लगायें। इस बात का ध्यान रखें कि मसकारा अच्छी तरह से साफ़ हो जाये। कई बार रेग्लूयर मेकअप रिमूवर आँखों को सूट नहीं करता, जिससे सूजन आ जाती है। इससे बचने के लिए बेबी ऑयल की कुछ बूँदे रूई पर डालकर मेकअप साफ़ करें।

लिपस्टिक : कई कम्पनियों की लिपस्टिक होंठों पर लम्बे समय तक टिकी रहती हैं। ऐसे में लिपस्टिक हटाने के लिए पैट्रोलियम जैली इस्तेमाल करें। लिपस्टिक हटाने के बाद अगर होंठ ड्राई हो जाते हैं, तो लिप बाम ज़रूर लगायें। इससे होंठ मुलायम हो जायेंगे।

चेहरे का मेकअप : आँखों और होंठों को साफ़ करने के बाद चेहरे का मेकअप हटाने के लिए हलके हाथों से चेहरे को धो लें। इससे आपका सारा मेकअप हट जायेगा और रोमछिद्र खुल जायेंगे।

मॉइश्चराइज़र या बॉडी लोशन : चेहरा धोने के बाद मॉइश्चराइज़र ही लगायें, बॉडी लोशन बिलकुल न लगायें। मेकअप उतारने में जल्दबाज़ी न करें। सारा मेकअप उतारने के बाद आँखों पर ठण्डे पानी के छींटे मारें। इससे आप बहुत रिलीफ़ महसूस करेंगी। मॉइश्चराइज़र लगाने से स्किन ड्राई न रहकर ग्लो करने लगेगी।

बोटोक्स...त्वचा की झुर्रियाँ हटायें

विशेषज्ञों के अनुसार आँखों के आस–पास की बारीक़ लकीरें यानी क्रोज फीट और माथे पर पड़े बल एक अच्छे–ख़ासे चेहरे की खूबसूरती लील लेते हैं। त्वचा की खूबसूरती बरक़रार रखने के लिए इन दिनों बोटोक्स का प्रचलन महिलाओं के साथ–साथ पुरुषों में भी बढ़ा है।

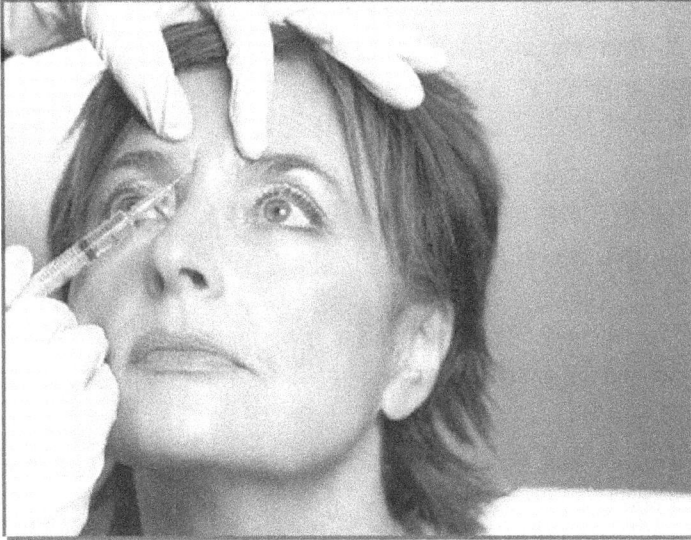

क्या है बोटोक्स?

देखा जाये, तो त्वचा की खूबसूरती बरक़रार रखने में सहायक बोटोक्स एक विषैला पदार्थ है, इसलिए इसका इंजेक्शन देते समय कास्मेटिक सर्जन अत्यन्त सावधानी बरतते हैं। बोटोक्स यानी 'बोटयुलिनम टॉक्सिन न्यूरोटौक्सिंस' नामक रसायन की श्रेणी में आता है, क्योंकि बोटोक्स 'क्लोसटरिडियम बोट युलिनम बैक्टीरिया' से प्राप्त नेचुरल प्रोटीन एक्सट्रेक्ट है।

विदेशों सहित भारत के कई स्किन और कई बड़े ब्यूटी क्लीनिकों जैसे 'वीएलसीसी', 'काया स्किन क्लीनिक', 'दिल्ली एस्थेटिक क्लीनिक', 'ब्लश (मुम्बई),' 'युवा' आदि में बोटोक्स के द्वारा उपचार की सुविधा उपलब्ध है। यह ट्रीटमेण्ट 30 साल से लेकर 65 साल से ऊपर के पुरुष या महिलाओं पर किया जा सकता है।

बोटोक्स ट्रीटमेण्ट में जब त्वचा की माँसपेशियों को रिलेक्स करने के लिए इंजेक्शन दिया जाता है, तो कुछ समय के लिए वे माँसपेशियाँ गतिहीन हो जाती हैं। इस पूरी प्रक्रिया में 10 मिनट का समय लगता है। चूँकि यह

नान सर्जिकल उपचार है, इसलिए इसमें इंजेक्शन लगवाने से पहले कोई विशेष तैयारी भी नहीं करनी पड़ती।

आमतौर पर 1 से 3 इंजेक्शन हर माँसपेशी में लगाये जाते हैं। इंजेक्शन से होने वाले मामूली दर्द को कम करने के लिए डाक्टर लोकल एनस्थीसिया देते हैं या फिर कोल्ड पैक लगाकर दर्द को कम करने का प्रयास करते हैं।

इंजेक्शनों की सुइयों के निशान भी आमतौर पर 24 घण्टों में हट जाते हैं। इसका असर पूरी तरह हफ़्ते बाद दिखायी देता है। यह उपचार हर 4 से 6 महीने के अन्तर में लेना पड़ता है।

रखें ध्यान कुछ बातों का

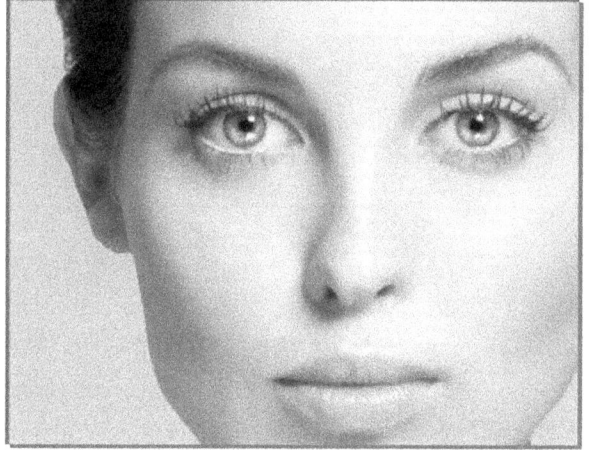

- ➪ यह ध्यान रखना बहुत ज़रूरी है कि बोटोक्स उपचार किसी प्रशिक्षित डाक्टर से ही कराया जाना चाहिए।

- ➪ इंजेक्शन देने के समय सही तकनीक, सही डोज़ तथा हाइजीन का ख़ास ध्यान रखना ज़रूरी है।

- ➪ बोटोक्स की शीशी एक बार खोलने के बाद 4 घण्टे के अन्दर ही इस्तेमाल में लायी जानी ज़रूरी है।

- ➪ बोटोक्स की 1 शीशी को एक से अधिक मरीज़ों के उपचार के लिए प्रयोग में लाना ठीक नहीं, यह क़ानूनन अपराध है।

- ➪ अगर पुरुष या महिलाएँ माँसपेशियाँ शिथिल करने की दवा ले रहे हों, महिलाएँ गर्भवती हों या स्तनपान करा रही हों या उनके मासिक–चक्र में गड़बड़ी हो, तो उन्हें बोटोक्स का उपचार नहीं कराना चाहिए।

- ➪ जिस स्थान पर बोटोक्स लेना है, वहाँ जलन या किसी प्रकार का संक्रमण होने पर बोटोक्स का ट्रीटमेण्ट न लें।

- ➪ उचित बोटोक्स ट्रीटमेण्ट और डाक्टर की जानकारी के लिए आप वेबसाइट www.botox.co.in का उपयोग कर सकते हैं।

कई लोग इस ट्रीटमेण्ट को सस्ते में कराने का प्रचार कर बोटोक्स पार्टियाँ आयोजित करते हैं, जो पूरी तरह से असुरक्षित होती हैं। हक़ीक़त यह है कि बोटोक्स की प्रति यूनिट की लागत 300 रुपए से 400 रुपए तक पड़ती है। अब यह तो कॉस्मेटिक सर्जन ही बता सकते हैं कि किसी व्यक्ति को कितने यूनिट बोटोक्स की ज़रूरत है

दूसरा पहलू

- ➪ बोटोक्स का सबसे कमज़ोर पहलू यही है कि यदि इस ट्रीटमेण्ट (जो हर 4 महीनों में लेना पड़ता है) अगर रोक दिया जाये, तो त्वचा पर झुर्रियाँ फिर से उभर आती हैं।

- ➪ बोटोक्स इंजेक्शन के बाद कभी–कभी सिरदर्द, फ़्लू जी मिचलाना और साँस की नली में संक्रमण की शिकायत सामने आयी है, जो बोटोक्स की अधिक डोज़ दिये जाने के कारण उभरती है

- इंजेक्शन दिये जाने वाली जगह का लाल होना, चेहरे पर दर्द का अनुभव और उस स्थान की माँसपेशियों का कमज़ोर होना भी कभी–कभी देखने में आता है। विशेषज्ञ कहते हैं कि ये सभी अस्थायी लक्षण हैं।

भ्रान्तियाँ

- कई लोग बोटोक्स को फेस लिफ्टिंग के बदले लिया जाने वाला उपचार समझने की भूल भी कर बैठते हैं।
- वैसे लोगों में यह भ्रान्ति भी है कि बोटोक्स हानिकारक है, क्योंकि यह विषैले रसायन की श्रेणी में आता है, पर सच्चाई यही है कि इसका उपचार पूरी तरह से सुरक्षित है, बशर्तें इसे प्रशिक्षित हाथों से कराया जाये।

जब चुनें परफ्यूम

परफ्यूम का चयन करना मुश्किल काम है। सबसे पहले सवाल है कि क्या इसकी महक बन्द बॉटल से बाहर आकर बदलेगी तो नहीं? ऐसा इसलिए, क्योंकि हर व्यक्ति की बॉडी केमिस्ट्री अलग-अलग होती है। इसलिए एक खुशबू अलग-अलग व्यक्तियों पर अलग-अलग प्रभाव पैदा करती है। त्वचा की यह ख़ास गन्ध अलग-अलग समय पर अलग होती है। जो परफ्यूम कभी सामान्य दिखता है, वही किसी अन्य समय में शानदार प्रभाव छोड़ सकता है। देखें क्या-क्या कारण त्वचा की गन्ध पर प्रभाव डालते हैं।

दबाव या तनाव : जब व्यक्ति अधिक दबाव या बेचैनी महसूस करता है, उसके दिल की धड़कन पर इसका असर पड़ता है। हथेलियों, माथे या शरीर के अन्य हिस्सों में पसीना आने लगता है। ये तमाम बातें बॉडी केमिस्ट्री पर भी अपना प्रभाव डालती हैं। इसलिए शरीर की गन्ध भी बदल जाती है।

खानपान : हम जैसा खाते हैं, उसका सीधा असर त्वचा की गन्ध पर पड़ता है। अगर कोई अधिक मसाले, लहसुन, प्याज़ का सेवन करता है, तो उसके पसीने से इसकी गन्ध आने लगती है। इसका कारण यह है कि त्वचा की गन्ध में इनकी गन्ध मिल जाती है।

उम्र : बॉडी केमिस्ट्री पर उम्र का असर भी पड़ता है। हर पुरुष व स्त्री को अलग-अलग समय पर हार्मोनल बदलावों का सामना करना पड़ता है। बचपन से टीनएजर (किशोरवस्था) तक का सफ़र इसका पहला पड़ाव होता है। प्यूबर्टी का समय भी त्वचा की गन्ध को काफ़ी बदलता है।

गर्भावस्था : इस समय भी कई तरह के हार्मोनल बदलाव होते हैं। ऐसे में बॉडी केमिस्ट्री भी बदलती है। हो सकता है कि जो गन्ध पहले त्वचा को रास आती हो, गर्भावस्था के समय वह पसन्द न आये।

मेनोपॉज : मेनोपॉज (रजोनिवृत्ति) बॉडी केमिस्ट्री पर बहुत प्रभाव डालता है। त्वचा रूखी-पतली हो जाती है। टेस्टोस्ट्रॉन व एस्ट्रोजन स्तर में बदलाव होते हैं और रात में पसीना आता है। कुछ दवाइयाँ व स्वास्थ्य समस्याएँ भी त्वचा की गन्ध को परिवर्तित करती हैं। डायबिटीज़ के रोगी के लिए परफ्यूम चुनना मुश्किल है। इसका कारण यह है कि उनके ब्लड शुगर का स्तर घटता-बढ़ता रहता है। शुगर स्तर के साथ ही परफ्यूम की गन्ध भी बदलती है।

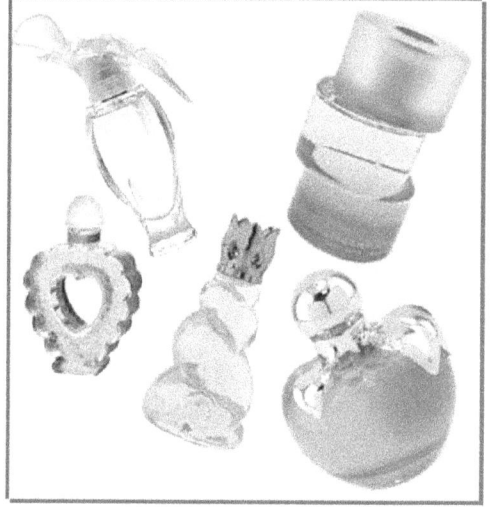

कैसे चुनें सही परफ्यूम?

आपको कौन–सा परफ्यूम रास आयेगा, इसके लिए पल्स पॉइण्ट्स पर स्प्रे करें। एक बार में दो–तीन से अधिक परफ्यूम टेस्ट न करें। एक परफ्यूम को अलग–अलग समय पर और अलग–अलग दिन स्प्रे करें और फिर इसका प्रभाव देखें। आपको खुद पता चल जायेगा कि कौन–सा परफ्यूम आपकी त्वचा की गन्ध से मेल खायेगा।

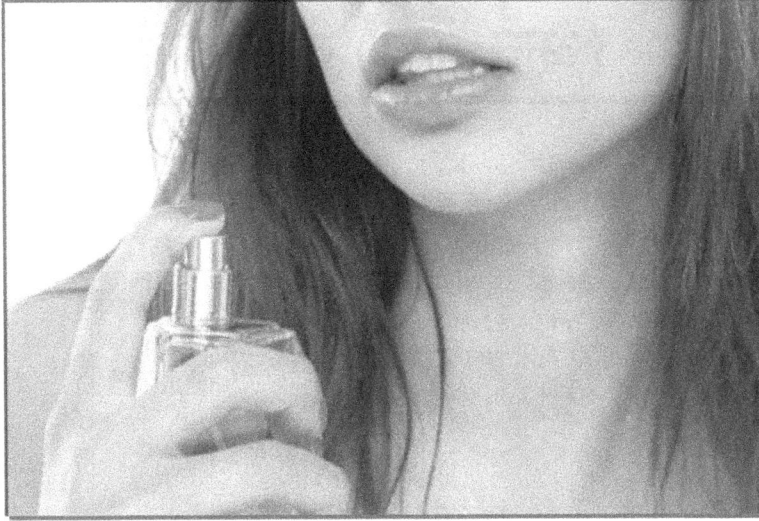

ज़रूरी है, सही लॉंजरी (अन्तःवस्त्र) का चुनाव

क़ीमती से क़ीमती परिधान ग़लत लॉंजरी (अन्तःवस्त्र) चुनने से ख़राब लगते हैं। साथ ही ये आपके स्वास्थ्य पर भी गहरा प्रभाव डालते हैं।

वैसे भी आजकल बहुत तरह की वेरायटियाँ (किस्में) मिल जायेंगी, जैसी आप चाहती हैं, लेकिन इसके लिए सही जानकारी होना भी बेहद आवश्यक है। यहाँ हम कुछ लॉंजरियों के बारे में बता रहे हैं।

टी–शर्ट ब्रा

आज ज़्यादातर महिलाएँ कामकाज़ी हैं। उन्हें ध्यान देना चाहिए कि यदि वे फ्राक स्टाइल ड्रैसें पहन रही हैं, तो टी–शर्ट ब्रा या स्ट्रैपलैस ब्रा पहनें। यह सीमलैस और अण्डरवायर होती है, इस कारण इसे पहनने में उन्हें आराम महसूस होता है।

हाफकप ब्रा

जिन ड्रैसेज (परिधानों) के गले बड़े और कन्धे किनारों तक कटे होते हैं, उनके साथ बाल्कोनैट एकदम सही रहती है। यह हाफकप ब्रा होती है और इसके स्ट्रैप्स एकदम साइड में होते हैं। साथ ही इसमें अण्डरवायर होता है, जो ब्रेस्ट को ठीक सपोर्ट के साथ ऊपर की ओर पुश करता है।

मिनीमाइज़र ब्रा

बहुत–सी महिलाओं के वक्ष काफ़ी फैले हुए नज़र आते हैं। उनके लिए मिनीमाइज़र ब्रा ठीक रहती है, जिससे उनके वक्ष फैले नज़र नहीं आते।

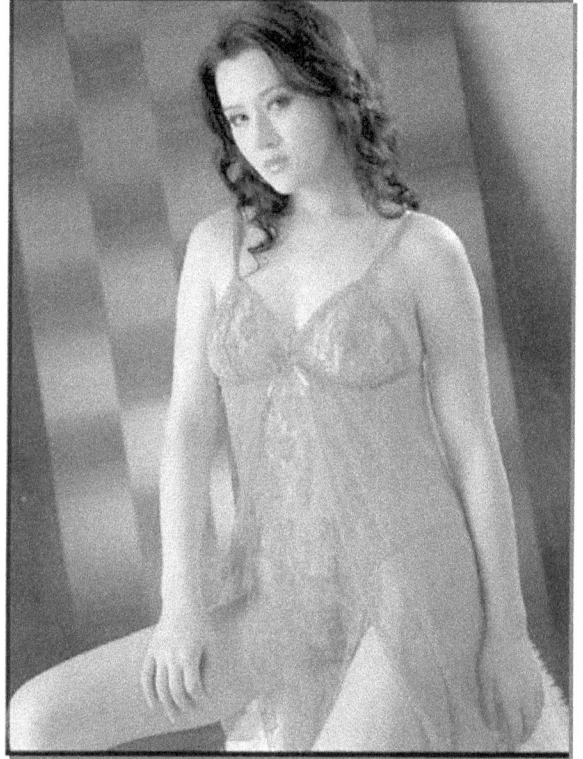

स्ट्रैपलैस ब्रा

यदि ब्रेस्ट साइज़ (वक्ष का आकार) सामान्य हो, तो शोल्डरलैस ड्रैस के साथ स्ट्रैपलैस ब्रा पहनना ठीक रहेगा, लेकिन ब्रेस्ट साइज़ सामान्य से कम होने पर स्ट्रैपलेस ब्रा के साथ ही सिलिकान पैड्स का इस्तेमाल करना चाहिए। ऐसा करने से आप आकर्षक दिखेंगी। इसके साथ आप स्ट्रैपलैस अण्डरवायर ब्रा भी पहन सकती हैं, जिससे ब्रेस्ट को सही सपोर्ट भी मिलेगा।

स्पोर्ट्स ब्रा

स्पोर्ट्स ब्रा पहनने पर बॉडी को काफ़ी सपोर्ट मिलता है। इसके स्ट्रैप्स पर सामने की तरफ़ एडजस्टर्स लगे होते हैं, जिन्हें अपने ब्रेस्ट साइज़ और कप साइज़ के मुताबिक एडजस्ट भी किया जा सकता है, ताकि वर्कआउट या कोई भी ऐक्टिविटी करते समय किसी प्रकार का दबाव, परेशानी या भारीपन न महसूस हो।

नर्सिंग ब्रा

यह ब्रा ख़ासतौर पर उन महिलाओं के लिए बनायी गयी है, जो फीडिंग करा रही होती हैं। उन्हें बच्चे को दूध पिलाने में काफ़ी परेशानी होती है, लेकिन इस ब्रा को इस तरह डिज़ाइन किया गया है कि इसे खोलकर आसानी से फीड कराया जा सके।

जिप कप ब्रा

इस ब्रा में कप के पास में एक जिप लगी रहती है। फीड कराते समय इसे आसानी से खोलकर फीड कराया जा सकता है, क्योंकि जब एक हाथ में बच्चा होता है, तो ब्रा खोलने में परेशानी होती है।

पैडेड अण्डरवायर ब्रा

दोनों वक्षों के आकार में थोड़ा–बहुत अन्तर होता है, पर कई महिलाओं के वक्षों के साइज़ में काफ़ी अन्तर होता है। इसके लिए सर्जरी एकमात्र उपाय है, पर पैडेड अण्डरवायर ब्रा भी आजमा सकती हैं।

मैटननिटी ब्रा

जानकारों के अनुसार ग़लत ब्रा पहनने से वक्षों के रक्तसंचार में बाधा आती है। रीढ़ की हड्डी भी दुष्प्रभावित होगी, इससे गरदन, कमर का ऊपरी हिस्सा, कन्धों और बाहों में दर्द की शिकायत रहती है। इसलिए ज़रूरी है कि सभी महिलाएँ अपने नाप के अनुसार ही ब्रा ख़रीदें। ख़ासकर गर्भावस्था के दौरान ख़ास केयर (सावधानी) की आवश्यकता होती है। इन दिनों ब्रेस्ट का साइज़ बढ़ता है। ऐसे में मैटरनिटी ब्रा पहनने पर काफी आराम महसूस होता है। इसे गर्भवती महिलाओं के लिए ही बनाया जाता है।

मास्टैक्टोमी ब्रा

यह ब्रा ख़ासकर कैंसर से पीड़ित महिलाओं के लिए बनायी गयी है। यह अण्डरवायर होती है। यह काफ़ी नैचुरल लुक देती है, साथ ही यह काफ़ी सुविधाजनक भी होती है।

ब्रा ख़रीदते समय ध्यान दें

- अपने नाप के अनुसार ही ब्रा का चयन करें।

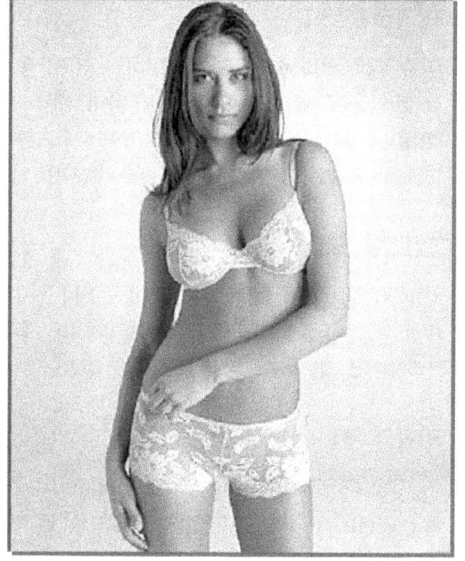

- ज़्यादातर महिलाएँ काफ़ी समय तक ब्रा को पहनती रहती हैं, जबकि इसे 2 साल से ज़्यादा इस्तेमाल नहीं करना चाहिए।
- ध्यान रखें कि ब्रा के स्ट्रैप और कपड़े में ढीलापन आने पर वक्षों को सही सपोर्ट नहीं मिल पायेगा।
- सिन्थैटिक फैब्रिक वाली ब्रा शरीर को हानि पहुँचा सकती है, इसलिए सूती ब्रा ही ख़रीदनी चाहिए। इससे त्वचा साँस लेती है और खुजली जैसी समस्या भी कम होती हैं।
- लेसी व अण्डरवायर ब्रा को वाशिंग मशीन में नहीं धोना चाहिए, वरना यह ख़राब हो जाती हैं।
- जब माहवारी हो रही हो, तो ब्रा पहनने से बचें, क्योंकि उन दिनों वक्षों का आकार थोड़ा बड़ा हो जाता है या फिर उन दिनों के लिए थोड़े–बड़े साइज़ की ब्रा ले आयें।

भाग-5
फिटनेस-सम्बन्धी

कैसे रहें फिट?

कहते हैं कि 'महिला' परिवार की धुरी होती है। यदि महिला सेहतमन्द होती है, तो उसका परिवार भी सेहतमन्द होगा। आज के समय में महिलाओं का सेहतमन्द होना और भी ज़रूरी है, क्योंकि वे घर के साथ-साथ बाहर भी काम करने लगी हैं।

आमतौर पर घरेलू महिलाएँ हों या फिर कामकाजी महिलाएँ, काम के बोझ तले वे अपने खान-पान और स्वास्थ्य को बिलकुल भूल जाती हैं और अपना ख़्याल नहीं रख पातीं। ऐसे में वे जल्दी-जल्दी बीमार पड़ने लगती हैं, या फिर कई बार किसी गम्भीर बीमारी का शिकार भी हो सकती हैं।

यदि आप चाहती हैं कि आप फिट रहें, ताकि आप अपने करियर और परिवार की देख-भाल अच्छी तरह से कर सकें, तो इसके लिए आपको अपनी अतिरिक्त देख-भाल करनी होगी। आइए जानें कुछ टिप्स, जिनको अपनाकर आप सेहदमन्द और चुस्त-दुरुस्त रह सकती हैं।

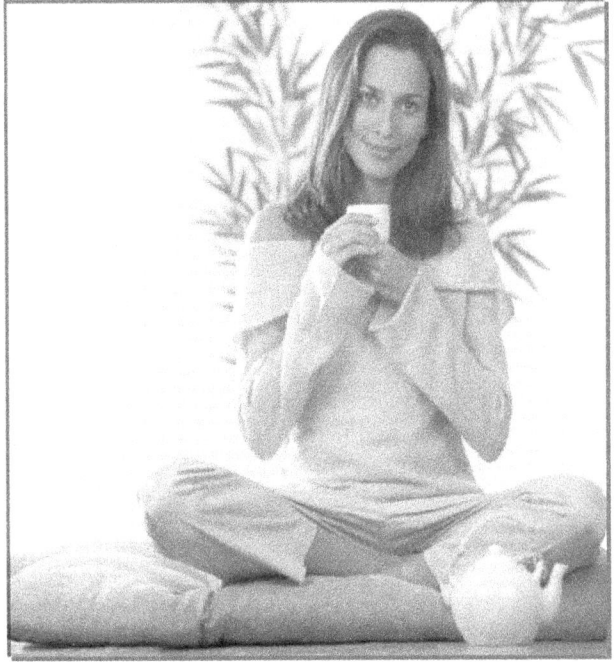

- ➪ सेहतमन्द रहने का सबसे आसान और बढ़िया उपाय है– व्यायाम। आप अपनी दिनचर्या में व्यायाम शामिल करें। इसके लिए आपको सुबह-सुबह 30 से 45 मिनट टहलना चाहिए और कुछ व्यायाम भी करने चाहिए, जिससे आपमें चुस्ती बनी रहे और आप बीमारियों से भी बची रहें।

- ➪ फिट रहने के लिए आपका अपने वज़न पर नियन्त्रण करना बेहद ज़रूरी है, क्योंकि मोटापा कई बीमारियों की जड़ होता है। इसलिए आपको चाहिए कि यदि आपका वज़न बढ़ा हुआ है या आप मोटी हैं, तो आप अपना वज़न कम करने के लिए नियमित रूप से व्यायाम करें, साथ ही शारीरिक सक्रियता भी बढ़ायें।

- ➪ महिलाओं को प्रोटीन, विटामिन और कैल्शियम की अधिक ज़रूरत होती है। ऐसे में आपको प्रतिदिन

दूध पीना चाहिए। आप चाहें तो पनीर और अण्डे का सेवन कर सकती हैं। इससे आपको प्रोटीन और कैल्शियम भरपूर मात्रा में मिलेगा।

- महिलाओं के स्वास्थ्य के लिए ज़रूरी है कि वे अपनी डायट (आहार) में हरी सब्ज़ियाँ, सलाद, मौसमी फल और ड्राई फ्रूट्स को शामिल करें। इससे न सिर्फ़ वे सेहतमन्द रह सकती है, बल्कि उनकी कार्यक्षमता भी बढ़ेगी और रोग उनसे दूर रहेंगे।

- फिट रहने के लिए आपको चटपटे मसालेदार खाने को छोड़ना चाहिए। इसके साथ ही आपको जंकफूड और बाहर के खाने को भी भूलना होगा, तभी आप फिट रह पायेंगी।

- सम्भव हो, तो आप रात में जल्दी खायें और रात को खाने के बाद कम–से–कम 30 मिनट टहलें।

- यदि आपको जल्दी गुस्सा आता है, या फिर जल्दी ही आप तनाव में आ जाती हैं, तो इसके लिए आप अपने पसन्दीदा कामों को करने के लिए समय निकालें। यदि आप संगीत सुनने, डांस करने, कोई गेम खेलने का शौक़ रखती हैं, तो उसे पूरा करें। इससे आप पायेंगी कि तनाव खुद–ब–खुद आपसे दूर हो रहा है।

- स्वस्थ रहने के लिए आपको शारीरिक रूप से सक्रिय रहना ज़रूरी है। इसके साथ ही यदि आपको 'बेड टी' की आदत है, तो इसे भी आपको बदलना होगा। दूध वाली चाय के बजाय, ग्रीन टी, लेमन टी इत्यादि लेना चाहिए।

नयी माँ और फिटनेस

मातृत्व का सुखद एहसास जहाँ जीवन को खुशियों से सराबोर कर देता है, वहीं कई बार नयी–नयी बनी माताएँ स्वयं पर ध्यान नहीं देने की वजह से कई परेशानियों से भी दो–चार हो जाती है। मसलन, पीठ का दर्द, शरीर का थुलथुलापन, बालों का झड़ना वगैरह। पर स्वयं में थोड़ी–सी देखभाल न केवल आपको एक कमनीय काया देगी, बल्कि एक नये रूपरंग में भी ढाल देगी। आइए, जानते हैं सुप्रसिद्ध स्त्रीरोग विशेषज्ञा डा. एकता बाजाज से–

प्रश्नः *आप नयी बनी माँ को एकदम फिट रहने के लिए क्या और कब सलाह देती हैं?*

उत्तरः हम गर्भवती महिलाओं की ही काउंसलिंग करना शुरू कर देते हैं कि कैसे शुरू से ही अपनी केयर करें, हाई न्यूट्रीशनल वाली डाइट लें और फोलिक एसिड लगातार लेती रहें, जिससे शरीर ठीक रहे। ऐसा खाना खायें, जिसकी न्यूट्रीशनल वैल्यू हो, जैसे ब्रोकली, पत्तागोभी, अण्डे इत्यादि। इसके अलावा हलके व्यायाम और योगाभ्यास करना भी ठीक रहता है और घूमना बहुत लाभदायक रहता है। साथ ही गुस्से को भी क़ाबू में रखना चाहिए। इससे बच्चा तेज़ होगा और आप भी बाद में फिट रहेंगी। हम यह भी सलाह देते है कि 9 महीने अपने बदलते शरीर को एंज्वाय करें, खुश रहें, उससे चिढ़ें नहीं। इससे जहाँ मानसिक रूप से आप खुश रहेंगी और तरोताज़ा महसूस करेंगी, वहीं होने वाला बच्चा भी प्यारा होगा। बच्चा पैदा होने के बाद हम बच्चे से माँ का स्पर्श कराते हैं, जिससे उसके मन में ममता उमड़े।

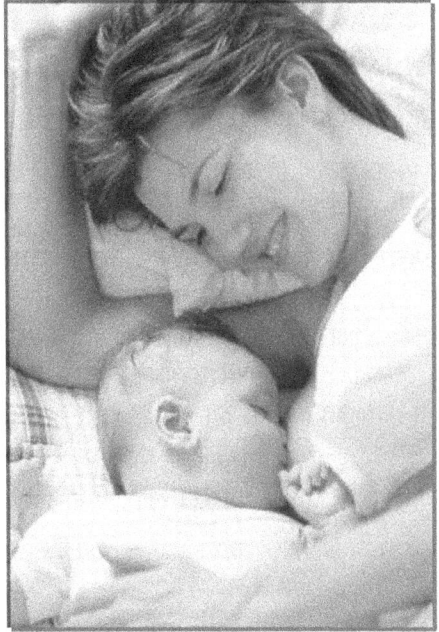

प्रश्नः *कई महिलाओं के मन में यह बात घर (प्रवेश) कर गयी है कि बच्चे को फीडिंग (स्तनपान) कराने से उनकी फिगर ख़राब हो जाती है। आपका इस बारे में क्या कहना है? साथ ही बच्चे को सही फीड देने (स्तनपान कराने) का तरीक़ा बतायें।*

उत्तरः पहले तो यह समझ लीजिए कि माँ का दूध बच्चे के लिए बेहद ज़रूरी होता है। माँ के दूध से बच्चा जो खुराक़ पाता है वह स्वयं में सम्पूर्ण होता है। माँ के दूध से उसे पूरी खुराक़ मिल जाती है। जहाँ तक सवाल है, सही तरीक़े का, तो स्तनों को धोकर साफ़ करके बच्चे को फीडिंग करानी चाहिए।

फीडिंग के बाद भी स्तनों की सफ़ाई पर पर्याप्त ध्यान देना ज़रूरी है।

प्रश्नः *देखने में आया है कि कई माताओं में दोनों स्तनों के साइज़ में बहुत अन्तर हो जाता है, क्या यह ठीक है?*

उत्तरः यह समझ लें कि दोनों स्तनों के साइज़ में अन्तर होता ही है, एक बड़ा होता है और दूसरा कुछ छोटा। नयी माँ को यह समझ लेना चाहिए कि बच्चे को दोनों स्तनों से फीड (स्तनपान) कराना चाहिए, वरना एक स्तन बढ़ सकता है व एक छोटा रह सकता है। प्रयोग में न लाया जाने वाला स्तन हार्ड (सख्त) हो सकता है, उसमें गाँठें बन जाती हैं, जो दूध की ही होती है, पर परेशान बहुत करती हैं। दोनों स्तनों से दूध पिलायेंगी, तो शेप भी बनी रहेगी और दोनों स्तन अच्छे भी लगेंगे। इसके अलावा हर माँ को सलाह दी जाती है कि वह सपोर्टिंग व फीडिंग ब्रा पहने। इससे सपोर्ट बनी रहती है।

प्रश्नः *यह भी देखा गया है कि कई बार कई माताओं में पीठ के दर्द से परेशानी भी हो जाती है। आप क्या सलाह देंगी?*

उत्तरः दरअसल, ग़लत पोश्चर से दूध पिलाने से पीठ का दर्द हो जाता है। झुककर दूध न पिलायें, बल्कि पीठ के पीछे सिरहाना रखकर, सीधे बैठकर दूध पिलायें।

प्रश्नः *बालों के झड़ने की समस्या से भी अकसर नयी माँ को गुज़रना पड़ता है। हेयरकेयर की क्या सलाह देंगी?*

उत्तरः दरअसल, कई घरों में माँ को नहाने से मना करने से उसके बालों में ह्यूमिडिटी हो जाती है। इससे बाल झड़ने शुरू हो जाते हैं। हफ़्ते में 2 बार शैम्पू करने से यह समस्या कम हो सकती है। इसके अलावा बालों में रात को हॉट हेयर आयल की मसाज़ करके सुबह शैम्पू कर लें। गरम तेल की मालिश के बाद गरम पानी में निचोड़े तौलिये को भी सिर पर लपेट लें। इससे स्कैल्प में अच्छी तरह तेल लगा रहता है। जड़ें मज़बूत होती हैं और बाल झड़ने से रुक जाते हैं।

इसके अतिरिक्त हरी सब्ज़ियाँ जैसे–पालक, लौकी, तोरी आदि का प्रयोग करें व लाल सब्ज़ियाँ जैसे गाजर, चुकन्दर आदि खूब खायें। अनार, आँवला व सेब खाने से बालों को पोषण मिलता रहे, तो भी वे नहीं झड़ते।

प्रश्नः *आँखों के नीचे अकसर काली झाइयाँ पड़ जाती हैं और शरीर भी थका–सा रहता है। इसका क्या उपचार है?*

उत्तरः रात को जागने से काली झाइयाँ हो जाती हैं, तो नयी माँ को चाहिए कि जब बच्चा सोये, तब वह भी अपनी नींद पूरी कर ले। फेसकेयर का ध्यान भी रखे, साबुन का प्रयोग न करके बेसन या दूध से चेहरा साफ़ करे। गुलाबजल में नींबू व ग्लिसरीन मिला कर चेहरे पर लगाना चाहिए।

इसके साथ ही जुड़ी हैं, पेट पर स्ट्रेच मार्क्स की समस्या। ये मार्क्स थोड़े–बहुत ब्रेस्ट पर भी हो सकते हैं। हम गर्भवती महिलाओं को एण्टीस्ट्रेच मार्क्स क्रीम व विटामिन 'ई' तेल लगाने की सलाह देते हैं। बच्चा होने के बाद जब वे मसाज़ कराती हैं, तो जैतून के तेल में विटामिन 'ई' आयल मिलाकर मसाज करानी चाहिए, पर बच्चा सीजेरियन से हुआ है, तो कुछ दिनों तक पेट पर मसाज़ बिलकुल नहीं करानी चाहिए, क्योंकि तब टाँके कच्चे होते हैं। नॉर्मल डिलीवरी में 5–6 दिन बाद मसाज़ करायी जा सकती है।

यहाँ मैं यह सलाह अवश्य दूँगी कि घर में ही 3–4 दिन बाद थोड़ी वाक (टहलना) शुरू कर दें। 2 हफ़्ते बाद हलकी एक्सरसाइज़ शुरू की जा सकती है। गहरी साँस लें। इससे पेट के मसल्स मज़बूत होते हैं व पेट भी अन्दर जाता है। 3 महीने के बाद जिम जायें व स्विमिंग भी कर सकती हैं।

सीजेरियन केसों में आजकल टाँके अन्दर रहते हैं, इसलिए पट्टी हटाने के बाद साबुन से धो लें।

प्रश्न: *नॉमर्ल डिलीवरी के बाद कई बार योनि में ढीलापन आ जाता है और कई बार उस भाग में खुजली भी हो जाती है। क्या करे नयी माँ ?*

उत्तर: उस भाग में खुजली के लिए एक तो हाईजीन का बहुत ध्यान रखना चाहिए, दूसरे रोज़ उस भाग को लैक्टी फैम लोशन से धोयें, उसे साबुन की तरह प्रयोग करते हुए धोना चाहिए, इससे हाईजीन बनी रहेगी। योनि के ढीलेपन को दूर करने के लिए उसकी एक्सरसाइज़ रोज करें। कुरसी पर बैठकर योनि को कसकर ढीला छोड़ें, जैसे मूत्र रोकने के लिए करते हैं। इस व्यायाम को प्रतिदिन करें। इसको लगातार करने से योनि में कसावट आ जाती है

इसके अलावा योनि में डिस्चार्ज की समस्या भी होती हो, तो नियमित हाईजीन व लोशन से धोने से वह ठीक हो जाती है। फिर भी यदि डिस्चार्ज में बदबू आये, तो तुरन्त किसी स्त्री–रोग विशेषज्ञा को अवश्य दिखा दें।

प्रश्न: *प्रसव के कितने समय बाद सेक्स करना चाहिए और क्या सावधानी बरतें व दूसरे बच्चे के बीच कितना अन्तर होना चाहिए?*

उत्तर: बच्चे के जन्म के 3 महीने के बाद सेक्स किया जा सकता है। कहने का अर्थ है कि जब तक सब कुछ पॉजिटिव न हो जाये, सेक्स से परहेज़ करें। हाँ, इसके लिए गर्भनिरोधक अवश्य प्रयोग में लायें। अन्यथा दोबारा गर्भधारण की समस्या हो सकती है। दूसरे बच्चे के बीच अन्तर 2–3 साल का होना चाहिए। पर यदि आयु अधिक हो, तो अन्तर को कुछ कम भी किया जा सकता है। यदि योनि में सूखापन हो जाता है, तो लुब्रिकेशन क्रीम लगायी जा सकती है।

बच्चा होने के बाद स्वयं को मेण्टेन अवश्य करना चाहिए और हाइजीन का ख़ास ध्यान रखना ज़रूरी है।

तो क्यों न नयी माँ ज़रा–सी केयर से बच्चे के ध्यान के साथ–साथ स्वयं को भी फिट और स्मार्ट रखे, जिससे वह माँ बनने के अवर्णनीय सुख का आनन्द उठा सके।

बॉडी मसाज़

आज के आधुनिक युग में जहाँ मानसिक व शारीरिक थकावट से आराम रात भर सोने के बाद मिलता है, वहीं 'मालिश' संजीवनी का काम करती है। सौन्दर्य का मुख्य आधार भी मालिश ही है, फिर चाहे वह फेशियल हो, पैडीक्योर हो अथवा मैनी क्योर।

- मालिश से शरीर सुन्दर व सुडौल बनता है।
- इससे रोगप्रतिरोधक और सैक्सुअल पावर बढ़ती है।
- मालिश द्वारा माँसपेशियों को सक्रिय करके रक्तसंचार बढ़ाया जाता है, जिससे शरीर में जमे हुए विकार, शिराओं के माध्यम से फेफड़ों में आकर ऑक्सीजन के सम्पर्क से शरीर से बाहर निकल जाते हैं व टूटे हुए कोषाणुओं की जगह नये कोषाणु आ जाते हैं।
- आयु बढ़ने के बावजूद शारीरिक सुन्दरता, कमनीयता व कोमलता बनी रहती है।

मालिश का सही तरीक़ा

मालिश करने का मतलब मात्र शरीर पर तेल लगाना नहीं है। मालिश करते समय निम्नलिखित बातों का ध्यान रखना ज़रूरी है–

- मालिश करने वाले को मनुष्य के अंगों की जानकारी प्राप्त कर लेनी चाहिए, ताकि यह ज्ञात हो कि मालिश का दबाव किस दिशा में व कितना हो।
- मालिश करने से पहले हाथों को धोना आवश्यक है।
- मालिश हमेशा लिटाकर करें। लिटाने का स्थान आरामदायक होना चाहिए।
- मसाज़ की शुरुआत पैरों से करें। ध्यान रखें, मसाज़ शरीर में होने वाले रक्तसंचार की विपरीत दिशा

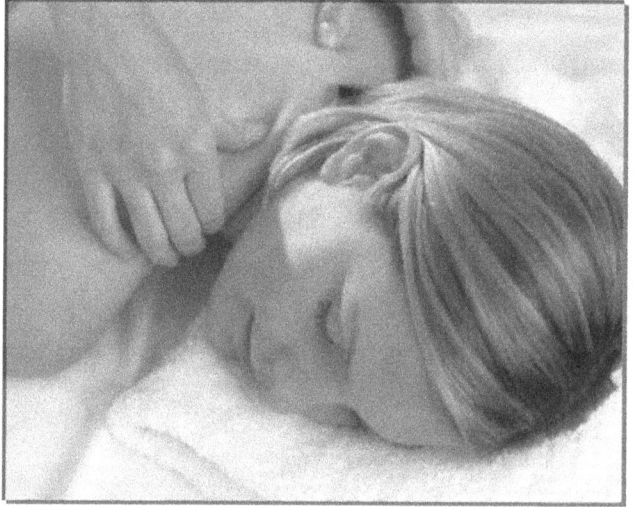

में कदापि न करें। पैरों की अँगुलियों, पिडलियों, जँघाओं के बाद दोनों हाथों, भुजाओं, पेट, छाती, पीठ और फिर कन्धों की मालिश करनी चाहिए।

- ☞ ठण्डी मालिश में ऊपर यानी सिर से मालिश शुरू करते हुए नीचे को आना चाहिए, ठण्डी मालिश धमनियों को तेज़ चलाने के लिए की जाती है।

- ☞ मालिश झटके न देकर धीमे व दबाव डालते हुए करें। हाथों और दबाव में सन्तुलन बनाये रखें। गति में लय होनी चाहिए। झटके से अगला स्टैप बदलने के बजाय लय के साथ बदलें।

- ☞ जिस अंग की मालिश करनी है, उसे छोड़कर बाक़ी शरीर को कपड़े से ढककर रखें।

- ☞ आप मालिश कराते वक़्त शरीर को बिलकुल शिथिल छोड़ दें। पेट की मालिश करते वक़्त दोनों घुटनों को मोड़ लें।

- ☞ बीमार व कमज़ोर व्यक्ति को मालिश नहीं करवानी चाहिए।

कुछ बातें ध्यान देने योग्य

- ☞ मालिश तेल, पाउडर, उबटन, फल का गूदा, मलाई, मक्खन, दूध, पानी, मछली का तेल, बादाम, जैतून या नारियल का तेल, सरसों का तेल, घी इत्यादि पदार्थों से की जाती है। अतः इसका चयन अपनी आवश्यकतानुसार करें।

- ☞ सरसों या नारियल तेल को शीशी में डालकर कुछ दिन धूप में रखना चाहिए। सूर्य की किरणों के प्रभाव से तेल की शक्ति बढ़ जाती है।

- ☞ यदि शरीर में खुजली हो, तो नारियल के तेल में गेंदे के पत्तों का रस निकाल कर तेल में मिलाकर लगायें।

- ☞ यदि त्वचा खुश्क है, तो नहाने के बाद, जब त्वचा नम हो, नारियल के तेल से मालिश करवायें और तब तक करवायें, जब तक त्वचा पूरा तेल न सोख ले।

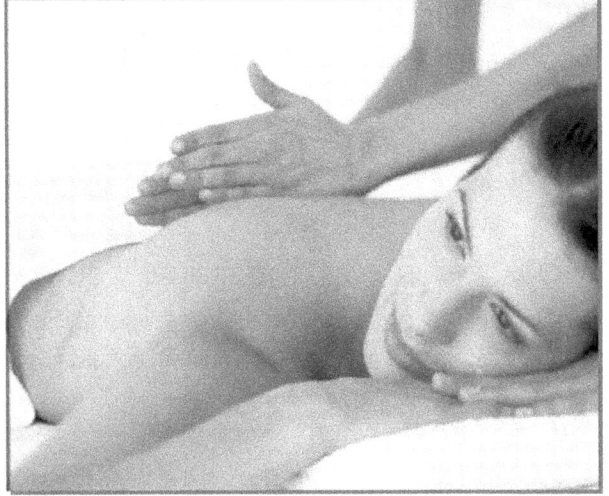

मोटापे से नजात

यदि आप मोटी हैं या शरीर में अतिरिक्त चरबी चढ़ गयी है, तो इसे हटाने के लिए आप मसाज थेरैपी की सहायता ले सकती हैं। मसाज थेरैपी द्वारा आप न केवल खुद को हैल्दी (स्वस्थ) रख सकती हैं, बल्कि सैक्सुअल लाइफ का भी भरपूर आनन्द ले सकती हैं।

- ☞ आजकल बाज़ार में ऐसे अनेक हर्बल तेल उपलब्ध हैं, जिनसे मसाज करने पर आपके शरीर में रक्तसंचार बढ़ेगा और त्वचा द्वारा सोखे जाने पर चरबी नष्ट हो जायेगी।

चेहरे की मसाज

- ❑ फेशियल कराते समय सफ़ाई का विशेष ध्यान रखें। कुशल हाथों द्वारा किया गया फेशियल रूप को निखारता है।
- ❑ त्वचा के अनुरूप क्रीम लेकर हल्के हाथों से गरदन व चेहरे की मसाज करें।
- ❑ मसाज हमेशा नीचे से ऊपर की ओर करें ताकि त्वचा लटके नहीं।

बालों की मसाज

- ❑ बालों की जड़ों को छूते हुए नियमित कंघी करें। कंघे के दाँत मोटे होने चाहिए, इससे घर्षण उत्पन्न होता है। उसके बाद गोल दाँतों वाले ब्रश से 5 मिनट तक आहिस्ता–आहिस्ता ब्रश करें। इससे रक्तसंचार तेज़ होगा। कंघी या केशों की गन्दगी चेहरे पर न गिरे। इससे मुँहासे होने का ख़तरा होता है।
- ❑ सप्ताह में 1 या 2 बार ऐण्टीसैप्टिक तेल से सिर की मालिश करें। तेल कुनकुना करके पोरों से हलके–हलके मालिश करें। दोनों हथेलियों से माथे को धीरे–धीरे दबायें।

हाथों की मालिश

- ❑ मलाई में थोड़ा–सा नींबू का रस मिलाकर हाथों की मालिश करें। नारियल व सरसों का तेल भी मालिश के लिए काफ़ी उपयोगी सिद्ध होता है।
- ❑ कलाई से कुहनी तक मालिश करें। कुहनियों पर गोलाई से मालिश करें। ऊपरी बाँह पर इस तरह मालिश करें, जैसे कपड़े निचोड़े जाते हैं। इससे रक्तसंचार तो बढ़ता ही है, अतिरिक्त चरबी भी कम होती है।
- ❑ नाखूनों पर औलिव ऑयल या बादाम के तेल से मालिश करें, इससे नाखून मज़बूत व चमकीले होंगे।
- ❑ अँगुलियों के पोर से, अँगुलियों के जोड़ों तक, फिर जोड़ से कलाई तक मालिश करें। फिर अपनी एक हथेली तक मालिश करें। फिर अपनी एक हथेली से दूसरी हथेली को दबाते हुए अँगुलियों को चटकायें।

पैरों की मालिश

- ❑ पंजों से लेकर एड़ियों तक मालिश करें। फिर गोलाई में टखनों की मालिश करें।
- ❑ पहले टखने से लेकर घुटने तक, फिर पहले पैर के अग्रिम भाग में, फिर पेट के बल लेटकर पैर के पार्श्व भाग की मालिश करें।
- ❑ घुटनों की मालिश गोलाई में करें। पंजों की मालिश आटा गूँधने की मुद्रा में करें।
- ❑ घुटनों से लेकर कूल्हों तक मालिश लम्बाई में करते हुए कूल्हों की माँसपेशियों को दबायें, फिर कूल्हे से लेकर कमर की मालिश अपने दोनों हाथों से रीढ़ की हड्डी से शुरू करते हुए बाहर की तरफ़ ले जायें। इससे कमर सुदृढ़ व सुडौल होगी। यदि सर्वाइकल या आर्थ्राइटिस की समस्या है, तो डाक्टर की सलाह से मालिश करें।

ताकि हमेशा साथ दे, आपका मस्तिष्क

कुछ न कुछ करते रहिए

वैज्ञानिकों का मानना है कि नियमित रूप से एरोबिक व्यायाम करना आपके दिमाग़ के लिए बेहद ज़रूरी है। मानसिक फिटनेस के लिए रोज़ाना कम–से–कम 30 मिनट तक आपको एरोबिक एक्सरसाइज़ अवश्य करनी चाहिए।

खाना कैसा हो

कम ग्लाइकेमिक, उच्च फाइबर, वसा और प्रोटीन वाला खाना शरीर में धीरे–धीरे टूटता है। ऐसा आहार मस्तिष्क के लिए अच्छा है और ज़्यादा ऊर्जा एवं शरीर को स्वस्थ रखता है। कई बार कम कैलोरी भी मस्तिष्क की स्मरण–शक्ति और कार्यक्षमता को कमज़ोर कर देती है। कई अध्ययनों से यह बात साबित हुई है कि व्याकुलता, भ्रम और कमज़ोर याददाश्त का कारण डाइटिंग या ठीक से भोजन न करना है।

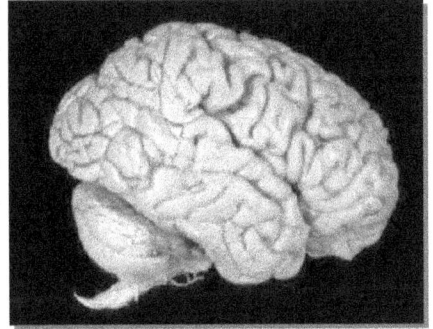

ख़्याल रखें शरीर का

आमतौर पर होने वाली बीमारियाँ, जैसे–डायबिटीज़, मोटापा और उच्च रक्तचाप जैसे रोग काफ़ी हद तक आपके मस्तिष्क को प्रभावित करते हैं, इसलिए इन बीमारियों पर क़ाबू पाना बेहद ज़रूरी है।

आराम भी है ज़रूरी

जब हम आराम करते हैं, नींद लेते हैं या सपनों में खो जाते हैं, तो हम एक अलग ही दुनिया में चले जाते हैं, जहाँ हमारे मस्तिष्क को भी आराम मिलता है। एक अध्ययन से यह बात सामने आयी है कि जब हम अपनी नींद पूरी नहीं करते हैं, तो प्रोटीन के बनने में मुश्किलें आती हैं, जिससे हमारे सीखने और समझने की शक्ति पर उलटा असर पड़ता है।

कॉफी है असरदार

अध्ययनों से पता चला है कि कॉफी पीने की आदत भी आपके मस्तिष्क को तरोताज़ा रखती है। एक बड़े अध्ययन से यह बात भी सामने आयी है कि दिन में दो से चार कप कॉफी से अलमाइज़र (भूलने की बीमारी) की घटनाओं में 30 से 60 प्रतिशत तक की कमी आयी है।

सप्लीमेण्ट लेने से बचें

मल्टीविटामिन, प्रोटीन जैसे सप्लीमेण्ट लेना पैसों की बरबादी से ज़्यादा कुछ नहीं है। सप्लीमेण्ट्स के इस्तेमाल से उच्च रक्तचाप, पाचन, प्रजनन—सम्बन्धी समस्याएँ पैदा होती हैं।

माइण्ड गेम्स हैं फ़ायदेमन्द

पहेलियाँ, सुडोकू और अन्य माइण्ड गेम्स आपके दिमाग़ और स्मरण—शक्ति के लिए बहुत फ़ायदेमन्द हैं। बढ़ती उम्र में ज़्यादा से ज़्यादा जानने की कोशिश करना दिमाग़ के लिए किसी भी एक्सरसाइज़ से कम नहीं है।

सन्तरे का रस भी है, लाभकारी

सन्तरा विटामिन 'सी' का सबसे अच्छा ज़रिया है, जो आपकी प्रतिरक्षा प्रणाली को मज़बूत करता है। ध्यान रहे कि सन्तरे के रस की मात्रा ज़्यादा न हो, क्योंकि इसमें उच्च कैलोरी होती है। डिब्बाबन्द जूस पर चीनी आदि की मात्रा पढ़कर ही उसका सेवन करें।

सन्तुलित आहार

जीवन में अच्छी सेहत और फिटनेस के लिए भोजन यानी आहार का महत्त्व किसी से छिपा नहीं है। किसी ख़ास इलाक़े में उपलब्ध खाद्यान्नों के प्रकार और जलवायु की दृष्टि से पौष्टिक आहार के बारे में अलग–अलग समुदाय की राय भले ही अलग–अलग हो, लेकिन इस बात पर सभी एक राय हैं कि इसके बग़ैर स्वस्थ जीवन की कल्पना भी नहीं की जा सकती। आहार हमारी शक्ति और विकास का मूल स्रोत हैं। जहाँ कार्बोहाइड्रेट और वसा हम में शक्ति का संचार करते हैं, वहीं प्रोटीन हमारे शरीर के उचित विकास और किसी अस्वस्थता की स्थिति में मरम्मत की ज़िम्मेदारी निभाते हैं। इनके अलावा विटामिन और मिनरल्स (खनिज) हैं, जो हमारे शरीर के विभिन्न तन्त्रों को दुरुस्त रखने में महत्त्वपूर्ण भूमिका निभाते हैं।

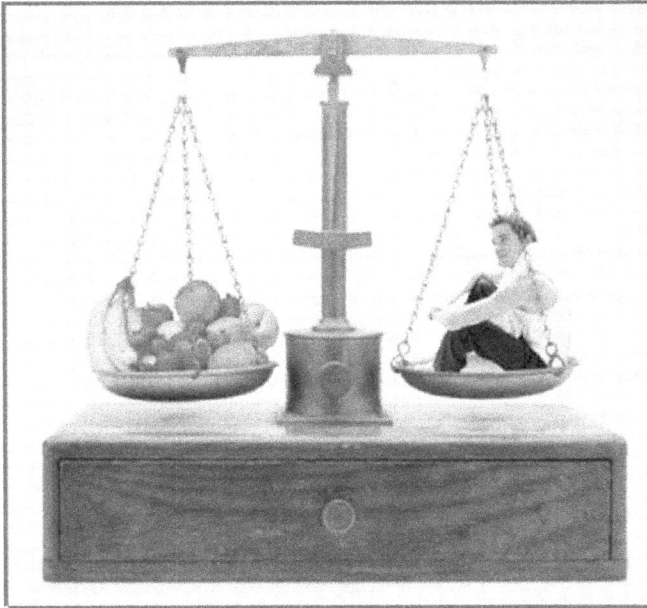

मुख्य आहार : अनाज

खाद्यान्न को कार्बोहाइड्रेट्स और प्रोटीन का ख़ज़ाना कहें, तो अनुचित नहीं होगा। सारी दुनिया में लोग मूलभूत शारीरिक विकास और शक्ति के लिए विभिन्न खाद्यान्नों पर ही निर्भर करते हैं। गेहूँ, चावल, जौ वगैरह से हमें काफी प्रोटीन मिलते हैं, हालाँकि इनमें मूँगफली, दाल या माँस जितने समृद्ध प्रोटीन नहीं होते। प्रतिदिन

आधा से एक किलोग्राम अनाज से हमें 35 से 70 ग्राम प्रोटीन मिलता है, जबकि दाल या मूँगफली से हम केवल एक दिन में केवल 10 से 20 ग्राम प्रोटीन हासिल कर पाते हैं, क्योंकि इनका औसत दैनिक उपयोग 50 ग्राम के आसपास ही होता है। इसलिए अनाज के बग़ैर भोजन की कल्पना नहीं की जा सकती और इसे अनदेखा करने पर कुपोषण का ख़तरा मँडराने लगता है।

ऊर्जा की ज़रूरत और आहार

शरीर को ऊर्जा देने के लिए ऐसे आहार की ज़रूरत होती, जो भोजन को बर्न करे। अर्थात ग्रहण किये गये खाद्य पदार्थ वास्तविक शक्ति में तब्दील करने वाले तत्त्व भी आपकी ख़ुराक में शामिल होने चाहिए। इस पूरी प्रक्रिया को, जो शरीर के हर भाग में सतत चलती रहती है, 'मैटाबॉलिज्म' कहते हैं। अनाज में मौजूद स्टार्च ऊर्जा का सर्वप्रमुख स्रोत है। चीनी स्टार्च का ही प्रोडक्ट है। दूध, गन्ना और फलों में भी स्टार्च मिलता है। गेहूँ और चावल में मौजूद स्टार्च में शुगर के काफी कण होते हैं। इसीलिए चावल या ब्रेड को देर तक चबाने से ये मीठे लगते हैं। इनके कणों में कार्बन, हाइड्रोजन और ऑक्सीजन के अणु भी होते हैं, इसलिए इन्हें कार्बोहाइड्रेट्स कहा जाता है।

तेल और घी, यानी वसायुक्त पदार्थों में कार्बोहाइड्रेट्स की तुलना में दोगुनी ताकत होती है। ऊर्जा की ज़रूरत हमारी उम्र, लिंग, मौसम और काम के तरीके पर निर्भर होती है। ऊर्जा का माप कैलारी होता है। आमतौर पर कम शारीरिक श्रम करने वाले 55 किलोग्राम वजन के पुरुष को 2400, मध्यम शारीरिक काम करने वाले को 2800 और भारी श्रम करने वाले पुरुष को 3900 कैलारी की ज़रूरत होती है। इसी प्रकार कम शारीरिक श्रम करने वाली 45 किलोग्राम वजन की महिला को 1900, मध्यम शारीरिक श्रम करने वाली महिला को 2200 और भारी श्रम करने वाली महिला को 3000 कैलोरी की ज़रूरत होती है। आयुर्वेद विज्ञान के अनुसार कफ दोष वाले लोगों को पित्त दोष वाले लोगों से कम कैलोरी की आवश्यकता होती है।

वसा और प्रोटीन की उपयोगिता

तेल, घी, मक्खन, मेवा जैसे वसा युक्त भोजन से शरीर को केवल ऊर्जा ही नहीं मिलती, ये हमारे शरीर में जोड़ों और नाजुक अंगों को नरम रखने यानी लुब्रिकैण्ट का काम भी करते हैं। एक आम इनसान को प्रतिदिन कुछ पचास ग्राम फैट की ज़रूरत होती है। शरीर में कुछ फैट सरप्लस कार्बोहाइड्रेट्स से भी बनता है। इसलिए अकसर अतिरिक्त वसा भी शरीर में मुसीबत पैदा कर देती है। वसा की कमी और अधिकता, दोनों ही बीमारियों को न्यौता देती हैं।

उधर प्रोटींस का अपना अलग महत्त्व है। हमारा शरीर प्रोटीन, मिनरल्स और फैट्स से मिलकर ही बनता है। प्रोटीन दरअसल एमिनो एसिड्स की श्रृंखला है, जिनमें कार्बन, हाइड्रोजन, ऑक्सीजन और नाइट्रोजन होते हैं। प्रोटीन हमारे शरीर में मौजूद ऊतकों के निर्माण, मरम्मत और संरक्षण के लिए ज़िम्मेदार होते हैं। हमारी त्वचा, पेशियाँ, बाल, नाखून सब कुछ प्रोटीन की वजह से हैं। प्रोटीन हमारे शरीर में द्रव और एंजाइम्स के रूप में प्रचुर मात्रा में मौजूद रहते हैं, जिनसे पाचन–क्रिया में मदद मिलती है और शरीर में ऑक्सीजन का सरलता से संचरण होता है। एण्टी–बॉडीज के तौर पर प्रोटींस जीवाणुओं से लोहा लेते हैं।

प्रोटीन की दैनिक ज़रूरत हमारी उम्र, लिंग और वजन पर निर्भर करती है। जन्म से किशोरावस्था तक अपने वजन के दो ग्राम/प्रति किलोग्राम, उसके बाद बीस की उम्र तक डेढ़ ग्राम/प्रति किलोग्राम और

उसके बाद एक ग्राम/प्रति किलोग्राम प्रोटीन लेना आवश्यक होता है। गर्भवती महिला को ज़्यादा प्रोटीन की ज़रूरत होती है। उसे अपने वजन के डेढ़ ग्राम/प्रति किलोग्राम के हिसाब से प्रोटीन लेना चाहिए। आपकी जानकारी के लिए बता दें कि प्रति सौ ग्राम चावल में 6.8 ग्राम, गेहूँ में 11.8, मक्का में 11.1, चने में 20.8, मूँगफली में 25.3, अण्डे में 13.3, भैंस के दूध में 4.3, भेड़ के माँस में 21.4 और मछली में 20.2 ग्राम प्रोटीन होते हैं।

विटामिन और मिनरल्स

हमारे शरीर को अत्यधिक विटामिन और मिनरल्स की ज़रूरत तो नहीं होती, लेकिन इनकी कमी से परिणाम अत्यन्त गम्भीर होते हैं। विटामिन छह प्रकार के होते : ए, बी, सी, डी, ई और के। विटामिन 'बी' और 'सी' पानी में घुलनशील होते हैं, जो ज़्यादा समय तक शरीर में नहीं रुकते और मूत्र के जरिये बाहर आ जाते हैं, जबकि ए, डी, ई और 'के' वसा में घुलनशील हैं, जो सारे शरीर में वसा के साथ कई–कई महीनों तक टिके रहते हैं। इनका आधिक्य शरीर में कई समस्याएँ पैदा कर देता है। इनके अलावा, विटामिन 'बी' कॉम्प्लैक्स में बी–1, बी–2, बी–6, और बी–12 शुमार होते हैं।

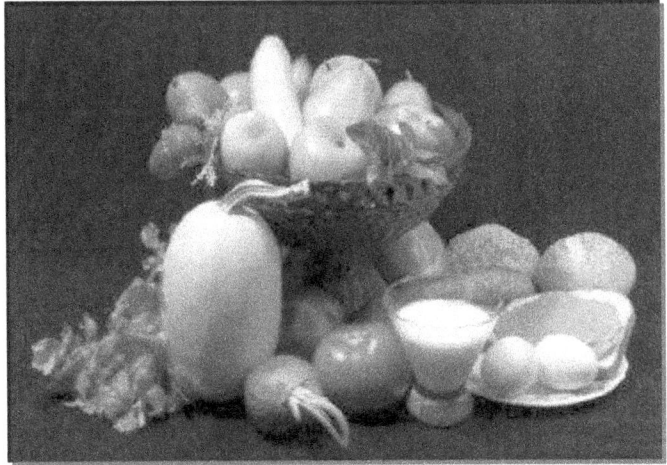

जहाँ तक मिनरल्स का सवाल है, आयोडीन, कैल्शियम, आयरन, फॉस्फोरस, पोटैशियम, कॉपर और मॅग्नेशियम थोड़ी–थोड़ी मात्रा में हमारे शरीर में मौजूद होते हैं, लेकिन किसी वजह से इनकी कमी होने पर एनीमिया और दूसरी परेशानी पैदा हो सकती है। इसी प्रकार रेशेयुक्त पदार्थ यानी फाइबर्स का भी आहार में अपना महत्त्व है। फलों और सब्जियों में इनका भण्डार होता है। खासकर गेहूँ, जौ, ज्वार और बाजरे के छिलके, सेब के छिलके और पालक का नित्य सेवन करना पाचन और पोषण दोनों दृष्टियों से श्रेष्ठ रहता है।

कुल मिलाकर कह सकते हैं कि अगर आपकी थाली में आहार के ये सभी आवश्यक तत्त्व मौजूद रहते हैं, तो आपकी सेहत को कोई खतरा नहीं होगा, और आप सदैव तन्दुरुस्त रहेंगे। और, जैसा कि कहा गया है–एक तन्दुरुस्ती, हजार नियामत है।

सन्तुलित आहार

बैलेंस डाइट से न्यूरोट्रांसमीटर (दिमाग को केमिकल भेजने वाले) बेहतर तरीके से काम करता है, जिससे याददाश्त बेहतर होती है।

ब्रेकफास्ट

शोधकर्ता कहते हैं कि बच्चों को ब्रेकफास्ट हमेशा करना चाहिए।

➪ दलिया, ब्रेड और अनाज।
➪ प्रोटीन जैसे कि मूँगफली का मक्खन और तेल में पकाया गया अण्डा।
➪ जूस के बजाये फल।

लंच

डायटीशियन इस बात की सलाह देते हैं कि लंच छोड़ना नहीं चाहिए

➪ अनाज से बनी वस्तु जैसे ब्रेड

➪ फल और सलाद

➪ प्रोटीन जैसे कि चिकन, ट्यूना फिश

डिनर

बेहतर डिनर खाने से नींद अच्छी आती है

➪ आधा प्लेट फल और सब्जियाँ

➪ चौथाई प्लेट प्रोटीन

चौथाई प्लेट भूरे चावल और पास्ता।

किचन और आपकी सेहत

क्या आप जानती हैं कि किचन के वर्किंग स्लैब, बरतन माँजने, सब्ज़ी आदि धोने के लिए सिंग व बरतन और खाद्य–साम्रगी रखने के लिए मौजूद शैल्फ आदि के साथ आपकी सेहत का गहरा रिश्ता है ?

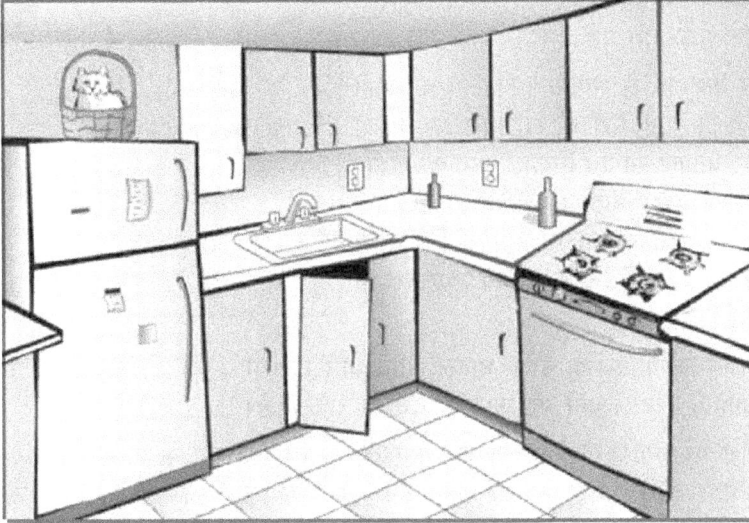

वर्किंग स्लैब, सिंक आदि सही ऊँचाई पर न बने हों और किचन का अन्य सामान सही तरीक़े से व्यवस्थित न रखा गया हो, तो उसका असर शरीर पर पड़ता है, पोश्चर बिगड़ता है और इसके कारण सर्वाइकल पेन, बैक पेन, पैरों में सूजन आदि समस्याओं से शरीर ग्रस्त हो जाता है। ऐसे में सवाल उठता है कि किचन में हमारा पोश्चर कैसे ठीक रहे, ताकि सेहत ठीक रहे?

इस बारे में विशेषज्ञों का कहना है :

➭ किचन में सबसे जरूरी बात है कि हमारी वर्किंग स्लैब, जिस पर हम कुकिंग करते हैं, सब्ज़ियाँ काटते हैं, आटा गूँधते हैं यानी अधिकांश काम इसी पर होता है, उसकी ऊँचाई हमारी कमर तक होनी चाहिए। यदि वर्किंग स्लैब ऊँचा होगा, तो हमें उचकना पड़ेगा और नीचा होगा तो झुकना पड़ेगा, दोनों ही स्थितियाँ पोश्चर बिगाड़ सकती हैं।

➭ अकसर महिलाएँ एक हाथ से आटा गूँधती है और प्रैशर हाथ से लगाती हैं, जो सही नहीं है, क्योंकि इससे एक हाथ की मसल्स पर, शोल्डर पर और कमर पर प्रैशर पड़ने से उसका असर शरीर पर

पड़ता है। सही तरीक़ा है कि 1 फुट ऊँचा पटरा लें, उस पर खड़े होकर दोनों हाथों से आटा गूँधें और प्रेशर बॉडी से लगायें ताकि पोश्चर सही रहे।

ज़रूरत का सामान आसपास रखें

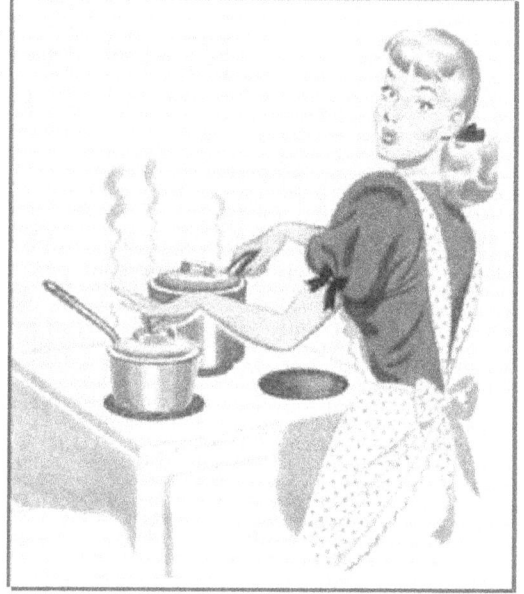

- देखा गया है कि किचन में महिलाएँ नीचे के कपबोर्ड में ज़्यादा सामान रखती हैं, जिसके कारण ज़रूरत पड़ने पर उन्हें बार–बार झुकना पड़ता है, जिसका असर उनकी रीढ़ की हड्डी पर पड़ता है। इसलिए ज़रूरत है अपने किचन को व्यवस्थित करने की। ज़्यादा काम में आने वाले रोज़मर्रा के सामान को अपनी आँख के लेवल या स्टैण्डिग लेवल पर रखें, जिससे बार–बार झुकना न पड़े।
- नीचे के कपबोर्ड से सामान निकालने का सही तरीक़ा है कि दोनों पैरों को खोलकर, घुटनों को मोड़ कर बैठकर सामान निकालें, झुककर नहीं। इसके साथ इस बात का भी ध्यान रखें कि नीचे के कपबोर्ड से जो भी सामान निकालना है, उसे बार–बार बैठने के बजाय एक बार में ही निकालें।
- बरतन धोने अथवा सब्ज़ी, दाल–चावल आदि धोने के लिए सिंक की ऊँचाई भी कमर के लेवल पर होनी चाहिए, वरना झुकने पर कमर में दर्द हो सकता है।
- जब आँच पर ज़्यादा देर कुकिंग करनी होती है, तो महिलाएँ स्लैब से चिपककर खड़ी होती हैं, जिससे पीछे की तरफ़ झुकना हो जाता है। ऐसे में पोश्चर ख़राब हो जाता है, साथ ही कमर–दर्द भी। इसका सही तरीक़ा है कि एक छोटा पटरा या स्टूल किचन में रखें। एक पैर फर्श पर रखें और दूसरा स्टूल पर। 5–7 मिनट बाद दूसरा पैर स्टूल पर रखें और पहला फर्श पर। ऐसा करने से कमर सीधी रहेगी और दर्द भी नहीं होगा। इसका कारण यह है कि पटरे पर पाँव रखने से वह सीधा रहता है और शरीर का वज़न भी दोनों भागों पर समानान्तर विभाजित होता रहता है और थकान भी कम होती है। बहुत–सी महिलाओं के पैरों में सूजन आ जाती है, वह भी इस उपाय से कम हो जाती है।

ज़्यादा झुकने से बचें

- यदि आपको किचन में काफ़ी देर तक काम करना है, तो अच्छा है कि हर आधे घण्टे बाद किचन में ही या आसपास चहलक़दमी कर लें अथवा किचन में एक कुरसी रखें, उस पर बैठ जायें। काफ़ी देर खड़े होने से पाँव की माँसपेशियाँ हर समय तनी रहती हैं, तो दर्द होता है। पाँव में सूजन आ जाती हो, तो किचन में कुरसी के अलावा एक दूसरी कुरसी अथवा मूढ़ा या स्टूल रखें। उस पर आधे घण्टे बाद पाँव रखें और पंजों को क्लाक वाइज़ और एण्टी क्लाक वाइज़ घुमायें, 10–15 बार ऐसा करें।

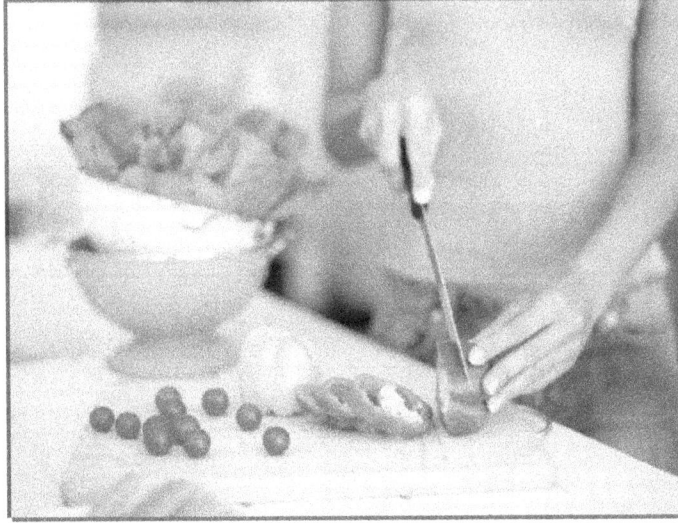

- किचन में काफ़ी देर तक सब्ज़ी आदि चलाते रहने पर सरवाइकल पेन हो जाता है। और, जिन्हें यह दर्द है, उनका दर्द बढ़ जाता है। कारण है, हर समय गरदन की माँसपेशियों का तना रहना। इसके लिए थोड़ी–थोड़ी देर में गरदन दायें–बायें, ऊपर–नीचे घुमाते रहें।
- रोटी बेलते समय, चौंपिंग व कटिंग करते समय सब कुछ कमर को बिना झुकाये सही ऊँचाई पर स्थित स्लैब पर करें। पोश्चर सही रहेगा। रोटी बेलते समय गरदन को झुकाना न पड़े, यह सही स्थिति रहती है।
- यदि वर्किंग स्लैब नीचा है, तो उसे ऊँचा करने के लिए एक वुडन स्लैब लगाया जा सकता है, पर यदि ऊँचा है, तो अच्छा रहेगा कि अपनी ऊँचाई के हिसाब से पुनः बनवा लें, ताकि पोश्चर ठीक रहे।

स्वास्थ्य और नियमित जाँच

देखा गया है कि ज़्यादातर औरतें अपने स्वास्थ्य की नियमित जाँच नहीं करातीं, जिस वजह से उन्हें बाद में भयंकर बीमारियों का सामना करना पड़ता है। आपके साथ ऐसा न हो, इसलिए आप समयानुसार निम्नलिखित टेस्ट ज़रूर कराइए।

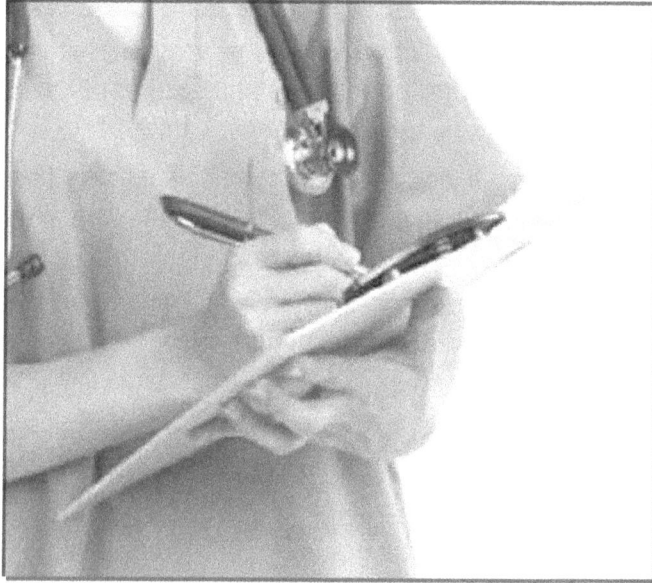

तीस पार के टेस्ट

पैप टेस्ट

आमतौर पर पैप लड़कियों में 15 साल की उम्र के बाद होने लगता है। पैप लड़कियों को सामान्यतया मासिक–धर्म के बाद से ही और कभी–कभी पहले ही होने वाले ह्वाइट डिस्चार्ज को कहते हैं। शारीरिक–सम्बन्ध बनाने से पहले पैप–टेस्ट की कोई आवश्यकता नहीं होती, लेकिन यदि आप शारीरिक–सम्बन्ध स्थापित कर चुकी हैं, तो आपको हर 12 साल के अन्तराल पर पैप–टेस्ट कराना चाहिए। सामान्यतः पैप टेस्ट 40 की उम्र से नियमित कराया जाना चाहिए, लेकिन फिर भी इससे पहले सेक्स में बहुत ज़्यादा इन्वाल्व होने पर 30 साल की उम्र से ही पैप–टेस्ट कराना सही रहेगा। पैप–टेस्ट 2 तरह के होते हैं :

ल्यूकोरिया टेस्ट : यह टेस्ट सामान्य संक्रमण के बारे में पता लगाने के लिए किया जाता है। यह टेस्ट पूरी तरह से शारीरिक–सम्बन्धों पर निर्भर करता है। वे महिलाएँ, जो विवाहित नहीं हैं या फिर शारीरिक सम्बन्धों में इन्वाल्व नहीं हैं, उन्हें इस टेस्ट की कोई ख़ास ज़रूरत नहीं होती।

इंफेक्शन टेस्ट : पैप इंफेक्शन टेस्ट भी दो तरह का होता है। एक, जो साधारण परीक्षण है। इसके पॉजिटिव होने पर सिर्फ़ एण्टीबायोटिक दवा की सहायता से ही परेशानी पर क़ाबू पाया जा सकता है। दूसरा, 'हाइपर प्लेसिया' पैप इंफेक्शन का दूसरा महत्त्वपूर्ण टेस्ट है। इस टेस्ट की सहायता से यह पता चलता है कि अण्डाशय में कोई सिस्ट तो नहीं है। सामान्यतया डाक्टर 40 साल की महिलाओं को इस टेस्ट की सलाह देते हैं। होमियोपैथी डाक्टर दीप्ति मेहता का कहना है कि हाइपर प्लेसिया का टेस्ट महिलाओं को 30 साल की आयु के बाद से ही कराना चाहिए। वैसे पैप–टेस्ट यदि सेक्स–सम्बन्ध स्थाापित होने के बाद से ही लगातार हर साल कराया जाये, तो सरवाइकल कैंसर जैसे भयानक रोगों से सुरक्षा मिल सकती है। इसके लिए लिक्विड बेस पैप–टेस्ट कराया जाता है।

मैमोग्राफ़ी

स्तन–कैंसर भारतीय महिलाओं को बहुत तेज़ी से घेर रहा है। हाल ही में हुए एक सर्वे के अनुसार अधिकतर महिलाएँ कैंसर की शिकार इसलिए होती हैं, क्योंकि वे शुरुआत में ही अपने स्वास्थ्य को गम्भीरता से नहीं लेतीं और हलकी गाँठ आदि को सामान्य मानकर उसे नज़रअन्दाज़ कर देती हैं।

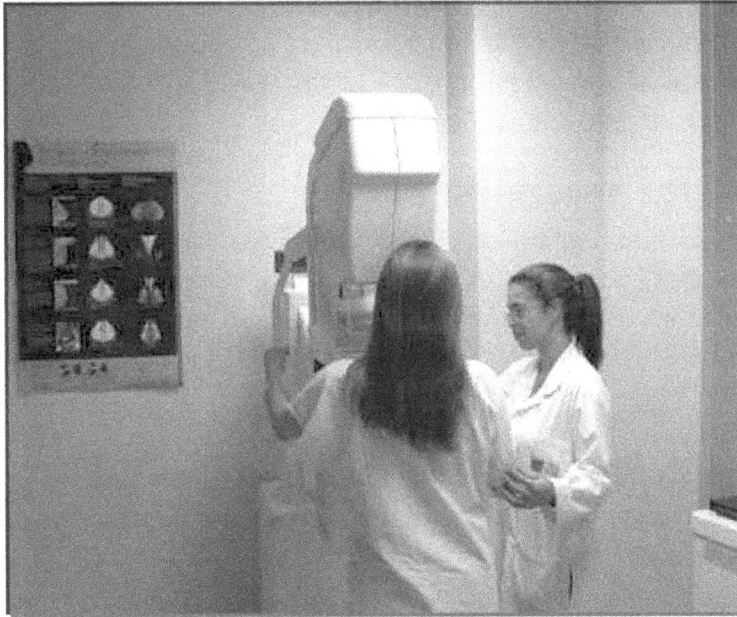

विशेषज्ञों के अनुसार, महिलाओं को अपनी नियमित स्वास्थ्य–जाँच में मैमोग्राफ़ी को शामिल करना चाहिए। 20–29 साल की महिलाओं को हर तीसरे साल में एक बार मैमोग्राफ़ी करानी चाहिए। इतना ही नहीं, इसके साथ ही बीएसएफ यानी ब्रेस्ट सेल्फ एग्ज़ाम भी करना चाहिए। ध्यान रहे, ब्रेस्ट सेल्फ एग्ज़ाम 20 साल की आयु के बाद से ही शुरू कर देना चाहिए।

लक्षण : सामान्यतया बीएसएफ करना भी आपको ब्रेस्ट—कैंसर के लिए सचेत रख सकता है, लेकिन स्तन में गिल्टी, अनचाहे दर्द या किसी भी प्रकार का रिसाव होने पर मैमोग्राफ़ी ज़रूर करायें।

अल्ट्रासाउण्ड

30 साल के बाद महिलाओं में हारमोन बदलाव होने लगते हैं, जिससे अण्डाशय का आकार बढ़ना या फिर उसमें सिस्ट यानी गाँठ बनने का डर रहता है, इसलिए हर साल अल्ट्रासाउण्ड कराना बहुत ज़रूरी है। इससे किसी सिस्ट या फिर हारमोनल बदलाव से होने वाली बीमारी को सही समय पर पहचान कर उसका तुरन्त इलाज शुरू किया जा सकता है।

बायोप्सी

एक बार अल्ट्रासाउण्ड के बाद यदि अण्डाशय में सिस्ट पायी जाती है, तो तुरन्त उसका बायोप्सी टेस्ट करायें। इस टेस्ट में इंजेक्शन की सहायता से सिस्ट के तरल पदार्थ से कुछ सेंपल लिये जाते हैं, जिनकी जाँच के बाद यह पता चल जाता है कि वह गाँठ कैंसर की है या नहीं।

लक्षण : बायोप्सी टेस्ट कराना वैसे तो आपके नियमित जाँच का एक अंग ही है, लेकिन फिर भी हारमोनल बदलाव के कारण होने वाली सिस्ट या गिल्टी, पेट के निचले भाग में दर्द, चेहरे पर अचानक बालों का उगना, वज़न बढ़ने और मासिक—धर्म के अनियमित होने पर इसे ज़रूर करायें।

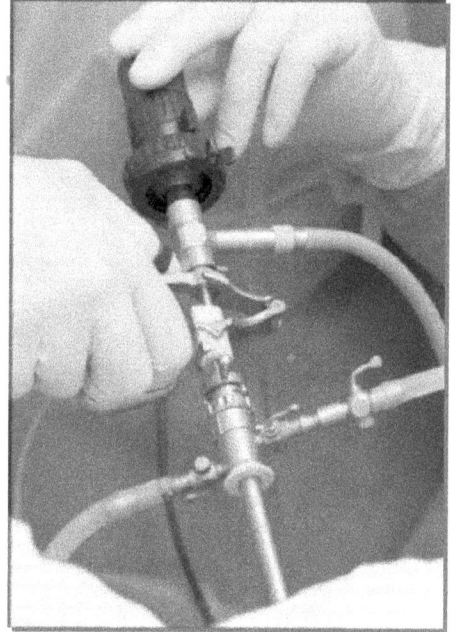

चालीस पार के टेस्ट : एफएसएच टेस्ट

यह टेस्ट उस समय कराना चाहिए, जब आपकी मेनोपाज (रजोनिवृत्ति) आने वाली हो या फिर आ चुकी हो। इससे मेनोपाज के समय या बाद में होने वाली बीमारियों से बचा जा सकता है।

पेल्विक एग्ज़ाम

यह टेस्ट सालाना कराना चाहिए। इस टेस्ट की सहायता से यूटरस, जननांग, बच्चेदानी, ब्लैडर आदि में होने वाले बदलावों का पता चलता है। यदि इनमें किसी प्रकार का असामान्य बदलाव हो रहा है, तो वह इस टेस्ट के द्वारा पता चल जाता है।

कोलेस्टरोल टेस्ट

45 साल की होते ही अपने कोलस्टरोल की नियमित जाँच करायें। अगर आपकी आयु 45 से कम है और आप धूम्रपान करती हैं, तो इस बारे में अपने डाक्टर से सलाह लें कि आपको कब—कब अपना कोलेस्टरोल टेस्ट कराना चाहिए। इतना ही नहीं, अगर आप को ओबेसिटी यानी मोटापे की बीमारी है, तो आपको यह टेस्ट 40 के बाद से ही कराना चाहिए।

ओस्टयोपोरोसिस टेस्ट

भारत में अधिकतर महिलाएँ 30 से 35 साल की आयु तक बच्चे पैदा करती हैं। डिलीवरी के बाद महिलाओं के शरीर में बहुत अधिक मात्रा में ह्वाइट डिस्चार्ज होता है। इस कारण उनके शरीर में काफ़ी मात्रा में कैलसियम बाहर आता है और हड्डियाँ कमज़ोर होकर हलकी चोट से ही टूट जाती हैं। वैसे तो इस टेस्ट के लिए 60 साल की आयु होती है, लेकिन स्वास्थ्य को ध्यान में रखकर दूसरी या तीसरी डिलीवरी के बाद से ही इसे हर साल करायें। बोन डेंस्टियोमिस्ट्री टेस्ट भी कैल्स्यिम के लिए कराया जाता है। इससे हड्डियों में कैलसियम की मात्रा का पता चलता है।

कोलोन कैंसर

45 साल की आयु के बाद महिलाओं में कोलोन कैंसर का ख़तरा बढ़ जाता है। वैसे भारत में इसके कम ही केस देखने को मिलते हैं, फिर भी नियमित जाँच करानी ज़रूरी है।

एफओबीटी

कोलोन कैंसर के लिए हर साल एफओबीटी टेस्ट करायें। इस टेस्ट में मानव मल का सैम्पल लिया जाता है। इस टेस्ट के बाद यह पता चल जाता है कि कहीं आपके पेट में किसी प्रकार का खून आदि तो नहीं आ रहा है।

फ्लेक्सिबल सिग्मोइण्डोस्कोपी

फ्लेक्सिबल सिग्मोइण्डोस्कोपी हर 5 साल में एक बार करानी चाहिए। इसके बाद यह पता चलता है कि आपके लीवर, पेट या जननांगों में किसी प्रकार की सूजन तो नहीं है।

कोलोनोस्कोपी

कोलोनोस्कोपी हर 10 साल में एक बार करायें, यानी एक 40 तो दूसरी 50 की आयु में।

इनके अलावा कुछ टेस्ट ऐसे भी हैं, जिन्हें नियमित कराने की कोई ज़रूरत नहीं, फिर भी कुछ समय के अन्तराल पर इन्हें कराती रहें। ये टेस्ट हैं—ब्लडप्रेशर, डायबिटीज़, डिप्रेशन और ओबेसिटी (मोटापा)। ये सभी टेस्ट आप अपने आसपास के किसी भी लैब से करा सकती है। इन पर आने वाला ख़र्च भी ज़्यादा नहीं होता।

स्वास्थ्य की सुरक्षा

महिलाओं के कन्धों पर ही घर–गृहस्थी का सारा भार रहता है। इसलिए पूरे परिवार में महिलाओं को स्वस्थ रहना बेहद ज़रूरी है। जीवन में छोटी–मोटी बातें अपना महत्त्व रखती हैं। योगासन के द्वारा प्रत्येक महिला अच्छी सेहत पा सकती है। योगासन करने से शरीर में और भी निखार आ जाता है। इसके साथ–साथ उसकी कार्यक्षमता भी बढ़ जाती है। थोड़ा–सा समय देकर और स्वास्थ्य के प्रति सावधानी बरतकर महिलाएँ अपनी काया, कंचन के समान आकर्षक बना सकती हैं, साथ ही अपना कार्य भी सुखपूर्वक कर सकती हैं।

शरीर स्वस्थ और चुस्त–दुरुस्त रहने से चित्त भी प्रसन्न रहता है। आपको अपने वैवाहिक–जीवन को सुखमय बनाना है। दुःखी पत्नी के कारण परिवार का सारा सुख समाप्त हो जाता है और स्वयं पत्नी भी कष्ट पाती है। विवाहित स्त्री के अस्वस्थ हो जाने पर या उसकी अनुपस्थिति में किसी भी घर की क्या दशा हो जाती है, यह सब जानते हैं।

जिस घर में स्वस्थ, सुन्दर, कान्तिवान और हँसमुख पत्नी होती है, वह घर वास्तव में स्वर्ग के समान है। यह कथन एकदम सत्य है। अपना शरीर स्वस्थ, मुद्रा आकर्षक और उत्साहपूर्ण बनाये रखने के लिए आपको किसी विशेष प्रकार की तपस्या, आराधना अथवा उपासना करने की आवश्यकता नहीं है।

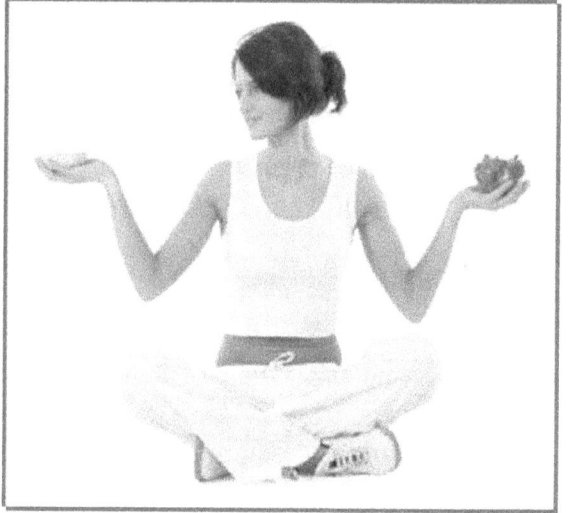

निम्नलिखित बातों का पालन करना आपके लिए पर्याप्त होगा–

- प्रतिदिन सूर्यादय से पूर्व उठें। उठने के साथ ही एक गिलास ताज़ा पानी पियें। पानी में नींबू भी निचोड़ सकती हैं। यह आपके पेट को साफ़ करेगा। शौचादि के बाद दाँतों, जुबान और मुँह की सफ़ाई करें। फिर ठण्डे पानी से स्नान करें। यह सब करने के बाद व्यायाम आदि अपनी स्थिति के अनुसार करें।
- उपर्युक्त कार्यों से निवृत होकर महिलाएँ अपने घर के काम–काज में लग जायें। चाय, नाश्ता, भोजन एवं बच्चों की देखभाल का कार्य करें। हरेक काम मन लगाकर पूरी दिलचस्पी से करें, अर्थात् अपनी गृहस्थी का पूरा कार्य करें। ध्यान रखें, नौकरों व नौकरानियों पर छोड़ा गया कार्य न तो ठीक से होता है और न ही वे आपकी बचत आदि का ख़्याल रखते हैं। अतः रसोई का सब कार्य स्वयं करना

ही अच्छा रहता है। ऊपरी कार्य में सहायता देने, बाज़ार से सौदा–सब्ज़ी लाने, गृहस्थी के बाहरी कार्यों तथा बच्चों आदि की देखभाल के लिए नौकरानी अथवा नौकर रखे जाते हैं। खाना बनाने, घर की सफ़ाई, बच्चों की देखभाल के साथ–साथ पति की देखभाल का कार्य स्वयं करना चाहिए। पति यदि सवेरे ही ड्यूटी पर जाने वाला हो, तो उसकी ज़रूरतों का सब सामान उपलब्ध कराना ही एक अच्छी पत्नी का कर्त्तव्य होता है।

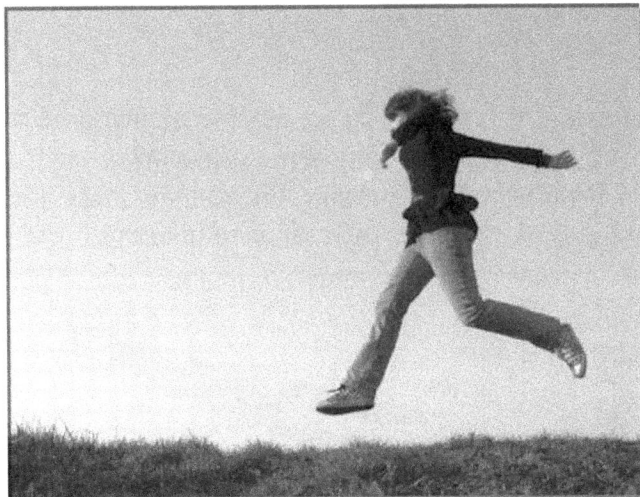

- दिन और रात में केवल दो बार हल्का भोजन करें। गरिष्ठ भोजन कम–से–कम करें। ज़्यादा खट्टी और मिर्च–मसालों की वस्तुओं का प्रयोग न करें। नमक सीमित मात्रा में लें। बहुत गरम या एकदम ठण्डा भोजन न करें। किसी भी अवसर पर, किसी भी समय भरपेट भोजन न करें, इतना खायें कि पेट कुछ ख़ाली रहे। चर्बी बढ़ाने वाले पदार्थों का सेवन कम–से–कम करें। भोजन के प्रति जितनी सतर्कता से काम लिया जायेगा, उतना ही आपके लिए अच्छा है।
- शयन करते समय ध्यान रखें कि सिरहाना आवश्यकतानुसार ऊँचा रहे। लगातार एक करवट न सोयें। पेट के बल सोना महिलाओं के लिए हानिकारक है। गरदन या शरीर टेढ़ा–मेढ़ा करके सोना भी ठीक नही रहता। पैर सिकोड़कर या सिर के नीचे हाथ रखकर सोना भी हानि पहुँचाता है। रात में अधिक से अधिक ग्यारह बजे तक सो जायें। बिस्तर पर लेटने के बाद अपने दिमाग़ को सब चिन्ताओं से मुक्त कर दें। शान्त मन से अपनी निद्रा पूरी करें।
- जीवन में मनोरंजन की बहुत आवश्यकता है। बच्चों के साथ या परिवार के सदस्यों के साथ मन–बहलाव अवश्य करें। निरन्तर काम और चुपचाप पड़े रहना आपके जीवन की उमंगों को कम कर देगा और आप केवल एक मशीन बनकर रह जायेंगी। रेडियो, टेलीविजन, फ़िल्म के साथ–साथ बच्चों के साथ खेलकूद कर और दूसरों के साथ हँस–बोल कर अपना मनोरंजन अवश्य करें। मन को ठीक और शरीर के रक्त–संचार को दुरुस्त रखने के लिए कुछ न कुछ मनोरंजन आवश्यक है। इससे मन बहलता है और काम करने के अलावा शरीर को शक्ति की प्राप्ति होती है।
- जिस कमरे में आप सोयें, उसका स्वच्छ होना बेहद ज़रूरी है। जाला, कीड़े–मकोड़ों का वहाँ वास नहीं होना चाहिए। दोनों समय कमरे की सफ़ाई बहुत आवश्यक है। कमरे में खुली हवा आने का

पर्याप्त साधन होना चाहिए। खिड़की, झरोखे अवश्य हों। कमरे का वातावरण घुटन भरा न हो। किसी प्रकार की अँगीठी, मिट्टी के तेल का दिया जलाकर कभी नहीं सोना चाहिए। आपका बिस्तर भी साफ़ होना चाहिए। इन सब बातों का ध्यान रखेंगी, तो आपको बहुत अच्छी नींद आयेगी और आपके स्वास्थ्य की भी पूरी सुरक्षा होगी। यदि प्रातःकाल आप दो–चार योगासन कर सकें, तो आपके शरीर के लिए वह सोने पर सुहागा का काम करेंगे। शरीर को स्वस्थ और सुडौल बनाये रखने के लिए निम्नलिखित योगासन किये जा सकते हैं।

उत्तानपादासन

महिलाएँ इस आसन को आसानी से कर सकती हैं। यह नाभिकेन्द्र को ठीक करता है। आमाशय की जलन, पेट की जलन, पेट का दर्द, वायु–विकार (पेट–गैस), अपच, कब्ज़, अतिसार, खट्टी डकारों का आना, वमन आदि को दूर करता है। स्त्रियों की घबराहट (नर्वसनेस) को दूर करता है और स्नायु–तन्त्र को क्रियाशील बनाता है। इससे मेरुदण्ड (रीढ़ की हड्डी) तथा शरीर की आन्तरिक कोशिकाएँ पुष्ट तथा सशक्त बनती हैं।

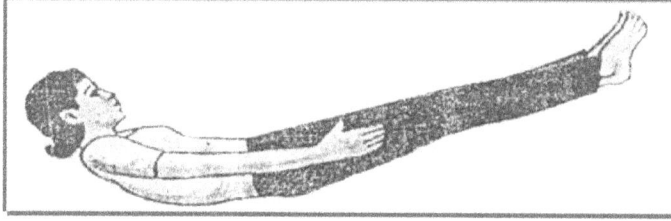

प्रसव के बाद सदा रहने वाला कमर और पीठ का दर्द जाता रहता है। जाँघें तथा टाँगे सुडौल बनती हैं। नये रक्त का बनना आरम्भ हो जाता है। यदि किसी महिला को नाभि हट जाने की शिकायत हो, तो यह आसन उस शिकायत को दूर करता है। इसकी विधि निम्नलिखित है–

पीठ के बल दोनों पैरों की एड़ियों को मिलाकर ज़मीन पर लेट जायें। हाथों को नितम्बों पर लगायें। ऊपर और नीचे का भाग ज़मीन से लगभग एक फुट ऊपर उठायें रखें (जैसा कि चित्र में दिखाया गया है)। तत्पश्चात् हाथों को नितम्बों से हटायें और जाँघ के निकट सीधा रखें। केवल कमर का भाग ज़मीन से लगा रहे, किन्तु कमर के ऊपर तथा नीचे का भाग ज़रा–सा भी ज़मीन को छूने न पाये। यही इस आसन की विधि है।

उत्तानमण्डूकासन

यह आसन महिलाओं की कमर को पतला और लचीला बनाता है। शरीर को सुन्दर और सुडौल बनाता है, क्योंकि इस आसन का नियमित अभ्यास करने से शरीर के भीतर की नाड़ियों में रक्त अच्छी प्रकार प्रभावित होने लगता है। इससे फेफड़ों की सफ़ाई होती है, श्वास तथा आयु को दीर्घ बनाता है। महिलाओं के सिर चकराने के रोग को ठीक करता है, विकृत नाभि को भी ठीक करने में लाभदायक है।

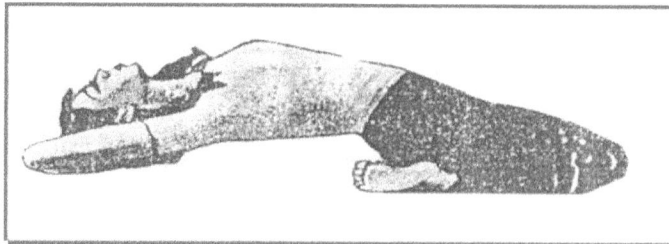

इस आसन की प्रारम्भिक अवस्था में सबसे पहले वज्रासन की स्थिति में बैठा जाता है। फिर दोनों कोहनियाँ ज़मीन से लगायी जाती हैं। इस क्रिया के बाद दोनों हाथों की कोहनियों पर शरीर का भार डालते हुए सिर को ज़मीन से लगायें। कमर, सिर और कन्धों को भी ज़मीन से लगायें। अब दायें हाथ से बायें बाजू और बायें हाथ से दायें बाजू को पकड़ लें। इस आसन की सही स्थिति आप उपर्युक्त चित्र में देख सकती हैं।

मत्स्यासन

यह आसन त्वचा को निरोग, चेहरे को आकर्षक और शरीर को कान्तिवान बनाता है। इससे मेरुदण्ड में लचक आती है तथा इसके विकार ठीक होते हैं। महिलाओं के गर्भाशय और मासिक–धर्म सम्बन्धी रोग दूर होते हैं। यह टांसिल, मधुमेह, घुटनों तथा कमर–दर्द के लिए भी लाभदायक है। श्वास सम्बन्धित रोगों, जैसे खाँसी, दमा तथा श्वासनली के शोथ (सूजन) को दूर करता है। फेफड़ों के लिए भी यह आसन लाभदायक है। गरदन के तनाव तथा कन्धों की पीड़ा को मिटाता है। शुद्ध रक्त का निर्माण तथा संचार करता है, मानसिक दुर्बलता को दूर करता है। टाँगों तथा भुजाओं को सशक्त बनाता है।

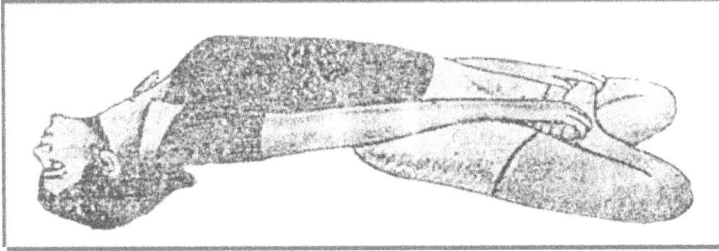

पहले पदमासन की स्थिति में बैठ जायें। अपनी पीठ के भाग को ज़मीन से उठायें तथा सिर को इतना पीछे ले जायें कि सिर की चोटी (अथवा बाल) का भाग ज़मीन से लग जाये। अब दायें हाथ से बायें पैर का अँगूठा और बायें हाथ से दायें पैर का अँगूठा पकड़ लें। फिर चित्रानुसार घुटनों को ज़मीन से लगाकर पीठ के भाग को ऊपर उठायें, ताकि सारा शरीर केवल घुटनों और सिर के बल ऊपर उठ जाये। यही इस आसन की सम्पूर्ण विधि है।

चक्रासन

यह आसन महिलाओं के शरीर को रबर के समान लचीला और सुन्दर बनाता है। मेरुदण्ड और फेफड़े की हड्डियाँ लचीली बन जाती हैं, जिस कारण यौवन देर तक कायम रहता है। इसके प्रतिदिन के अभ्यास से कमर पतली, सुन्दर, आकर्षक, लचकदार तथा चौड़ी, माँसल और सुडौल हो जाती है। माँस–पेशियों के मज़बूत होने के कारण घुटने, हाथ–पाँव, और बाहें पुष्ट और चुस्त हो जाती हैं। यह बढ़े हुए पेट को कम करता है, चर्बी को पिघलाता है, नाभिमण्डल ठीक स्थान पर आ जाता है। पेट के समस्त विकारों को दूर करता हैं। इससे पिण्डलियाँ तथा जाँघें पुष्ट हो जाती है। बाँहों का ऊपरी भाग शक्तिशाली हो जाता है। यदि किसी महिला का कद छोटा हो, तो इस आसन से निःसन्देह उसकी लम्बाई बढ़ जायेगी।

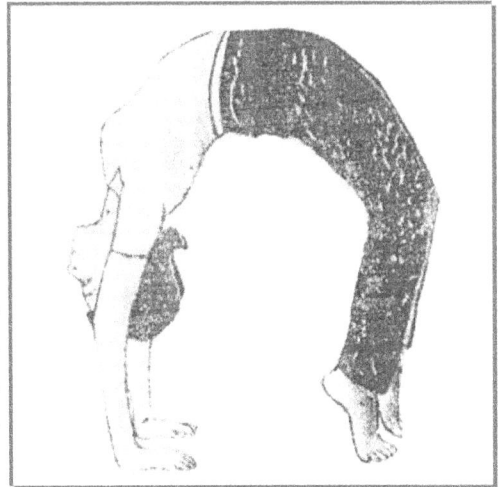

आसन की प्रारम्भिक अवस्था में पीठ के बल ज़मीन पर लेट जायें। नितम्बों को दोनों पैरों से सटाकर ज़मीन पर रखें। दोनों टाँगों को घुटनों से मोड़ें, फिर दोनों पैरों से सटाकर ज़मीन पर रखें। दोनों टाँगों को घुटनों से मोड़ें, फिर दोनों कोहनियों को सिर की दोनों बगलों में ज़मीन पर जमा दें। इसके बाद कमर को उठाकर, शरीर के बीच को एकदम गोल कर लें (जैसा कि चित्र में दिखाया गया है)।

उपर्युक्त क्रिया के बाद सिर को निढाल छोड़ दें। कुछ क्षणों तक इसी स्थिति में रहें और फिर कमर को धीरे–धीरे नीचे लायें। इसमें पंजों पर पूरा शरीर उठता है।

अर्द्ध–मत्स्येन्द्रासन

यह आसन माँसपेशियों तथा जोड़ों को अधिक लचीला बनाता है। इससे शक्ति की प्राप्ति होती है। यह जठराग्नि को बढ़ाता है। मधुमेह तथा आँत उतरने में भी लाभकारी है। वायु–विकार (गैस) को दूर करता है। इससे मोटापा दूर होता है। कमर लचकदार एवं गरदन पतली और लम्बी होती है। इससे जाँघों की माँसपेशियों का अच्छा व्यायाम हो जाता है।

किसी चादर या दरी पर बैठकर, बायें पाँव की एड़ी को दायीं ओर से लायें तथा नितम्ब के पास स्थापित करें, ताकि एड़ी का भाग गुदा के निकट लग जाये। बायें पाँव के घुटने के निकट दायें पाँव के पंजे का ज़मीन पर टिकायें।

फिर वक्षस्थल के निकट बायीं भुजा को स्थापित करें। पीछे की ओर से दायें हाथ के द्वारा कमर को लपेटें तथा नाभि को स्पर्श करने का प्रयास करें। दृष्टि नाक की सीध में रखें। यह आसन केवल स्वास्थ्यवर्धक ही नहीं, बल्कि सौन्दर्यवर्धक भी है।

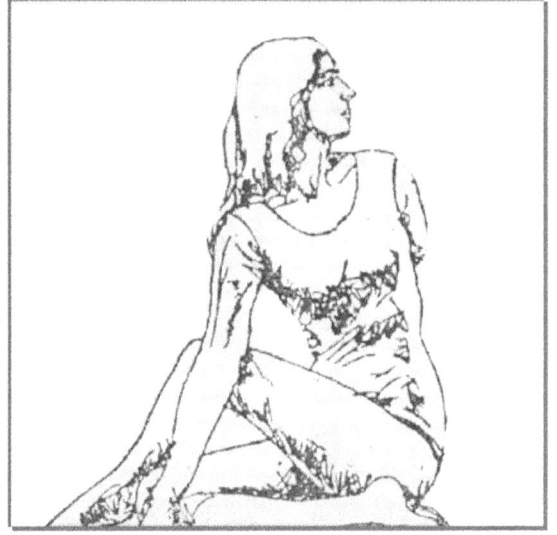

शब्द-परिचय (Glossary)

अल्ट्रासाउण्ड : (Ultrasound), आदमी को सुनाई न देने वाली अति सूक्ष्म ध्वनि–तरंगें, जिनका प्रयोग चिकित्सा–जगत में भीतरी अंगों का सजीव चित्रण करने के लिए किया जाता है। यह जाँच बिलकुल कष्टरहित होती है।

अवसाद : डिप्रेशन (Depression), मन की वह असामान्य अवस्था जिसमें मन कारण–अकारण गहरी उदासी से घिरा रहता है।

अन्तरित मैथुन : प्राकृतिक गर्भनिरोधक में विश्वास रखने वाले दम्पतियों द्वारा अपनायी जानेवाली विधि, जिसमें स्खलन से पहले पुरुष का शिश्न बाहर आ जाता है ताकि वीर्य योनि में न छूटे।

आई.यू.डी. : पूरा नाम–इण्ट्रा युटराइन कोण्ट्रासेप्टिव डिवाइस (Intra-Uterine Contraceptive Device), गर्भ–निरोधक के लिए गर्भाशय में लगायी जाने वाली कोई युक्ति। कॉपर–टी इसका एक उदाहरण है।

ओस्टीओपोरोसिस : (Osteoporosis), हड्डियों का भुरभुरा होकर कमजोर हो जाना। वृद्धावस्था की आम समस्या।

आतशक : अँग्रेजी में सिफलिस, आम लेकिन खतरनाक रतिजरोग जो ट्रेपोनिमा पैलिडम नामक सूक्ष्म बैक्टीरिया से होता है। यूरोप में यह रोग कोलम्बस के साथियों ने 'अमेरिका की खोज' करने के बाद फैलाया।

इन–विट्रो
फर्टिलाइजेशन
(आई.वी.एफ.) : (In Vitro Fertilization), प्रयोगशालाओं में अनुकूल परिस्थितियाँ पैदा कर डिम्ब व शुक्राणु का मिलाप कराने की क्रिया, जिसमें सन्तानहीन दम्पतियों को सन्तान–सुख दिया जा सकता है।

ओस्ट्रोजन : (Oestrogen), स्त्री में पाया जाने वाला प्राकृतिक सेक्स हार्मोन जिसका निर्माण डिम्ब–ग्रन्थि और एड्रिनल–ग्रन्थि में होता है। यह हार्मोन नारी के जननांगों को सबल बनाता है, मासिक–धर्म के बाद गर्भाशय की आन्तरिक परत को बढ़ने के लिए प्रेरित करता है, तथा नारी के स्वभावगत सौन्दर्य का प्रेरक है।

एच.एस.जी. : पूरा नाम हिस्टरो–सेलपिंगोग्राफी (Hystero-Salpingography), गर्भाशय–ग्रीवा से दवा डालकर गर्भाशय और डिम्बवाही नलियों की विशेष एक्स–रे जाँच।

एड्रिनल ग्रन्थि : (Adrenal Gland), पेट में गुरदो के ठीक ऊपर स्थित हार्मोन प्रणाली की एक ग्रन्थि जो कई किस्म के हार्मोन और महत्त्वपूर्ण जैव रसायन बनाती है।

एड्स : पूरा नाम एक्वायर्ड इम्यूनो डेफिशिएंसी सिण्ड्रोम। एच.आई.वी. वायरस से पैदा होने वाला जानलेवा रोग जिसमें शरीर की रोग बचाव प्रणाली नष्ट हो जाती है और शरीर छुतहा रोगों से लड़ने के काबिल नहीं रहता।

एम्नियोटिक फ्लूइड : (Amniotic Fluid), गर्भ को घेरनेवाली थैली में उपस्थित द्रव, जो गर्भ को सुरक्षा प्रदान करता है।

एण्डोमिट्रियल बायोप्सी : (Endometrial Biopsy), गर्भाशय के भीतरी सतही ऊतक की जाँच।

एण्डोस्कोपी : (Endoscopy), अन्दर के खोखले शारीरिक अंगों की भीतरी जाँच, जिसके लिए कई प्रकार के नलीनुमा उपकरण (एण्डोस्कोप) विकसित किये गये हैं, जिनके अगले किनारे पर सूक्ष्म प्रकाश–व्यवस्था का बन्दोबस्त रहता है ताकि अंग के भीतरी दर्शन किये जा सकें।

कम्पल्सिव डाइटिंग : (Compulsive Dieting), मित आहार, जिसमें व्यक्ति पर दुबले होने का भूत सवार हो जाता है और यह सुध नहीं रहती कि इतना कम आहार लेना उसके स्वास्थ्य को बिगाड़ देगा।

कामेन्द्रियाँ (बाहरी जननांग) : प्रजनन–प्रणाली के वे अंग–उपांग जो बाहर से प्रत्यक्ष दिखायी देते हैं। बड़े और उनके भीतर स्थित छोटे भगोष्ठ, भगनासा, योनिछिद्र, योनिच्छद और बार्थोलिन ग्रन्थियाँ नारी की कामेन्द्रियाँ हैं। यह समूचा क्षेत्र भग (वल्वा) के नाम से जाना जाता है।

कॉटरी : (Cautery), किसी तेज प्रकृति की चीज या गरम चीज से ऊतक को जलाकर नष्ट करना।

कृत्रिम गर्भाधान : आर्टिफिशियल इनसेमिनेशन (Artificial Insemination), पुरुष का वीर्य कमजोर या अक्षम होने पर स्त्री के भीतर पिचकारी से वीर्य पहुँचाकर गर्भाधान करने का प्रयास। यह दो प्रकार से किया जाता है–(1) आर्टिफिशियल इनसेमिनेशन हस्बेण्ड (ए.आई.एच.) जिसमें पति का वीर्य काम में लाया जाता है, और (2) आर्टिफिशियल इनसेमिनेशन डोनर (ए.आई.डी.) जिसमें दम्पति की इच्छा से पर–पुरुष का वीर्य लेकर गर्भाधान की कोशिश की जाती है।

कीगल (डॉ.) : चिकित्सा–विशेषज्ञ जिसने योनि की माँसपेशियों को कसने के लिए सरल व्यायाम बताये। ये व्यायाम कीगल की पेल्विक फ्लोर एक्सरसाइज के नाम से पूरी दुनिया में प्रचलित हैं।

कोयटस इण्टरप्टस : (Coitus Interruptus), देखें अन्तरित मैथुन।

कोलपोस्कॉपी : (Colposcopy), विशेष यन्त्र द्वारा गर्भाशय–ग्रीवा को कई गुना बड़ा करके देखने की जाँच–विधि।

क्रायोसर्जरी : (Cryosurgery), देखें शीत–चिकित्सा।

क्रोमोसोम : (Chromosome), देखें गुणसुत्र।

गर्भाशय–ग्रीवा : सरविक्स (Cervix), गर्भाशय का निचला सँकरा हिस्सा जिसका मुँह योनि में खुलता है और ऊपरी तरफ यह गर्भाशय–शरीर में विलय हो जाता है।

गलग्रन्थि : थायरॉयड ग्रन्थि (Thyroid Cland), गले में स्थित ग्रन्थि जिसमें आयोडीनयुक्त थायरॉयड हार्मोन बनता है।

गोनोरिया : (Gonorrhoea), देखें सूजाक।

गिफ्ट (गेमिट इण्टर फैलोपियन ट्रांसफर): प्रजनन तकनीक जिसमें डिम्ब और शुक्राणुओं को कृत्रिम उपायों से प्राप्त कर स्त्री की डिम्बवाही नली में छोड़ दिया जाता है ताकि गर्भधारण हो सके।

गुणसूत्र : क्रोमोसोम (Chromosome), जींस का बृहद रूप। मनुष्य के शरीर में सामान्य रूप से प्रत्येक कोशिका में 23 गुणसूत्रीय जोड़े उपस्थित होते हैं, जिनमें से एक जोड़ा लिंग निर्धारित करता है। अतएव पुरुष में 'एक्स–वाई' और स्त्री में 'वाई–वाई' यौन–गुणसूत्रीय जोड़ा पाया जाता है।

ग्रोथ हार्मोन : पीयूष ग्रन्थि में बनने वाला एक विशेष हार्मोन जो शारीरिक विकास की क्रिया को नियन्त्रित करता है। इसका शरीर रस–क्रिया (मेटाबोलिज्म) पर सीधा प्रभाव पड़ता है।

चरक संहिता : आयुर्वेद के उपलब्ध ग्रन्थों में प्राचीनतम कायचिकित्सा–प्रधान ग्रन्थ। भाषा संस्कृत। रचनाकाल विवादास्पद, सम्भवतया वैदिकोत्तर, ईसा से 7वीं सदी पूर्व।

चाणक्य : मगध–सम्राट चन्द्रगुप्त मौर्य को मगध–सम्राट बनाकर स्वयं प्रधानमन्त्री के रूप में युग–प्रवर्तन करने वाले सैद्धान्तिक और व्यावहारिक राजनीति के आचार्य। इनके नीतिवचन 'चाणक्य सूत्राणि', 'चाणक्य नीति', 'वृद्धचाणक्य', 'लघु चाणक्य', 'चाणक्यसारसंग्रह', 'चाणक्यनीतिशास्त्र' आदि कृतियों में मिलते हैं। प्रसिद्ध कृति 'अर्थशास्त्र' के रचयिता। कौटिल्य के नाम से भी चर्चित। समयः ईसा से चौथी शती पूर्व।

जननांग, भीतरी : प्रजनन–प्रणाली के वे अंग जो श्रोणि के भीतर स्थित होते हैं और मिल–जुलकर नारी को मातृत्व की गरिमा प्रदान करते हैं। योनि–मार्ग (वेजाइना), गर्भाशय (यूटरस), डिम्बवाही नलियाँ (फैलोपियन ट्यूब्स) और डिम्बग्रन्थियाँ (ओवरीज) इस परिभाषा में आते हैं।

जीन : गुणसूत्र आनुवंशिकता की आधारभूत इकाई जिससे माता–पिता और पूर्वजों के गुण और अवगुण पीढ़ी–दर–पीढ़ी जीवित रहते हैं।

जेनेटिक : आनुवंशिक, जींस से सम्बन्धित।

जैव रसायन : शरीर में बनने वाले प्राकृतिक रसायन।

थायरॉयड हार्मोन : गलग्रन्थि में बनने वाला हार्मोन जो शरीर में ऊर्जा–उत्पत्ति की क्रिया को बढ़ावा देता है।

थायरोटॉक्सिकोसिस : (Thyrotoxicosis), गलग्रन्थि का वह विकार जिसमें आवश्यकता से अधिक थायरॉयड हार्मोन बनता रहता है और अनेक प्रकार के कष्ट उत्पन्न हो जाते हैं।

टर्नरी सिण्ड्रॉम : गुणसूत्रीय (क्रोमोसोमल) विकार जिसमें 'एक्स–एक्स' यौन गुणसूत्र होने की बजाय सिर्फ एक ही 'एक्स' गुणसूत्र होता है, डिम्बग्रन्थियों की रचना नहीं होती जिससे शरीर में यौन हार्मोन नहीं बन पाते और कन्या नारीत्व के दैहिक गुणों के विकास से वंचित रह जाती है।

ट्यूबोप्लास्टी : (Tuboplasty), रुग्ण और विकृत डिम्बवाही नलियों की सुधार सर्जरी, ताकि नलियाँ ठीक से काम करने लगें।

टॉर्च टेस्ट : (Torch Test), टॉक्सोप्लास्मोसिस, रुबेला, सायटोमिगेलो वायरस और हर्पिज वायरस की शरीर में उपस्थिति का पता लगाने वाली जाँच।

टेस्ट ट्यूब बेबी : परखनली शिशु, प्रजनन–तकनीक जिसमें शुक्राणु और डिम्ब का मिलाप कराकर संसेचित डिम्ब को सन्तानेच्छुक स्त्री की कोख में रोपित किया जाता है ताकि उसे सन्तान का सुख प्राप्त हो सके।

डिप्रेशन : देखें–अवसाद।

डिम्ब–उत्सर्जन : ओव्यूलेशन (Ovulation), डिम्बग्रन्थि में पका हुआ तैयार डिम्ब छूटने की क्रिया। सामान्य रूप से यह क्रिया मासिक–चक्र के मध्य में घटित होती है। डिम्बक्षरण इसका पर्यायवाची शब्द है।

डिम्बग्रन्थि : ओवरी (Ovary), बादाम के आकार और नाप की दायीं और बायीं डिम्बग्रन्थियाँ ही वयस्क नारी में हर माह डिम्ब की तैयारी करती हैं और ईस्ट्रोजेन व प्रोजेस्टेरोन हार्मोन का निर्माण करती हैं। ये ग्रन्थियाँ श्रोणि–गुहा में ही स्थित होती हैं।

डिम्बवाही नलियाँ : फैलोपियन ट्यूब्स (Fallopian Tubes), गर्भाशय के ऊपरी भाग के दोनों कोनों से शुरू होकर श्रोणि में खुलने वाली नलियाँ जिनका कार्य डिम्बग्रन्थि से छूटे डिम्ब को ग्रहण करके गर्भाशय में पहुँचाना है। स्त्री में डिम्ब और शुक्राणु का मेल सामान्यतः इसी नली में होता है।

डिसपैरूनिया : (Dyspareunia), कष्टदायक सहवास।

डिस्मेनोरिया : (Dysmenorrhoea), कष्टदायक मासिक–धर्म, जिसकी तीन किस्में हैं–1. स्पेज्मोडिक, 2. कंजेस्टिव, 3. मेम्बरेनस।

डी. एण्ड सी. : पूरा नाम–डायलेटेशन एण्ड क्यूरेटाज, गर्भाशय का मुँह चौड़ाकर भीतर की सतही परत खुरचकर सफाई करने वाला छोटा–सा ऑपरेशन।

पीयूष ग्रन्थि : पीट्यूटरी ग्लैण्ड (Pituitary Gland), शरीर की सबसे जटिल अन्तःस्रावी ग्रन्थि जो शरीर की अन्य सभी अन्तःस्रावी ग्रन्थियों पर नियन्त्रण करती है। यह कपाल में स्थित होती है।

पेसरी : मुलायल प्लास्टिक से बना खास रिंग जो प्रोलैप्स के मामलों में योनि की भीतरी दीवारें सँभालने के लिए लगाया जाता है।

पैप–स्मीयर : (Pap Smear), योनि के भीतर या गर्भाशय–ग्रीवा से लिये गये नमूने की कोशिकीय जाँच, जिससे गर्भाशय–ग्रीवा के कैंसर की सुप्त अवस्था में पहचान की जा सकती है।

पोलिप : (Polyp), श्लेष्मीय सतह से बनी गाँठ।

पोस्ट–कोएटल टेस्ट : (Post-coital Test), स्त्री के मासिक–चक्र के 12वें से 14वें दिन के बीच समागम के 4–12 घण्टे बाद की गयी विशेष जाँच, जिसमें गर्भाशय–ग्रीवा क्षेत्र से श्लेष्मा का नमूना लेकर यह जाँचा जाता है कि उसमें कितने शुक्राणु जीवित हैं।

प्रजनन अंग : जनन क्रिया से सम्बन्धित अंग। शरीर–विज्ञानियों ने इन्हें दो उपखण्डों में विभक्त किया हैः बाहरी जननांग और भीतरी जननांग।

प्रजनन क्षम : नारी–जीवन की वह अवस्था, जिस बीच वह गर्भधारण करने के योग्य होती है।

पॉलीमेनोरिया : (Polymenorrhoea), मासिक–चक्र की असामान्यता, जिसमें मासिक–चक्र 28 दिन से घटकर 21 दिन से भी कम का रह जाता है।

प्री–मेंस्ट्रुअल सिण्ड्रॉम : मासिक–चक्र का एक विकार जिसमें तन और मन का व्यवहार मासिक–धर्म से 7–10 दिन पहले अचानक अटपटा हो जाता है और मासिक–धर्म शुरू होने के साथ ही फिर से सामान्य हो जाता है।

प्रोजेस्टरोन : (Progestrone), डिम्बग्रन्थि में, डिम्ब–उत्सर्जन के बाद बनने वाला वह हार्मोन जिसके प्रभाव से गर्भाशय की आन्तरिक सतह, संसेचित डिम्ब की प्रतीक्षा में जुट जाती है। गर्भधारण होने के बाद इस हार्मोन के बनते रहने से मासिक–चक्र रुका रहता है। गर्भावस्था के शुरू के महीनों में यह डिम्बग्रन्थि और चौथे महीने से आँवल में बनता है। यौन–विकन की क्रिया पूरी करने में यह हार्मोन ईस्ट्रोजेन का हाथ बँटाता है।

प्रोलेक्टिन (एल.टी.एच.) : लेक्टोजेनिक हार्मोन (Lactogenic Hormone), पीयूष ग्रन्थि में बनने वाला हार्मोन जो प्रसूति के बाद माँ में दूध बनने की क्रिया के लिए जरूरी है।

प्रोलैप्स ऑफ द यूटरस : (Prolapse of the Uterus), गर्भाशय का अपने नैसर्गिक स्थान से नीचे की तरफ योनि में खिसक आना।

फ्लोरोस्कॉपी : (Fluroscopy), एक्स–रे के माध्यम से शरीर के किसी भीतरी अंग को विशेष मशीन से जुड़े स्क्रीन या टेलीविजन पर जाँचने की विधि।

फाइब्रोएडिनोसिस : (Fibro Adenosis), स्तन का आम विकार जिसमें महीना आने के कुछ दिन पहले स्तनों में दर्द और भारीपन की तकलीफ होती है और महीन गाँठें महसूस होती हैं।

फाइब्रॉयड : गर्भाशय की आम रसौली (Fibroid of the Uterus), 35 के बाद की उम्र की हर पाँचवी स्त्री में यह पायी जाती है। साधारणतया यह कैंसर में नहीं बदलती।

फिस्चूला : (Fistula), एक असामान्य रास्ता जो किसी आन्तरिक अंग में पहुँचकर खत्म होता है।

फोलीकल स्टीमुलेटिंग हार्मोन (एफ.एस.एच.) : (Follicle Stimulatig Hormone), पीयूष ग्रन्थि द्वारा निर्मित हार्मोन, जो रक्त–प्रवाह से डिम्बग्रन्थि तक पहुँचकर उसमें उपस्थित अविकसित डिम्बों में से किसी एक डिम्ब को परिपक्व होने के लिए प्रेरित करता है।

फॉलीक्यूलर मॉनीटरिंग : (Follicular Monitoring), डिम्बग्रन्थियों में हर महीने मासिक–धर्म के दिनों के हिसाब से एक या अधिक अपरिपक्व डिम्ब परिवर्तन की इस प्रक्रिया से गुजरता है, जिससे वह पककर छूटने के लिए तैयार हो जाता है। सन्तान की चाह पूरी न होने पर इस (फॉलीक्यूलर मॉनीटरिंग) जाँच से पता लगाया जाता है कि क्या यह प्रक्रिया सामान्य रूप से हो रही है।

बार्थोलिन ग्रन्थियाँ : (Bartholin's Glands), बड़े भगोष्ठों के भीतरी भाग में, नीचे की तरफ स्थित ग्रन्थियाँ जिनमें बना चिकनाईयुक्त लेसदार पदार्थ कामुक क्षणों में योनि को स्निग्धता प्रदान करता है।

बायोप्सी : (Biopsy), ऊतकीय जाँच जिससे भीतर छुपी विकृति की पहचान की जाती है। शरीर के किसी अंग में गाँठ होने पर उसकी प्रकृति जानने के लिए गाँठ का हिस्सा या पूरी गाँठ निकालकर पैथोलॉजिस्ट के पास भेज दी जाती है, जो उसका सूक्ष्म अध्ययन कर यह जानकारी देता है कि गाँठ किस रोग के कारण हुई है।

ब्रेस्ट एबसेस : (Breast Abscess), स्तन का फोड़ा। यह समस्या प्रायः शिशु को स्तनपान कराने के दिनों में पैदा होती है।

भगनासा : क्लाइटोरिस (Clitoris), मूत्रछिद्र से तकरीबन 1 इंच ऊपर मटर के दाने जितनी उभरी हुई घुण्डी जो पुरुष–लिंग का पर्याय है और अत्यन्त चेतनशील है।

बड़े भगोष्ठ : लेबिया मेजोरा (Labia Majora), होंठ के समान दिखने वाले बाह्य जननेन्द्रियों के प्रकट उपांग जो भग के समूचे क्षेत्र को ढाँपे रखते हैं।

लघु भगोष्ठ : लेबिया (Labia Minora), बड़े भगोष्ठ के भीतर और ठीक नीचे स्थित उपांग जो अत्यन्त संवेदनशील होते हैं।

भ्रूण : एम्ब्रियो (Embryo), गर्भधारण होने के बाद प्रथम नौ सप्ताह तक का गर्भ, जिस बीच उसके भीतर अंग–निर्माण होता है।

मनोविकार मार्गी : मन का विकार।

प्रोफेट (डा.) : अमेरिकी जीव–विज्ञानी, जिन्होंने सन् 1993 में मासिक–धर्म की क्रिया की पुनर्व्याख्या करते हुए यह सिद्धान्त प्रस्तुत किया कि मासिक–धर्म नारी के स्वास्थ्य की सुरक्षा के लिए रची गयी दैहिक क्रिया है।

मासिकरोध : एमेनोरिया (Amenorrhoea), मासिक–धर्म न होना।

मासिकरोध, प्रथमक : (Primary Amenorrhoea), वह विकार जिसमें कन्या 18 की उम्र पार करने के बाद भी ऋतुमती नहीं होती।

मासिकरोध, परवर्ती: (Secondary Amenorrhoea), वह विकार जिसमें रज सामान्य रूप से शुरू होकर बाद में रोगवश बन्द हो जाता है।

मूत्राशय : पेशाब की वह थैली जिसमें गुरदो से आनेवाला मूत्र इकट्ठा होता है। इसे अँग्रेजी में युरिनरी ब्लैडर (Urinary Bladder), की संज्ञा दी जाती है।

मेनोपॉज : देखें–रजोनिवृत्ति।

मेटोरेजिया : (Metorrhagia), महीने की तारीख के बगैर असमय हुआ रज का स्राव।

मेनोरेजिया : (Menorrhagia), मासिक–धर्म के समय पर हुआ अत्यधिक भारी रजोस्राव। यह एक लक्षण है, जिसका सही इलाज, सही कारण ढूँढ़कर ही किया जा सकजा है।

मेस्टाइसिस : (Mastitis), स्तन की सृजन।

यू.टी.आई. : पूरा नाम–यूरिनरी ट्रेक्ट इंफेक्शन। मूत्रीय प्रणाली का संक्रमण जिसमें पेशाब में जलन होती है और ठण्ड लगकर बुखार चढ़ता है।

योनि : वेजाइना (Vagina), भगमुख से गर्भाशय तक फैला गुफा के आकार का नारी जननांग जिसकी कुल लम्बाई वयस्कों में 3–4 इंच होती है।

योनिच्छद : हाइमन (Hymen), योनिछिद्र को ढाँपने वाली झिल्ली जिसका अक्षत होना कुँवारेपन का लक्षण माना जाता है, हालाँकि यह सामान्य गतिविधियों के समय भी फट सकती है।

योनिछिद्र : वेजाइनल ओपनिंग (Vaginal Opening), मूत्रछिद्र के नीचे, लघु भगोष्ठों के भीतर बीचोंबीच स्थित योनि का द्वार।

रजोनिवृत्ति : मेनोपॉज (Menopause), रज से निवृत्ति। नारी–जीवन की वह अवस्था जब स्त्री मासिक–चक्र तथा रजदर्शन की क्रिया से मुक्त हो जाती है।

रतिजरोग : काम–क्रीड़ा के समय यौन–साथी से लगने वाला रोग।

रिद्म पद्धति : (Rhythm Method), गर्भनिरोध का प्राकृतिक उपाय जिसमें दम्पति उन दिनों शारीरिक मिलन से परहेज बरतते हैं, जिन दिनों सहवास से गर्भ ठहर सकता है। नियमित मासिक–चक्र वाली महिलाएँ ही इस उपाय को अपना सकती है।

रेचक : पेट साफ करने के लिए दी जाने वाली तेज दवा।

रेट्रोवर्टिड यूटरस : (Retroverted Uterus), पलटा हुआ गर्भाशय।

लेपरोस्कोप : दूरबीननुमा यन्त्र जिसका प्रयोग भीतरी अंगों की जाँच और सर्जरी करने के लिए किया जाता है। यह यन्त्र पेट में आधे इंच का एक छोटा–सा छेद बनाकर भीतर पहुँचाया जाता है।

ल्युकोरिया : (Leucorrhoea), श्वेत प्रदर, योनि से श्वेत या रंगहीन स्राव का विसर्जन।

ल्यूटिनाइजिंग हार्मोन (एल.एच.) : पीयूष ग्रन्थि में बनने वाला हार्मोन जिसके प्रभाव में आकर डिम्बगन्थि परिपक्व डिम्ब का उत्सर्जन करती है।

वयःसन्धिकाल : प्युबर्टी (Puberty), वह उम्र जिस पर प्रजनन अंग सयाने होकर कार्य करना शुरू कर देते हैं।

विकिरण चिकित्सा : रेडियोथैरेपी (Radio Therapy), रेडियोधर्मी तत्त्वों के प्रयोग से विकिरण उत्पन्न कर रोगग्रस्त ऊतकों को नष्ट करने की चिकित्सा–प्रणाली।

वी.डी.आर.एल. टेस्ट : (V.D.R.L. Test), रतिजरोग सिफलिस का पता लगाने के लिए किया जाने वाला रक्त–परीक्षण।

वेरिकोसील : (Varicocele), पुरुष में अण्डकोष (टेस्टिस) की शिराओं का फूलना।

वेसिकोग्राफी : (Vasicography), शुक्राणुवाहक नलियों की जाँच जिसमें दवा इंजेक्ट कर इस भाग के एक्स–रे चित्र लिये जाते हैं।

वैजिनिस्मस : (Vaginismus), योनि की माँसपेशियों का संकुचन जिसमें योनि इतनी तंग हो जाती है कि सहवास नहीं किया जा सकता।

सरवाइकल इरोजन : गर्भाशय–ग्रीवा की सतही छीजन।

सरविसाइटिस : (Cervicitis), गर्भाशय–ग्रीवा की सूजन।

सरोगेट मदर : किराये की माँ। सन्तानहीन दम्पतियों को अनुबन्ध पर गर्भ–सेवा देने का काम कर रही स्त्री।

सहवास : सहवास का अर्थ साथ रहने से भी है, लेकिन इस कृति में सहवास का प्रयोग सम्भोग क्रिया के लिए ही किया गया है।

सिफलिस : (Syphilis), देखें आतशक।

सिस्ट : (Cyst), द्रव से भरी गाँठ।

सूजाक : अँग्रेजी में गोनोरिया, आम रतिजरोग जो नीसीरियाई गोनोरी नामक सूक्ष्म बैक्टीरिया से होता है।

स्टायन–लेवनथाल सिण्ड्रॉम : युवतियों में परवर्ती मासिकरोध पैदा करने वाला एक विकार, जिसमें डिम्ब–ग्रन्थियों में द्रव से भरी रसौलियाँ बन जाती है। ये युवतियाँ सन्तानहीन होती हैं, प्रायः स्थूलकाय होती हैं, उनके स्तन अविकसित रह जाते हैं और शरीर पर असामान्य बाल दिखायी देते हैं।

स्पर्म बैंक : कृतिम गर्भाधान के लिए अलग–अलग शारीरिक रूप–आकार के पुरुषों से लिये गये स्वस्थ वीर्य को हिफाजत से रखने वाली प्रयोगशाला, जहाँ से जरूरतमन्द दम्पति वीर्य प्राप्त कर सकते हैं।

शारंगधर–पद्धति : 14वीं शती का भारतीय ग्रन्थ, जिसकी भाषा संस्कृत है। शारंगधर के सुभाषितों का संकलन।

शिश्न : पुरुष की जननेन्द्रिय (Penis)।

शीत–चिकित्सा : रुग्ण ऊतक को द्रव नाइट्रोजन के माध्यम से बहुत ठण्डे तापमान पर लाकर नष्ट करने की चिकित्सा–प्रणाली। अँग्रेजी में क्रायो–सर्जरी (Cryo-Surgery)।

शुक्राणु : वीर्य में पाये जाने वाले सन्तानबीज, स्पर्म (Sperm, Spermatozoa)।

क्षय रोग : तपेदिक, टी.बी., यक्ष्मा का पर्याय। यह रोग सूक्ष्म बैक्टीरिया माइक्रोबैक्टीरस ट्यूबरक्यूलोसिस के शरीर में पैठ करने और पनपने से उत्पन्न होता है। यह पैठ शरीर के किसी भी अंग में हो सकती है।

श्रोणि : पेट का निचला भाग, जिसमें स्त्री के प्रजनन अंग, मूत्राशय, बड़ी आँत का कुछ भाग और मलाशय स्थित होते हैं। देश के कुछ उत्तरी प्रान्तों में यह क्षेत्र पेडू के नाम से भी जाना जाता है। अँग्रेजी में इसके लिए पेल्विस (Pelvis), शब्द का प्रयोग किया जाता है।

हाइपोथेलेमस : (Hypothalamus), मस्तिष्क के अग्र भाग का वह हिस्सा जो मनुष्य का तीसरा नेत्र है। भूख–प्यास, सेक्स, भावनाओं, शरीर के तापमान, पीयूष ग्रन्थि और ऑटोनोमिक तन्त्रिकीय प्रणाली पर उसका सदा नियन्त्रण रहता है।

हिस्ट्रेक्टमी : (Hysterectomy), गर्भाशय को निकाल देने का ऑपरेशन।

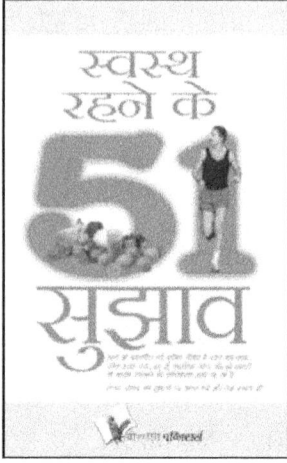

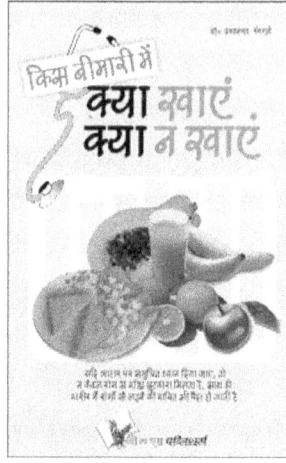

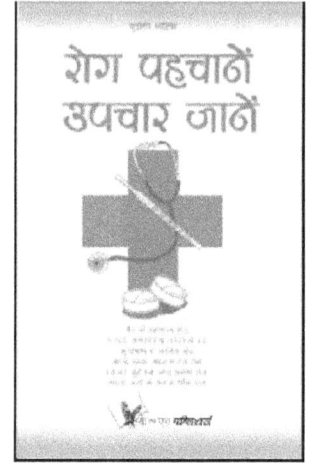

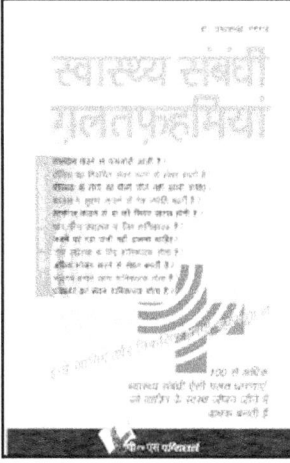

लेखक: डॉ. प्रकाशचन्द्र गंगराड़े
टाइप: पेपरबैक
भाषा: हिन्दी
पृष्ठ: 180
मूल्य: ₹ 96
प्रकाशक: वी एण्ड एस पब्लिशर्स

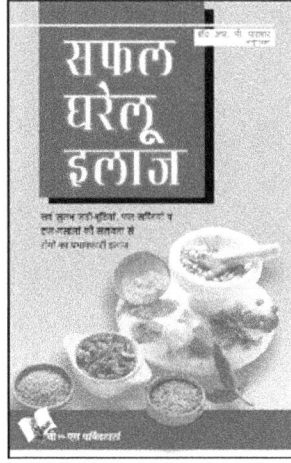

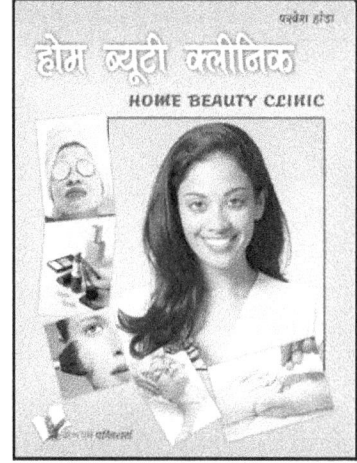

आज सभी तरह के लोगों में स्वास्थ्य सम्बन्धी ग़लतफ़हमियाँ व्यापक रूप से फैली हुई हैं। ये धारणाएँ उन्हें अपने बुजुर्गों से संस्कार में मिली हुई होती हैं, जिन पर वे आँख मूँदकर विश्वास कर लेते हैं। यह सन्देह की प्रवृत्ति के कारण है। वे चाहते ही नहीं कि इनका ठोस वैज्ञानिक आधार पता करके ग़लत-सही, उचित-अनुचित का पता लगायें। ऐसा न करने से स्वास्थ्य के प्रति लापरवाही अवश्यम्भावी है।

यही इस पुस्तक का विषय और यही इसका उद्देश्य है।

लेखक: डॉ. आर.पी. पाराशर
टाइप: पेपरबैक
भाषा: हिन्दी
पृष्ठ: 176
मूल्य: ₹ 75
प्रकाशक: वी एण्ड एस पब्लिशर्स

पूरी दुनिया में आज आयुर्वेदिक चिकित्सा अत्यधिक लोकप्रिय होती जा रही है और बड़े-बड़े चिकित्सा-विज्ञानियों ने भी इसके महत्त्व को स्वीकार कर लिया है, क्योंकि यह रोगी के इलाज की प्राकृतिक व्यवस्था करती है। यह वह प्रणाली है, जो मानव शरीर की बुनियादी कमियों और कमजोरियों को दूर कर रोग-प्रतिरोधक क्षमता बढ़ाती है। इसके साइड इफेक्ट्स बिल्कुल भी नहीं होते।

यह पुस्तक हर घर में घरेलू दवाखाने के रूप में अवश्य स्थापित हो जायेगी। इसे हमेशा पास रखिए, पढ़िए और लाभ उठाइए।

लेखक: परवेश हांडा
टाइप: पेपरबैक
भाषा: हिन्दी
पृष्ठ: 144
मूल्य: ₹ 125
प्रकाशक: वी एण्ड एस पब्लिशर्स

प्रत्येक स्त्री अपने सौन्दर्य के प्रति हमेशा सजग रहती है। नारी-सौन्दर्य को लेकर पुरुष स्वाभाविक रूप से जितना जिज्ञासु होता है, उतना ही स्त्रियाँ भी स्पर्धा की सीमा तक उसके प्रति सजग रहती हैं। इसीलिए उनमें तीव्र सौन्दर्य चेतना सदा होती है और वे हर तरह से सुन्दर दिखने-दिखाने का प्रयत्न करती रहती हैं। प्रख्यात सौन्दर्य विशेषज्ञा परवेश हांडा ने उन स्त्रियों की ही सार्थक मदद के लिए लिखी है यह पुस्तक। यह पुस्तक हर घर में घरेलू दवाखाने के रूप में अवश्य स्थापित हो जायेगी। इसे हमेशा पास रखिए, पढ़िए और लाभ उठाइए।